国家卫生健康委员

全国高等职业教育配套教材

十三五

供临床医学专业用

预防医学
实训及学习指导

主　编　刘明清

副主编　肖焕波　张　谦　黄丽玲

编　者（以姓氏笔画为序）

王改霞（乌兰察布医学高等专科学校）　　张　谦（重庆医药高等专科学校）

刘明清（沧州医学高等专科学校）　　　　张志友（洛阳职业技术学院）

李彦国（沧州医学高等专科学校）　　　　胡玉华（厦门医学院）

李静雅（甘肃医学院）　　　　　　　　　段爱旭（山西大同大学）

肖焕波（首都医科大学燕京医学院）　　　黄丽玲（广西卫生职业技术学院）

何雪娟（沧州医学高等专科学校）

人民卫生出版社
·北　京·

图书在版编目（CIP）数据

预防医学实训及学习指导 / 刘明清主编 . —北京：
人民卫生出版社，2022.4
ISBN 978-7-117-32732-9

Ⅰ. ①预…　Ⅱ. ①刘…　Ⅲ. ①预防医学–医学院校–
教学参考资料　Ⅳ. ①R1

中国版本图书馆 CIP 数据核字（2021）第 277308 号

人卫智网	www.ipmph.com	医学教育、学术、考试、健康，
		购书智慧智能综合服务平台
人卫官网	www.pmph.com	人卫官方资讯发布平台

预防医学实训及学习指导
Yufang Yixue Shixun ji Xuexi Zhidao

主　　编：刘明清
出版发行：人民卫生出版社（中继线 010-59780011）
地　　址：北京市朝阳区潘家园南里 19 号
邮　　编：100021
E - mail：pmph @ pmph.com
购书热线：010-59787592　010-59787584　010-65264830
印　　刷：天津安泰印刷有限公司
经　　销：新华书店
开　　本：787 × 1092　1/16　印张：13
字　　数：333 千字
版　　次：2022 年 4 月第 1 版
印　　次：2022 年 6 月第 1 次印刷
标准书号：ISBN 978-7-117-32732-9
定　　价：29.00 元
打击盗版举报电话：010-59787491　E-mail：WQ @ pmph.com
质量问题联系电话：010-59787234　E-mail：zhiliang @ pmph.com

前　言

　　《预防医学实训及学习指导》是国家卫生健康委员会"十三五"规划教材《预防医学》(第6版)的配套教材。教材依据第八轮全国高等职业教育临床医学专业(3+2)规划教材整体规划和要求,贯彻"三基"(基础理论、基本知识、基本技能),体现"五性"(思想性、科学性、先进性、启发性、适用性)及重点突出、详略得当的原则,贴近基层医疗卫生服务工作岗位,对接临床执业助理医师考试大纲知识点与考点。

　　本教材分两篇编写。上篇为实训指导,包括10个实训项目。每个项目由"实训目标""实训内容""实训用物""实训要点""实训任务"组成。下篇为学习指导,包括绪论和11章内容。每一章由"学习要点""内容要点""复习题""参考答案"组成。"学习要点"列出了临床执业助理医师考试大纲要求的重要细目,方便学生更有针对性地对照学习;"内容要点"包括"教材知识点""本章重点与难点",前者简明地归纳了教材各章节中的重要知识点和技能点,后者列出了章节内学习难点和注意点,教师教学和学生自学时需要特别关注;"复习题"包括选择题、思考题、案例分析(综合应用题),兼顾各章难易程度的不同,重点围绕基层医疗卫生服务实际应用命题;附有"参考答案",选择题和案例分析给出了参考答案,大部分思考题未给出参考答案,以期培养学生自己从"内容要点"中寻找归纳答案的能力。为了贴近临床,本教材部分内容能量单位用 kcal(1kcal≈4 186kJ)。

　　本教材适用于三年制临床医学等专业教学使用,并可作为预防医学的复习和备考,以及国家临床执业助理医师考试备考的参考用书。

　　在教材编写过程中,各位编者参考了同类教材、学习指导或相关文献资料,得到了所在学校领导及有关部门的支持和帮助,在此一并表示衷心的感谢!

　　由于时间和能力所限,难免有疏漏之处,恳请广大师生批评指正。

刘明清

2022 年 3 月

目 录

上篇 实训指导

下篇 学习指导

上篇 实训指导

实训项目一 环境有关疾病案例讨论

【实训目标】

1. 通过总结典型案例、惨痛教训,认识人与自然和谐发展的重要性。
2. 能够对环境污染相关疾病进行初步识别,提出环境保护合理化建议。
3. 能够叙述环境污染案例的调查方法。

【实训内容】

1. 环境污染的典型事件。
2. 环境污染的来源、污染物的转归。
3. 环境污染物对健康的危害及其特点。
4. 环境保护措施。

【实训用物】

环境污染录像片、环境污染事件材料。

【实训要点】

1. 洛杉矶光化学烟雾事件 发生在 20 世纪 40 年代初期美国洛杉矶市。洛杉矶市三面环山,市内高速公路纵横交错,占全市面积的 30%。当时这个城市拥有汽车 250 万辆,每日消耗汽油约 16×10^6L。汽车尾气排放等导致大气中存在大量碳氢化合物、氮氧化物、一氧化碳和铅烟等污染物。该市处于 50km 狭长的盆地中,一年约有 300d 出现逆温现象,汽车排出的废气积累,在阳光照射下,生成淡蓝色的光化学烟雾,其中含有臭氧、氧化氮、乙醛和其他氧化剂,滞留市区时间长达好几天。光化学烟雾主要刺激眼、喉、鼻,引起眼痛、喉痛、胸痛和头疼,严重时会死亡。其后在 1952 年 12 月的一次烟雾中,65 岁以上老人死亡 400 余人。

2. “痛痛病”事件 1955—1972 年发生在日本富山县神通川流域。锌、铅冶炼工厂等排放的含镉废水污染了神通川水体,两岸居民利用河水灌溉农田,使土地含镉量高达 0.007‰ ~0.008‰,居民食用含镉量达 0.001‰ ~0.002‰ 的稻米和饮用含镉水而中毒,引起肾损害。此事件持续 10 余年,直到 1972 年才查明病因。据资料报道,截止 1972 年 3 月,受此事件影响的病人已超过 180 人,死亡 34 人,此外还有 100 多人出现可疑症状。由于病人经常“哎呦 – 哎呦”地呼叫呻吟,日本人便称这种奇怪的病症为“痛痛病”。

3. 米糠油事件 事件发生于 1968 年 3 月的日本北九州市、爱知县一带。九州大牟田一家粮食加工公司用油工厂在生产米糠油时,为了追逐利润,降低成本,用多氯联苯作脱臭工艺中的热载体,由于管理不善,混入米糠油中,米糠油销售各地,许多人食用后中毒或死亡。米糠油的副产物黑油作家禽饲料,引起大量家禽死亡。食用中毒者超过 1 400 人,至七、八月份超过 5 000 人,其中 16 人死亡,实际受害者 13 000 人。几十万只鸡死亡。多氯联苯能富集在人体内,不易排出,也无有效的治疗方法。

4. 印度博帕尔农药厂事件 1984 年 12 月 3 日凌晨,坐落在博帕尔市郊的美国某联合碳化物公司(专门生产杀虫剂)储存液态异氰酸甲酯的钢罐发生爆炸,所储存的 40t 有毒气体很快发生泄漏。在没有任何警告,没有任何征兆的情况下,一片"雾气"在博帕尔市上空迅速蔓延,方圆 40km^2 以内 50 万人的居住区整个被"雾气"形成的云雾笼罩。人们睡梦中惊醒并开始咳嗽,呼吸困难,眼睛被灼伤。许多人在奔跑逃命时倒地身亡,还有一些人死在医院里。该事件由公司安全管理错误与工人操作失误引发。事件发生后公司没有教市民如何逃生,没有给予市民最基本的建议——不要惊慌,要待在家里并保持眼睛湿润。事件直接致死 2.5 万人,间接致死 55 万人,永久残疾 20 余万人。

【实训任务】

[任务 1-1]

20 世纪中期,一些国家致力于经济起飞,忽视了环境保护,结果发生了一系列公害事件。不仅直接影响了经济的持续发展,而且对人类本身的健康也产生严重的危害,甚至威胁着人类的生存。国外重大污染事件给人们留下了深刻而惨痛的教训。

同样,我国面临的环境污染形势日渐严峻,从我国近年处理的污染环境重大案件看,企业违法排污主要有三个特点。一是部分正规的化工、矿产或垃圾处理企业,直接违法排放有害物质;二是部分化工企业为降低治污成本,将化工废液及固体废物等低价售给无处置资质的公司或个人,由其非法倾倒;三是部分中小化工企业利用暗管、渗井、渗坑等,非法排放有毒有害物质。

问题 1:当今社会工业高度发展,如何正确处理工业发展与环境保护的关系?

问题 2:你所在的区域存在哪些环境污染现象?请分析该污染对当地经济社会可持续发展带来的影响。

问题 3:作为医护人员如何为美丽中国建设发挥作用?

[任务 1-2]

日本熊本县水俣镇是水俣湾东部的一个小镇,水俣湾外围的"不知火海"海产丰富,是渔民们赖以生存的主要渔场。1956 年 4 月,来自水俣镇入江村的一位 6 岁小女孩因病被送至当地某公司(当地一家主要生产氮肥的化工厂)附属医院,病情急速恶化。1 个月后,患儿双眼失明,全身性痉挛,不久死亡。患儿 2 岁的妹妹也罹患相同的病症。不久又发现许多村民都有问题。轻者口齿不清、步履蹒跚、面部痴呆、手足麻痹、感觉障碍、视觉丧失、震颤、手足变形;重者精神失常,酣睡或兴奋,身体反弓高叫,直至死亡。由于病因不明,该病被称"水俣病"。

问题 1:引起"水俣病"的可能原因是什么?为什么?

问题 2:为寻找病因,应从哪些方面进行调查?

1956 年,日本某大学医学部成立水俣病研究组。经过调查发现,早在 1950 年当地就出现了异常现象,大量的海鱼成群聚集在海面,任人捕捞,海面上经常见到死鱼、海鸟尸体,水俣市的捕鱼产量大幅下降。1952 年,当地猫出现不寻常现象,病猫步态不稳,抽搐、麻痹,甚至跳海死去,被称为"跳舞病""自杀猫",但当时未引起注意。接着,狗、猪也发生了类似的发疯情形。通过调查,专家们认为病因是由于长期食用水俣湾鱼贝类后引起的重金属中毒,毒物可能来自某公司化工厂排出的废水。据调查,当时工厂化工废水内含有多种重金属,研究人员侦察的矛头指向该公司。

问题3:该次中毒事件能否认为是环境污染事件?什么是环境污染?已知病因却未采取任何措施会造成哪些影响?

1958年,研究人员发现水俣病病人临床和病理表现与职业甲基汞中毒症状非常吻合。进一步进行环境调查发现,在该公司工厂废水排出口附近底泥中含汞量达0.002 01‰,水俣湾中贝类含汞量在0.011 4‰~0.039‰,病猫肝的含汞量在0.037‰~0.145 5‰,病人发汞值高达0.096 8‰~0.705‰。1960年研究人员从水俣湾的贝类体中提取到了甲基汞。

问题4:请用本例说明食物链在生物富集中的作用。

问题5:环境调查说明了什么?水俣病的病因是什么?理由是什么?

问题6:如果发现某地居民汞值明显高于正常。要查出原因,应做哪些工作?

1925年,这家公司在水俣湾建厂,后又开设了合成醋酸厂。1949年后,公司开始生产氯乙烯(C_2H_3Cl),年产量不断提高,1956年超过6 000t。与此同时,工厂在合成醋酸时所用的催化剂氯化汞和硫酸汞没有经过任何处理便随废水排放到水俣湾中。

尽管做了大量调查,但由于未采取实际防治措施,病例仍不断出现。同时此事造成水俣湾鱼贝类市场价格一落千丈,当地居民陷入贫困,反而只得大量食用自产有毒鱼贝,使得灾情扩大。然而,公司声称其生产过程中只使用无机汞,不使用甲基汞,拒绝承认该工厂是污染来源。

1962年研究人员在该厂生产过程中形成的渣浆中测出了氯化甲基汞。氯化汞和硫酸汞大部分沉淀在湾底的泥里,在此通过甲基钴氨素的细菌作用变成毒性十分强烈的甲基汞。甲基汞每年能以1%速率释放出来,对上层海水形成二次污染,长期生活在这里的鱼虾贝类最易被甲基汞所污染。

甲基汞具有脂溶性、原形蓄积和高神经毒3项特性。人体受害的主要器官为大脑皮质,主要症状有隧道视野、运动失调震颤、语言障碍等。水俣病的遗传性也很强,孕妇吃了被甲基汞污染的海产品后,可能引起婴儿患先天性水俣病。截至1974年底,官方正式确认的水俣病病人为798名,其中死亡107人,还有约2 800人等待确认。

问题7:为什么公司拒绝承认其是污染源?如何去证实?

问题8:为什么说水俣病是公害病?公害病有什么特点?今后如何预防类似事件的发生?

(黄丽玲)

实训项目二　职业病案例讨论

【实训目标】

1. 掌握职业病的诊断原则。
2. 掌握苯中毒的治疗原则和预防措施。
3. 学会职业中毒案例的分析方法。
4. 叙述苯的主要接触机会和苯中毒的主要表现。

【实训内容】

1. 苯的理化特性和主要接触机会。

2. 苯中毒的临床表现、诊断和鉴别诊断、治疗原则和预防措施。

3. 慢性苯中毒的案例分析。

【实训用物】

苯中毒防治录像片、多媒体计算机《职业性苯中毒的诊断》(GBZ 68—2013)。

【实训要点】

苯中毒是接触苯蒸气或液体所致的急性和慢性疾病。

急性中毒分为轻度中毒和重度中毒。轻度中毒短期内吸入高浓度苯蒸气后出现头晕、头痛、恶心、呕吐、黏膜刺激症状,伴有轻度意识障碍。重度中毒指吸入高浓度苯蒸气后出现中、重度意识障碍,呼吸、循环衰竭或猝死。

慢性中毒分为轻度、中度和重度中毒,依据 GBZ 68—2013 进行诊断。

结合工作场所实际,预防苯中毒的措施包括用无毒或低毒原料代替苯;对生产管道经常维修,防止跑、冒、滴、漏;加强防护设备和通风排毒措施;在有苯发生的地方采用隔离、密闭设备,采用局部抽风排毒设备时罩口接近毒源,控制风速不应小于 0.5m/s,避免含毒气流通过工人呼吸带,同时做好个人防护;在苯浓度较高的环境中工作,应佩戴防毒面具,一般苯作业环境应佩戴防毒口罩,防止皮肤吸收。工作场所应备有淋浴和眼睛冲洗器具。

【实训任务】

病人,女,36 岁,某皮鞋厂仓库保管员。因头痛、头昏、乏力、失眠、多梦、记忆力减退、月经过多、牙龈出血而入院。入院检查结果:神志清楚,呈贫血面容,皮肤黏膜无瘀点,体温 37℃,呼吸 21 次 /min,血压 110/65mmHg,心肺未见异常,腹部平软,肝在肋下 1.5cm。血常规:白细胞计数 2.5×10^9/L,中性粒细胞 1.3×10^9/L,血小板 50×10^9/L,红细胞 3×10^{12}/L,血红蛋白 60g/L。尿常规检查未见明显异常,肝功能检查未见明显异常。骨髓检查诊断为再生障碍性贫血。

问题 1:引起再生障碍性贫血的常见生产性毒物是什么? 其接触机会有哪些?

问题 2:欲确定其为职业性中毒,还应调查哪些方面的证据?

病人自诉既往身体健康,从 1990 年开始担任仓库保管员工作,每日都在仓库工作。仓库中存在有苯、甲苯、汽油、醋酸乙酯等化学品。经测定仓库空气中苯浓度最低为 120mg/m³,最高达 360mg/m³(苯的时间加权平均容许浓度为 6mg/m³),是标准值的 20~60 倍,被诊断为慢性苯中毒。病人的办公室设在仓库内,工作时无任何防护措施,室内无通风排毒装置。在岗期间无健康检查制度,未接受过职业卫生宣传教育。上岗前未进行健康检查。本人不知道仓库中存放的苯、甲苯、醋酸乙酯等是有毒的物质,从事此工作后出现头痛、头昏、乏力、失眠、多梦、记忆力减退、月经过多、牙龈出血才去医院就诊。

问题 3:请说出慢性苯中毒的主要临床表现和毒作用机制。试比较急、慢性苯中毒的临床表现有何不同?

问题 4:指出造成病人慢性苯中毒的原因是什么?

问题 5:如何防止此类事件再次发生?

住院后经用升白细胞药、多种维生素、核苷酸类药物、泼尼松、丙酸睾酮、辅以中草药治疗,病人的病情好转,血常规已回升至正常水平,即出院,休息半个月后,又回到原工作岗位,继续从事仓库保管工作。7个月后病人又出现反复发热、口腔溃疡、月经过多、牙龈出血等症状,且症状较以前严重而再次入院治疗。

　　问题6:简述慢性苯中毒的治疗和处理措施。

　　问题7:病人为什么再次入院?其后果如何?

　　问题8:此病人经治疗出院后,应注意哪些方面?

(胡玉华　刘明清)

实训项目三　食物中毒案例讨论

【实训目标】

　　1. 熟悉食物中毒的调查与处理步骤。

　　2. 能够通过具体练习,掌握食物中毒的概念、致病原因、临床表现、诊断和治疗原则。

　　3. 应用流行病学调查方法分析食物中毒类型和性质。

【实训内容】

　　1. 食物中毒的诊断与处理。

　　2. 食物中毒原因的调查与分析。

【实训用物】

　　食物中毒案例录像片、多媒体设备。

【实训要点】

(一)食物中毒的诊断

(二)食物中毒的处理

(三)食物中毒现场调查处理程序

　　2016年夏季某日17:00左右,某单位陆续发生以腹部阵发性绞痛、腹泻、恶心、呕吐及发热为主要症状的病人到医院就诊。体温多在37.7~39.5℃,腹泻在5~8次,大便多为水样,个别伴有黏血样便,到22:00左右达到高峰,直至次日10:00多才没有新的病例出现,发病人数达到27人。

　　1. 某医院医生接诊数例病人后,发现有类似症状和体征,询问后发现都是中午在单位集体食堂用餐后出现不适,怀疑食物中毒,立即电话报告该区疾病预防控制中心。

　　2. 区疾病预防控制中心接到报告后,立即赴现场进行流行病学调查。经询问57例病人均在单位食堂用午餐,进餐时间为12:00左右,病人多食用过凉拌菜和炖黄花鱼。

　　3. 询问食堂工作人员,烹调黄花鱼时为了保持其新鲜感,加热时间在10min左右,加上一次烹调的鱼量比较多,可能很多黄花鱼都没有熟透。盛放黄花鱼的盆只是用凉水稍作清洗就放了凉拌菜,所以怀疑可疑食物为凉拌菜和未熟透的黄花鱼。

　　4. 调查者对可疑食物凉拌菜和炖黄花鱼进行取样,并收集病人粪便,进行化验,均未分离出沙门氏菌、葡萄球菌,但在食盐培养基中分离出大量副溶血性弧菌。

5. 将分离出的菌体与病人后 2d 的血清做定量凝集反应,其滴定度最低为 40 倍,最高为 160 倍,而健康人血清滴定度仅为 10~20 倍。

6. 从首例病人发病到末例病人发病,潜伏期最短为 5h,最长为 22h。

7. 医院对病人进行抗菌和对症治疗,病情均逐渐好转,2d 后均出院,没有后续病例。

8. 做好卫生宣教工作。

9. 加工过程中生熟用具要分开,海产品及各种熟食制品,宜在低温下储藏。鱼、虾、蟹、贝类等海产品应煮透,加热时间为 100℃ 30min。凉拌海蜇等,应清洗干净后在 100℃ 沸水中漂烫数分钟或在食醋中浸泡 10min,以杀灭病原菌。

【实训任务】

某年 7 月 3 日,某市卫生防疫站召集了一次紧急座谈会。会上通报了以下事件:

距市中心 15km 某中学于 6 月 27 日 14:00 后,每小时有数名腹泻、呕吐和腹痛病人到保健科就诊。27 日 22:00 以后至 28 日黎明时,病人人数剧增,每小时近 100 名。29 日起,病例逐渐减少,至 7 月 3 日大致平息。病程绝大多数为 20h,重症 200 人,用救护车送市医院治疗,其余病人留校治疗,并动员部分健康学生作服务员。任服务员的学生在后来也有些人得病,无死亡。

某中学共有教职员工 122 人,住宿生 2 217 人,走读生 267 人,工友 15 人。住宿生与部分教职员工在校用膳,由学校大厨房制备,并分别在某饭厅内用膳,部分教职员工家居校内或学校附近,吃家庭自制伙食,走读生则绝大多数在家庭进餐。全校共有 46 个班,分别固定在四个饭厅用膳。饭厅分配系按班级划分。

当日早餐有油条、豆腐干、稀饭。午餐有茄子、小白菜、凉拌菜(粉皮、肉片、虾、绿豆芽)、榨菜汤及饭。晚餐有茭白烧肉、咖喱洋芋、汤和饭。根据初步调查,病人均怀疑 6 月 27 日午餐有问题。

问题 1:保健科医师接到第一例病人时,首先会作何诊断?

问题 2:当同一天接到数例病症相似的病人时,应如何考虑?

问题 3:如果怀疑与食物有关系,应做何处理?

问题 4:根据现有资料,你是否需要进一步作调查?调查些什么?调查谁?怎样进行调查?并拟出调查表。

问题 5:对调查所得的资料如何进行整理、分析、下结论。

(段爱旭)

实训项目四　糖尿病病人的食谱编制

【实训目标】

1. 掌握食谱编制的步骤与方法,能编制一日食谱。

2. 能够对食谱进行评价,提出改进建议。

3. 了解食谱编制的原则。

【实训内容】

1. 食品交换份法编制食谱。

2. 营养成分计算法评价食谱。

【实训用物】

食物成分表、计算器。

【实训要点】

（一）食谱编制原则

1. 营养治疗目标　通过平衡膳食,配合药物治疗和体育锻炼,将血糖控制在理想范围,使血脂、血压保持在理想范围并保证病人充沛的体力。有效防治各种糖尿病急、慢性并发症的发生;通过合理的营养改善整体的健康状况。

2. 膳食原则

（1）制订合理的、个体化的能量供给标准。以个人饮食习惯为基础,结合病情、年龄、身高、实际体重、活动强度等情况确定总能量,以达到目标体重。

（2）调整三大营养素供能比例。限制脂肪、给予适量碳水化合物、优质蛋白质。在合理控制总能量的前提下,碳水化合物供能比占 50%~60% 为宜,以复合多糖类食物为主,应尽量选择 GI 较低的食物和适量的粗粮、杂粮,适当增加膳食纤维摄入量;脂肪供能比≤30%,按低脂低胆固醇膳食标准配制,蛋白质供能比 15%~20%,以优质蛋白为主。

（3）平衡膳食,选择多样化富含多种营养素的食物,保证丰富的维生素、矿物质供给。多饮水,限制饮酒;坚持定时定量定餐。

（二）食品交换份法编制食谱

食谱编制步骤:①判断体型。②计算每日所需的总能量。③查表确定全日各类食物的交换份数。④将各类食物的交换份数安排到各餐次。⑤根据病人饮食习惯和嗜好,选择并交换食物,制订一日食谱。⑥对食品进行评价与调整。

［示例 4-1］

病人,女,52 岁,身高 156cm,体重 65kg,退休,2 型糖尿病病人。空腹血糖 7.8mmol/L,餐后 2h 血糖 8.6mmol/L,肝、肾功能未见异常。以食品交换份法为该病人编制一日食谱。

1. 判断体型

（1）标准体重法

$$标准体重（kg）=身高（cm）-105$$

$$标准体重指数 =（实际体重 - 标准体重）/ 标准体重 \times 100\%$$

评价标准:±10% 为正常,≥10% 为超重,≥20% 为肥胖。

（2）体质指数（BMI）法

$$BMI= 体重（kg）/[身高（m）]^2$$

评价标准:18.5~23.9kg/m² 为正常,24~27.9kg/m² 为超重,≥28kg/m² 为肥胖。

本例病人为

$$标准体重 =156-105=51kg。$$

$$标准体重指数 =（65-51）/51 \times 100\%=27.5\%。$$

$$BMI= 体重（kg）/[身高（m）]^2=26.7kg/m^2$$

本例病人属超重。

2. 计算每日所需总能量　根据体型和体力活动程度,参考实训表 4-1,确定每千克标准体重所需能量,然后计算出每日所需总能量。

$$每日所需总能量 = 标准体重(kg) \times 能量供给标准(kcal/kg)$$

本例病人,退休,从事日常家务,属轻体力活动,体型为超重。根据实训表 4-1,每千克标准体重所需能量为 20~25kcal。

$$每日所需总能量 = 51 \times (20~25)kcal = 1\,020~1\,275kcal$$

根据病人年龄,给予 1 200kcal。

实训表 4-1   成年糖尿病病人每日能量供给量(kcal/kg)

体型	卧床	轻体力劳动	中体力劳动	重体力劳动
消瘦	20~25	35	40	45~50
正常	15~20	30	35	40
肥胖	15	20~15	30	35

3. 查表 确定全日各类食物的交换份数(实训表 4-2)。本例病人每日所需总能量为 1 200kcal,全日食物交换总份数为 14.5,其中谷类 7 份、蔬菜类 1 份、肉蛋类 3 份、乳类 2 份、油脂类 1.5 份。

实训表 4-2   不同能量饮食中各类食物的交换份数

能量	交换总份数	谷薯类	蔬菜类	水果类	肉蛋类	乳类	油脂类
1 000	12	6	1	—	2	2	1
1 200	14.5	7	1	—	3	2	1.5
1 400	16.5	9	1	—	3	2	1.5
1 600	18.5	9	1	1	4	2	1.5
1 800	21	11	1	1	4	2	2
2 000	23.5	13	1	1	4.5	2	2
2 200	25.5	15	1	1	4.5	2	2
2 400	28	17	1	1	5	2	2

4. 将各类食物的交换份数安排到各餐次 一般将食物按 1/5、2/5、2/5 能量比或 1/3、1/3、1/3 能量比分配到早、中、晚三餐。本例病人各餐交换份数,见实训表 4-3。

实训表 4-3   各餐食物交换份数

食物类别	各餐交换总份数	早餐份数	中餐份数	晚餐份数
谷薯类	7	2	3	2
蔬菜类	1	0	0.5	0.5
水果类	—	—	—	—
肉蛋类	3	0	2	1
乳类	2	2	0	0
油脂类	1.5	0	1	0.5
合计	14.5	4	6.5	4

5. 制订一日食谱　根据病人饮食习惯和嗜好,选择并交换食物。根据食物的来源和性质将食物分成几大类,制订出各类食物等值交换表(实训表4-4)。

每一食物交换份的能量相近(多为377kJ,即90kcal)。同类食物所含蛋白质、脂肪、碳水化合物相近,可以互换。

根据实训表4-4,为本例病人粗配食谱。

早餐:两面馒头(小麦面30g、玉米面20g)

　　　无糖酸奶250ml

中餐:米饭(大米50g,高粱米25g)

　　　素炒小白菜(小白菜250g、油10g)

　　　清蒸鱼(鱼150g)

晚餐:云吞(面50g,瘦肉25g,白菜100g,油5g)

　　　油菜拌豆腐干(油菜150g,豆腐干25g)

实训表4-4　常见食物等值交换表(每份能量90kcal)

食物类别	食物名称	交换量/g	食物名称	交换量/g	营养素含量
谷薯类(富含碳水化合物、膳食纤维)	大米、小米、糯米、高粱米、面粉、玉米面、各种挂面	25	烧饼、烙饼、馒头、窝头、面包、生面条	35	蛋白质2g、碳水化合物20g
	土豆	100	鲜玉米	200	
蔬菜类(富含矿物质、维生素、膳食纤维)	大白菜、油菜、圆白菜、韭菜、菠菜、茼蒿、莴笋、西红柿等	500	白萝卜、茭白、冬笋	400	蛋白质5g、碳水化合物17g
			丝瓜、南瓜、青椒	350	
			洋葱、蒜苗	250	
水果类(富含矿物质、维生素、膳食纤维)	李子、葡萄、香蕉、苹果、桃、橙子、橘子等	200	西瓜	500	蛋白质1g、碳水化合物21g
			草莓	300	
肉蛋类(富含蛋白质、脂肪)	鱼虾类	80	鸡蛋、鸭蛋、皮蛋	60	蛋白质9g、脂肪6g
	瘦猪肉、牛肉、羊肉、鸡肉、鸭肉、鹅肉	50	肥瘦猪肉	25	
			火腿、香肠	20	
乳类(富含蛋白质、脂肪)	牛奶、羊奶	160	酸奶	130	蛋白质5g、脂肪5g、碳水化合物6g
	奶粉	20	乳酪	25	
大豆类(富含蛋白质)	南豆腐	150	北豆腐	100	蛋白质9g、脂肪4g、碳水化合物4g
	豆腐干、丝	50	腐竹	20	
油脂类(富含脂肪)	菜籽油、豆油、花生油、棉籽油、芝麻油	10	牛油、羊油、猪油(未炼)	10	脂肪10g

6. 对食品进行评价与调整。

（三）营养成分计算法评价食谱

根据食谱的制订原则，食谱的评价内容：①食谱中所含五大类食物是否齐全，是否做到了食物种类多样化？②各类食物的量是否充足？③全日能量和营养素摄入是否适宜？④三餐能量摄入分配是否合理，早餐是否保证了能量和蛋白质的供应？⑤优质蛋白质占总蛋白质的比例是否恰当？⑥三种产能营养素（蛋白质、脂肪、碳水化合物）的供能比例是否适宜？

[示例 4-2]

营养成分计算方法：

1. 计算一日营养素摄入量。参照食物成分表，分别计算该食谱早、中、晚三餐主要营养素摄入量，填入实训表 4-5。

实训表 4-5　一日营养素摄入量计算表

食物名称	重量/kg	蛋白质/g	脂肪/g	碳水化合物/g	能量/kal	钙/mg	铁/mg	锌/mg	视黄醇/μg RE	硫胺/mg	核黄/mg	尼克酸/mg NE	抗坏血酸/mg
早餐合计													
午餐合计													
晚餐合计													

2. 计算能量来源分配比例及三餐能量分配比例，填入实训表 4-6、实训表 4-7。

3. 根据评价结果调整食谱。

4. 根据病人饮食习惯和嗜好，选择并交换食物。

实训表 4-6　能量来源分配计算表

营养素	摄入量/g	能量/kcal	供能百分比/%
蛋白质			
脂肪			
碳水化合物			
合计			

实训表 4-7　三餐能量分配计算表

餐别	能量	百分比 /%
早餐		
午餐		
晚餐		
合计		

【实训任务】

病人,男,55 岁,身高 165cm,体重 76kg,公交车司机。近 1 个多月常觉疲倦、烦渴多饮。临床检查:血压 136/80mmHg,无糖尿病并发症表现。实验室检查:空腹血糖 7.4mmol/L,餐后血糖 11.5mmol/L,血脂正常。以食品交换法为其制订一日食谱。

（张　谦）

实训项目五　健康危险因素评估

【实训目标】

1. 掌握危险分数的计算方法。
2. 学会评估危险类型。
3. 学会查阅相对应的危险分数转换表。
4. 能为评估对象提出有针对性的预防保健措施。
5. 能利用调查问卷对评估对象的健康危险因素进行收集。

【实训内容】

1. 利用调查问卷收集评估对象的健康危险因素。
2. 危险分数转换表的查阅。
3. 危险分数的计算。
4. 健康危险类型的个体评估。

【实训用物】

健康危险因素评估问卷、危险分数转换表、健康评价年龄表、计算器。

【实训要点】

（一）健康危险因素评估问卷

健康危险因素评估问卷的内容:
1. 行为生活方式　吸烟、饮酒、体力活动和使用安全带等。
2. 环境因素　经济收入、居住条件、家庭关系、生产环境、心理刺激和工作紧张程度等。

3. 生物遗传因素 年龄、性别、种族、疾病遗传史和身高、体重等。

4. 医疗卫生服务 是否定期体格检查、X 线检查、直肠镜检查、乳房检查和阴道涂片检查等。

5. 疾病史 详细了解个人的患病史、症状、体征及相应检查结果。疾病史包括个人疾病史：婚姻与生育状况；初婚年龄、妊娠年龄、生育胎数等；家庭疾病史：家庭中是否有人患冠心病、糖尿病、乳腺癌、直肠癌、自杀和高血压等。

上述资料一般采用自填式问卷调查法，辅以一般体格检查、实验室检查等手段获得。

（二）危险分数转换表

危险分数转换表是将危险因素转换成危险分数的关键，只有通过这种转换才能对危险因素进行定量分析。危险分数是根据人群的流行病学调查资料，如各种危险因素的相对危险度（RR）及其人群中的发生率或死亡率（P），经过数理统计模型计算得到。总之，危险因素与死亡率之间的数量依存关系是通过危险分数转换这个中间环节来实现的（实训表 5-1）。

实训表 5-1 冠心病危险分数转换表（男性 40~44 岁组）

死亡原因	危险指标	测量值	危险分数
冠心病	收缩压 /kPa（mmHg）	26.6（200）	3.2
		23.9（180）	2.2
		21.3（160）	1.4
		18.6（140）	0.8
		16.0（120）	0.4
	舒张压 /kPa（mmHg）	14.1（106）	3.7
		13.3（100）	2.0
		12.5（94）	1.3
		11.7（88）	0.8
		10.9（82）	0.4
	胆固醇 /（mmol·L^{-1}）	7.24	1.5
		5.69	1.0
		4.65	0.5
	糖尿病史	有	3.0
		已控制	2.5
		无	1.0
	运动情况	坐着工作和娱乐	2.5
		有些活动的工作	1.0
		中度锻炼	0.6
		较强度锻炼	0.5
		坐着工作,有定期锻炼	1.0
		其他工作,有定期锻炼	0.5

死亡原因	危险指标	测量值	危险分数
冠心病	家族史	父母二人 60 岁以前死于冠心病	1.4
		父母之一 60 岁以前死于冠心病	1.2
		父母健在（<60 岁）	1.0
		父母健在（≥60 岁）	0.9
	吸烟	≥10 支 /d	1.5
		<10 支 /d	1.1
		吸雪茄或烟斗	1.0
		戒烟（不足 10 年）	0.7
		不吸或戒烟 10 年以上	0.5
	体重	超重75%	2.5
		超重50%	1.5
		超重15%	1.0
		超重 10% 以下	0.8
		降到平均体重	1.0

（三）危险因素的评估方法

健康危险因素评估是研究致病危险因素和慢性病发病率及死亡率之间数量依存关系及其规律性的一种技术。它将生活方式等因素转化为可测量的指标，预测个体在一定时间发生疾病或死亡的危险，同时估计个体降低危险因素的潜在可能，并将信息反馈给个体。

具体步骤（实训表 5-2）：

1. 将危险因素转换成危险分数　当被评价个体的危险因素相当于某地人群的平均水平时，其危险分数定为 1.0，个体死于某病的概率相当于当地的平均水平；危险分数大于 1.0 时，分数越高死亡概率越大；反之，危险分数小于 1.0 时，个体死亡概率小于平均值。若测量值在表中介于相邻两组之间，可用内插法计算得出，如胆固醇值 4.97mmol/L，计算得危险分数为 0.6。

2. 计算组合危险分数　对于大多数慢性病来说，其危险因素往往不是单一的，因此需要计算组合危险分数，即把每一项危险因素对某病发病或死亡的影响进行综合。

组合危险分数计算公式为

$$P_z=(P_1-1)+(P_2-1)+\cdots\cdots+(P_n-1)+Q_1\times Q_2\times\cdots\cdots\times Q_m$$

式中，P_n 为≥1 的各项危险分数。Q_m 为 <1 的各项危险分数。

将大于或等于 1 的危险分数减 1 作为相加项，小于 1 的部分相乘作为相乘项，相加项和相乘项之和即为组合危险分数。

如冠心病的糖尿病史、体力活动、体重为相加项，其组合分数 =（1.0-1）+（2.5-1）+（1.3-1）=1.8；而血压、胆固醇、家族史和吸烟为相乘项，其组合分数 =0.4×0.6×0.9×0.5=0.108；则冠心病的组合分数 =1.8+0.108=1.91。

3. 计算存在死亡危险　存在死亡危险表明在某一种组合危险分数下，因某种疾病死亡的可能危险性。

存在死亡危险 = 疾病别平均死亡率 × 该疾病危险分数

实训表 5-2 某地某 41 岁男性健康危险因素评价表

死亡原因 (1)	死亡概率/(1/10万) (2)	疾病诱发因素 (3)	指标值 (4)	危险分数 (5)	组合危险分数 (6)	存在死亡危险 (7)	根据医生建议改变危险因素 (8)	新危险因素 (9)	新组合危险分数 (10)	新存在死亡危险 (11)	降低量 (12)	危险程度降低百分比/% (13)
冠心病	1 877	血压/kPa	16.0/9.3	0.4			—	0.4				
		胆固醇/(mmol·L⁻¹)	4.97	0.6			—	0.6				
		糖尿病史	无	1.0			—	1.0				
		体力活动	坐着工作	2.5	1.91	3 585.07	定期锻炼	1.0	0.11	206.47	3 378.6	47
		家族史	无	0.9			—	0.9				
		吸烟	不吸	0.5			—	0.5				
		体重	超重 30%	1.3			降到平均体重	1.0				
车祸	285	饮酒	不饮	0.5			—	0.5				
		驾车里程	每年 25 000km	2.5	1.9	541.5	—	2.5	1.9	541.5	0	0
		安全带使用	90%	0.8			100%	0.8				
肠癌	111	肠息肉	无	1.0			—	1.0				
		肛门出血	无	1.0	1.0	111.0	—	1.0	0.3	33.3	77.7	1
		肠炎	无	1.0			—	1.0				
		肠镜检查	无	1.0			每年检查一次	0.3				
……	……	……	……		……	……		……		……	……	……
合计	5 560					7 167.45				3 430.35	3 737.1	52.2

4. 计算评价年龄　将各种死亡原因的死亡危险值求和,用合计存在死亡危险值查健康评价年龄表(实训表5-3),得出评价年龄值。如该41岁男子总的存在死亡危险为7 167.45/10万人,查表用内插法得其评价年龄为43.5岁。

实训表 5-3　健康评价年龄表

男性存在死亡危险	实际年龄最末一位					女性存在死亡危险	男性存在死亡危险	实际年龄最末一位					女性存在死亡危险
	0	1	2	3	4			0	1	2	3	4	
	5	6	7	8	9			5	6	7	8	9	
1 620	25	26	27	28	29	840	4 510	38	39	40	41	42	2 550
1 660	26	27	28	29	30	900	5 010	39	40	41	42	43	2 780
1 730	27	28	29	30	31	970	5 560	40	41	42	43	44	3 020
1 830	28	29	30	31	32	1 040	6 160	41	42	43	44	45	3 280
1 960	29	30	31	32	33	1 130	6 830	42	43	44	45	46	3 560
2 120	30	31	32	33	34	1 220	7 570	43	44	45	46	47	3 870
2 310	31	32	33	34	35	1 330	8 260	44	45	46	47	48	4 220
2 520	32	33	34	35	36	1 460	9 260	45	46	47	48	49	4 600
2 760	33	34	35	36	37	1 600	10 190	46	47	48	49	50	5 000
3 030	34	35	36	37	38	1 760	11 160	47	48	49	50	51	5 420
3 330	35	36	37	38	39	1 930	12 170	48	49	50	51	52	5 860
3 670	36	37	38	39	40	2 120	13 230	49	50	51	52	53	6 330
4 060	37	38	39	40	41	2 330	14 340	50	51	52	53	54	6 850

5. 计算增长年龄　即根据已存在的危险因素,提出可能降低危险因素的措施后预计的死亡水平求出的评价年龄。该男子如果去除可变的危险因素,重新计算查表得增长年龄为36岁。

(四)个体健康评价

根据实际年龄、评价年龄和增长年龄三者之间的差别,个体评价可以分为四种类型。①健康型:被评价者的评价年龄小于实际年龄,说明预期健康状况良好。当然,通过进一步调整行为方式仍然可以进一步降低危险,但程度有限。②自创性危险因素型:被评价者的评价年龄大于实际年龄,并且评价年龄与增长年龄的差值大,说明这些危险因素多是自创性的,可以通过自身的行为改变降低或去除,可较大程度的延长预期寿命。③难以改变的危险因素型:被评价者的评价年龄也大于实际年龄,但评价年龄与增长年龄的差值小,说明危险因素主要来自遗传或既往病史等,可变性不大。④一般危险型:被评价者评价年龄接近实际年龄,其危险因素类型和水平接近当地人群的平均水平。

【实训任务】

病人,男,42岁,公司白领,血压130/90mmHg,胆固醇6.21mmol/L,体重超重30%,每日吸烟20支,办公室坐着工作为主,无冠心病和糖尿病家族史。

问题1:对该个体死于冠心病的目前危险性进行评估,计算评价年龄。

问题2：针对该个体存在的危险因素，提出降低危险因素的措施。

问题3：如果该男性遵照医嘱，完全去除可改变的危险因素，重新评估危险性，计算增长年龄。

问题4：评估该个体的危险类型。

（何雪娟　刘明清）

实训项目六　数值变量资料的统计分析

【实训目标】

1. 能够按照统计程序开展人群健康统计工作。
2. 能够正确的制作频数表与直方图。
3. 能够熟练选用有关指标对数值变量资料进行统计描述。
4. 能够应用 SPSS 软件完成计量数据的基本分析。

【实训内容】

1. 统计计算器的使用。
2. Excel 软件与统计描述指标计算。
3. 参考值范围估计。
4. SPSS 软件与 t 检验。

【实训用物】

CASIO 82-TL 计算器或同系列计算器、计算机、Excel 及 SPSS 软件。

【实训要点】

（一）统计计算器的使用方法

统计计算器种类较多，需根据所使用的计算器类型及其说明书进行操作。利用该工具可完成小样本数据的统计处理。以下以 CASIO 82-TL 系列计算为例介绍如何利用该工具完成数据统计处理。

CASIO 82-TL 统计功能的使用

基本统计操作

1. 首先按 MODE 2 进入 SD 模式。统计前要先清除上次内存中已有的统计记录：SHIFT AC= 。

2. 接着输入统计数据（一个一个输，每个数据输完后按 M+ 录入）。多个相同数据可用 ; 来输入（如输入 10 个 2，可按 2;10M+ , ; 的输入是 SHIFT , ）。发现输入错误立即删除的方法是按 SHIFT AC 。

3. 输完数据后，求统计结果。

SHIFT 1= 是平均数。

SHIFT 2= 是总体标准差。

SHIFT 3= 是样本标准差。

RCL (−) 是 $\sum X^2$。

RCL。,,, 是 $\sum X$。

RCL hyp 是 n（输入的数据的个数）。

CASIO 82-TL 统计功能的使用
线性回归计算和相关系数（r）

1. 首先进入线性回归状态 MODE 3（REG 模式）1（函数类型 $Y = A + BX$）。

2. 然后输入对应的（两组以上）X 和 Y。

X_1, Y_1 M+

X_2, Y_2 M+

……

X_n, Y_n M+

3. 输出结果。

SHIFT 7= 和 SHIFT 8= 可分别求出关系式中的 A（截距）、B（斜率）。

SHIFT (= 相关系数 r。

4. REG 模式里同样可以统计

输入 X, Y M+ …… 然后 SHIFT+ 1~3 分别是 X 的平均数、标准差、方差，SHIFT+ 4~6 分别是 Y 的平均数、方差、标准差。另外：

RCL (−) 是 $\sum X^2$。

RCL。,,, 是 $\sum X$。

RCL hyp 是样本数。

RCL sin 是 $\sum Y^2$。

RCL cos 是 $\sum Y$。

RCL tan 是 $\sum XY$。

（二）利用 Excel 软件进行统计指标计算的方法

Excel 软件是常用的电子表格软件。该软件一方面不必编程就能对工作表中的数据进行检索、分类、排序、筛选等操作。另一方面利用系统提供的函数可完成各种数据的基本统计与分析。此外，Excel 提供了 15 类 58 个基本的图表（不同版本的 Excel，数量上略有不同），包括柱形图、折线图、饼图、条形图、直方图、箱形图、散点图等，不同类型图表中的各种对象如标题、坐标轴、网络线，图例、数据标志、背景等能被编辑，图表中可添加文字、图形、图像等元素，利用图表向导可方便、灵活的完成图表的制作。

以 Excel 2016 软件为工具，演示数值变量资料统计描述指标计算的过程。

[示例 6-1]

采用 Excel 软件对数据进行集中趋势与离散趋势描述:

1. 数据分析命令调出 首先调出 Excel 中的"分析工具库",新建一个 Excel 文件。按照以下顺序操作:单击工具栏中的"开发工具"主选项卡→单击"Excel 加载项"→在弹出的对话框中选中"分析工具库"→单击"确定"(实训图 6-1)。在工具栏中的"数据"主选项卡下会出现"数据分析"命令。该命令就是要进行数据描述的命令。

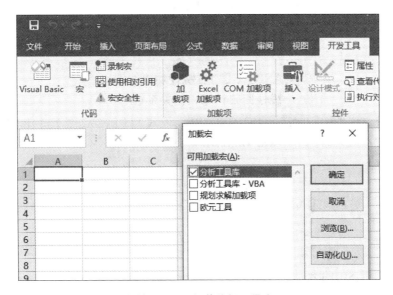

实训图 6-1 加载分析工具库

2. 数据分析过程 在新建的 Excel 文件内,建立包含 30 个观察值的数据库,数据处于一列"A1:A30";然后单击工具栏中的"数据"主选项卡下的"数据分析"命令,弹出"分析工具"对话框,选择对话框中的"描述统计",单击"确定",弹出"描述统计"对话框,两个"输入区域"对应的位置区域已用箭头标出,其他选项如实训图 6-2 所示。单击"确定"后,命令执行结果见实训图 6-3,得到包括该组数据集中趋势与离散趋势指标值的一组统计量。

(三)利用正态分布的特征处理数据

常用 $N(\mu, \sigma^2)$ 表示正态分布,用 $N(0,1)$ 表示标准正态分布。正态曲线下面积分布规律:①x 轴与正态曲线所夹面积恒等于 1 或 100%。②区间 $\mu \pm \sigma$ 的面积占总面积的 68.27%。③区间 $\mu \pm 1.96\sigma$ 的面积占总面积的 95.00%。④区间 $\mu \pm 2.58\sigma$ 的面积占总面积的 99.00%。

日常工作中有两个区间较为常用: $z \pm 1.96\sigma$ 占总面积的 95.00%, $z \pm 2.58\sigma$ 占总面积的 99.00%。对于正态分布和近似正态分布资料,确定 95% 参考值范围,双侧界限为 $\overline{X} \pm 1.96S$;单侧上限为 $\overline{X} + 1.64S$;单侧下限为 $\overline{X} - 1.64S$。

当总体标准差 σ 未知但样本例数 n 足够大(如 $n \geq 30$)时,按正态分布的原理,计算总体均数 $1 - \alpha$ 的可信区间,公式为

$$(\overline{X} - z_{\frac{a}{2}} \cdot S_{\overline{X}}, \overline{X} + z_{\frac{a}{2}} \cdot S_{\overline{X}}), 缩写为 \overline{X} \pm z_{a/2} \cdot S_{\overline{X}}$$

(四)利用 SPSS 软件开展 t 检验

SPSS 是 statistical package for social sciences 的缩写,即社会科学统计软件包。SPSS 软件具

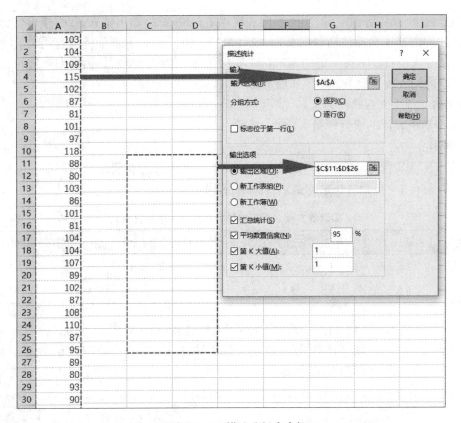

实训图 6-2 描述分析命令框

	A	B	C	D	E	F	G
1	103						
2	104						
3	109						
4	115						
5	102						
6	87						
7	81						
8	101						
9	97						
10	118						
11	88		列1				
12	80						
13	103		平均	96.7			
14	86		标准误差	1.972891			
15	101		中位数	99			
16	81		众数	104			
17	104		标准差	10.80597			
18	104		方差	116.769			
19	107		峰度	-1.01842			
20	89		偏度	0.050347			
21	102		区域	38			
22	87		最小值	80			
23	108		最大值	118			
24	110		求和	2901			
25	87		观测数	30			
26	95		最大(1)	118			
27	89		最小(1)	80			
28	80		置信度(95.0%)	4.035015			
29	93						
30	90						

实训图 6-3 数据描述结果

有统计功能强大、操作界面友好、功能界面展现规范、分析结果输出整齐、数据接口较为通用等优点。该软件的基本功能包括数据管理、统计分析、统计绘图、图表分析、趋势研究、统计报表输出等。医务人员只要掌握一定的 Windows 操作技能,简单了解统计分析原理,就可以使用该软件为特定的调查或实验等科研工作服务。

以 SPSS V25 中文版软件为工具,演示 t 检验的过程。

1. 完全随机设计的成组资料比较的 t 检验

[示例 6-2]

某医师观察某新药治疗脑炎的疗效,将脑炎病人随机分为新药组和旧药组。两组的退热日数见实训表 6-1。检验两药平均退热日数是否不同($\alpha=0.05$)。

实训表 6-1　新药组与旧药组病人退热日数

分组编号	1	2	3	4	5	6	7	8	9	10	11	12
新药组	3.5	4	4.5	3	2.5	3.5	2	3	4	5	2.5	3.5
旧药组	6.5	5.5	5.5	5.5	4.5	5	6	4.5	6.5	4	5	5.5

(1)建立数据文件:设计两个变量分别为"退热日数"和"分组"。变量"分组"值取 1 表示新药组数据,取 2 表示旧药组数据。建立数据文件,执行"文件"→"保存"命令,以文件名"例 6-2. sav"命名然后保存(实训图 6-4)。

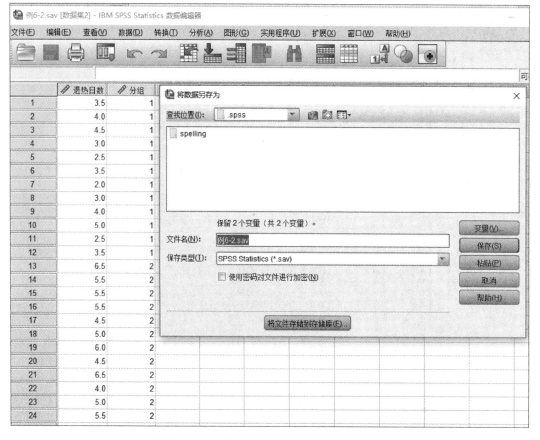

实训图 6-4　应用 SPSS 软件进行成组 t 检验建库

（2）执行"分析"→"比较平均值"→"独立样本 t 检验"菜单命令（实训图 6-5）。

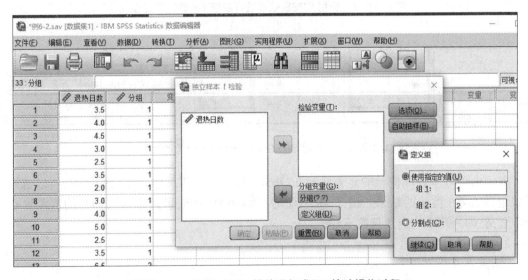

实训图 6-5 应用 SPSS 软件进行成组 t 检验操作过程 1

弹出独立样本 t 检验对话框。将对话框中左边矩形框内"分组"拉入中间下部的"分组变量"对话框中,用鼠标选中"分组（？？）",单击"定义组"钮,弹出定义组对话框。在"组 1"中填入"1","组 2"中填入"2"（实训图 6-6）,代表对新药组和旧药组进行分组分析,单击"继续"。

实训图 6-6 应用 SPSS 软件进行成组 t 检验操作过程 2

把变量"退热日数"拉入"检验变量（t）："下的对话框,此时"确定"按钮被激活（实训图 6-7）。

单击"确定"按钮,得到输出结果（实训图 6-8）,并对结果进行简要分析。

（3）分组描述统计表计算了基本的描述统计量:独立两样本 t 检验结果表输出了 t 检验的两种可能的结果,表格结果输出行的第一行是假定等方差的 t 检验结果,第二行是不假定等方差（方差不齐）的校正 t 检验结果。取何检验结果,取决于独立两样本 t 检验结果表中方差齐性检验（Levene 方差等同性检验）项,这里采用的是 F 检验。

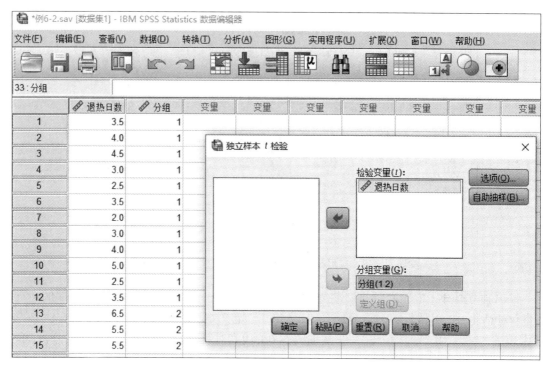

实训图 6-7　应用 SPSS 软件进行成组 t 检验操作过程 3

独立样本检验

		莱文方差等同性检验		平均值等同性 t 检验					差值 95% 置信区间	
		F	显著性	t	自由度	Sig.（双尾）	平均值差值	标准误差差值	下限	上限
退热天数	假定等方差	0.126	0.726	-5.670	22	0.000	-1.9167	0.3380	-2.6177	-1.2156
	不假定等方差			-5.670	21.708	0.000	-1.9167	0.3380	-2.6183	-1.2151

实训图 6-8　应用 SPSS 软件进行成组 t 检验结果

　　本例由于方差齐性检验的显著性为 0.726>0.05，故认为两总体方差是相等的，所以选第一行假定等方差 t 检验的结果。由于 Sig.（双尾）为 0.000<0.05，可以认为两样本均值差异有统计学意义，即两药平均退热日数不等。

　　2. 配对设计资料的 t 检验

［示例 6-3］

　　为了比较两种安眠药的疗效，将 20 名病情等状况大致相同的病人配对，分别服用甲、乙两种安眠药，测得睡眠延长时数见实训表 6-2。假定两药睡眠延长时数均服从正态分布。检验两种安眠药的疗效有无统计学差异（ $\alpha=0.05$ ）（实训表 6-2、实训图 6-9 至实训图 6-11）。

实训表 6-2　两种安眠药延长时数统计

甲药	1.9	0.8	1.1	0.1	-0.1	4.4	5.5	1.6	4.6	3.4
乙药	0	0.7	-0.2	-1.2	-0.1	2.0	3.7	0.8	3.4	2.4

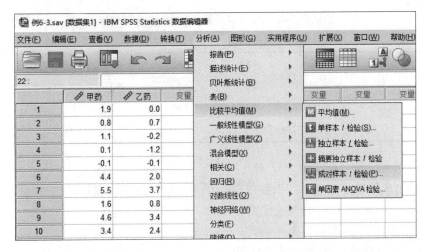

实训图 6-9 应用 SPSS 软件建立数据库并选择配对 t 检验

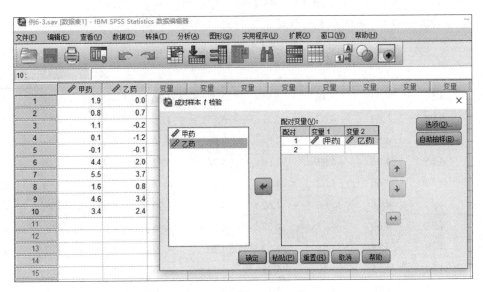

实训图 6-10 应用 SPSS 软件进行配对 t 检验过程

配对样本检验

		配对差值							
		平均值	标准 偏差	标准 误差平均值	差值 95% 置信区间		t	自由度	Sig.（双尾）
					下限	上限			
配对 1	甲药 - 乙药	1.1800	0.7569	0.2394	0.6386	1.7214	4.930	9	0.001

实训图 6-11 应用 SPSS 软件进行配对 t 检验结果

【实训任务】

[任务 6-1]

某地 25 名健康男子的血清总胆固醇值。测定结果见实训表 6-3。

问题 1：请根据这些数据,编制频数分布表、绘制直方图。

问题 2：计算本组数据的均数、标准差、方差、变异系数、标准误、极差、中位数。

23

实训表6-3　25名健康男子的血清总胆固醇值

单位：mmol/L

3.37	6.14	3.97	3.89	4.60	4.47	4.08	4.79
3.95	3.56	4.23	3.64	4.34	5.16	5.30	4.97
4.31	4.71	5.02	4.77	4.40	4.55	5.38	3.18
5.01							

［任务6-2］

调查100名成年男子血液中红细胞数（$\times 10^{12}$/L），结果见实训表6-4。

问题1：编制频数分布表，绘制直方图。

问题2：计算均数、标准差及变异系数。

问题3：制订当地的95%的正常值范围。

问题4：计算标准误并估计总体均数95%的可信区间。

问题5：计算中位数，并与算术均数结果进行比较。

实训表6-4　100名成年男子血液中红细胞数

单位：$\times 10^{12}$/L

4.35	4.57	4.36	4.48	4.55	4.47	4.86	4.76	5.02	4.65
4.72	5.00	5.09	4.67	4.77	5.15	4.76	4.83	4.52	4.31
4.58	4.43	4.54	4.21	4.64	4.96	4.90	4.32	4.78	4.69
4.69	4.85	4.96	4.83	4.66	4.76	4.82	4.72	4.70	4.77
4.79	4.70	4.60	4.62	4.50	4.49	4.43	4.48	4.89	4.96
4.59	4.99	4.68	4.66	4.62	4.69	4.90	4.69	4.79	4.60
4.82	4.32	4.69	4.75	4.57	4.55	4.66	4.62	4.86	4.52
4.89	4.79	4.28	4.55	4.62	4.90	4.89	4.80	4.81	4.43
4.64	4.52	4.55	4.59	4.75	4.72	4.96	4.58	4.66	4.66
4.59	5.12	4.80	4.77	4.45	4.48	4.89	4.76	4.87	4.51

［任务6-3］

治疗10名高血压病人，对每一个病人治疗前、后的舒张压（mmHg）进行了测量，结果见实训表6-5。

问题：治疗前后的舒张压有无差异（$\alpha=0.05$）?

实训表6-5　10名高血压病人治疗前后的舒张压

单位：mmHg

病例编号	1	2	3	4	5	6	7	8	9	10
治疗前	117	127	141	107	110	114	115	138	127	122
治疗后	123	108	120	107	100	98	102	152	104	107

［任务6-4］

某医院用新药与常规药物治疗婴幼儿贫血，将16名贫血儿随机分为两组，分别接受两种药物治疗。测得血红蛋白增加量（g/L）见实训表 6-6。

问题：新药与常规药的疗效有无差异（α=0.05）?

实训表 6-6 两种药物治疗婴幼儿贫血结果

治疗药物	血红蛋白增加量 /(g·L⁻¹)							
新药组	24	36	25	14	26	34	23	30
常规药组	14	18	20	15	22	24	21	25

（李彦国）

实训项目七　分类变量资料的统计分析

【实训目标】

1. 熟练选用有关指标对分类变量资料进行统计描述。
2. 能够按照统计工作的基本步骤开展人群健康统计工作。
3. 能够应用 SPSS 软件完成临床常见的分类变量资料的统计分析。

【实训内容】

1. 率、构成比、相对比的计算。
2. 率的可信区间的计算。
3. SPSS 软件与 χ^2 检验。

【实训用物】

科学计算器、计算、SPSS 软件。

【实训要点】

以 IBM SPSS 22.0 中文版软件为工具，演示 χ^2 检验的过程。

（一）四格表资料的 χ^2 检验

[示例 7-1]

某医生欲比较甲、乙两种药物治疗慢性胃炎的疗效，将 150 名慢性胃炎病人随机分为两组，甲药治疗 82 例，有效 65 例。乙药治疗 68 例，有效 40 例，见实训表 7-1。分析两种药物的疗效有无差别。

实训表 7-1 两种药物治疗慢性胃炎的疗效比较

药物	有效	无效	合计	有效率 /%
甲药	65	17	82	79.27
乙药	40	28	68	58.82
合计	105	45	150	70.00

1. 建立数据文件"例 7-1. sav",如实训图 7-1 所示。在变量视图模式下,定义变量。

变量名分别为"频数""药物""疗效""小数"(均取"0")、药物(值:1= 甲药,2= 乙药)、疗效(值:1= 有效,2= 无效)。

选择菜单"文件"→"保存"或"另存为",以文件名"例 7-1. sav"保存。

実训图 7-1 的窗口内容如下:

	名称	类型	宽度	小数位数	标签	值	缺失
1	频数	数字	8	0		无	无
2	药物	数字	8	0		无	无
3	疗效	数字	8	0		无	无
4							
5							
6							

实训图 7-1　SPSS 的变量视图窗口

输入数据:切换至数据视图模式下,按顺序输入相应的数据。如实训图 7-2 所示。

	频数	药物	疗效	变量	变量	变量	变量	变量
1	65	1	1					
2	17	1	2					
3	40	2	1					
4	28	2	2					
5								
6								

实训图 7-2　SPSS 的数据视图窗口

2. 统计分析

(1)打开数据文件"例 7-1. sav"。

(2)选择菜单"数据"→"加权个案",弹出加权个案对话框,选择"加权个案",选中变量"频数",将其送入"频率变量"框中,如实训图 7-3 所示,单击"确定"。

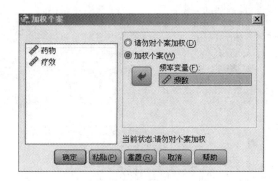

实训图 7-3　加权个案对话框

选择菜单"分析"→"描述统计"→"交叉表格",弹出"交叉表格"主对话框,选择"药物"送入"行"框中;选择"疗效"送入"列"框中,如实训图 7-4 所示。

单击交叉表格对话框中的"Statistics",弹出 Statistics 子对话框,选择"χ^2",如实训图 7-5 所示,单击"继续"返回。

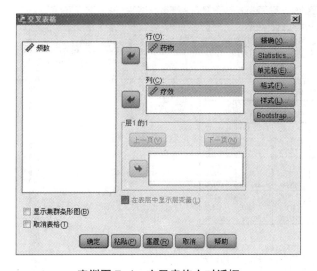

实训图 7-4　交叉表格主对话框

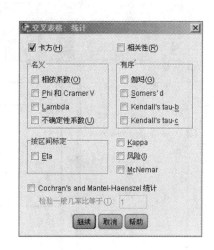

实训图 7-5　Statistics 子对话框

单击交叉表格对话框中的"单元格",弹出单元格子对话框,在"计数"复选框中选择"观察值、期望值";在"百分比"复选框中选择"行",如实训图 7-6 所示,单击"继续"返回,再单击"确定",输出结果,如实训图 7-7。

第一个表格为统计描述表,描述了甲药、乙药治疗慢性胃炎的疗效。本例甲药治疗 82 人,有效 65 人,有效率 79.3%;乙药治疗 68 人,有效 40 人,有效率 58.8%;总例数 n=150;最小的理论频数是 20.4。

第二个表格为四格表 χ^2 检验的 5 种检验结果,即 Pearson χ^2、连续校正 χ^2、似然比 χ^2、Fisher 确切概率(单、双侧)、线性关联 χ^2。本例选"Pearsonχ^2"值为 7.399,$P=0.007$。按 $\alpha=0.05$ 的水准,拒绝 H_0,接受 H_1,可以认为甲、乙两种药物治疗慢性胃炎的疗效有差别。

(二)配对四格表资料的 χ^2 检验

[示例 7-2]

28 份白喉病人的咽喉涂抹标本,将每份标本分别用甲、乙两种培养基培养白喉杆菌,检查结果见实训表 7-2 所示。分析两种培养基的培养效果有无差别。

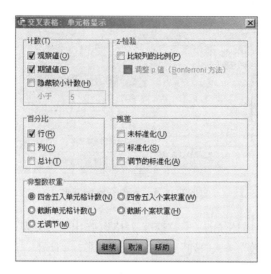

实训图 7-6　单元格子对话框

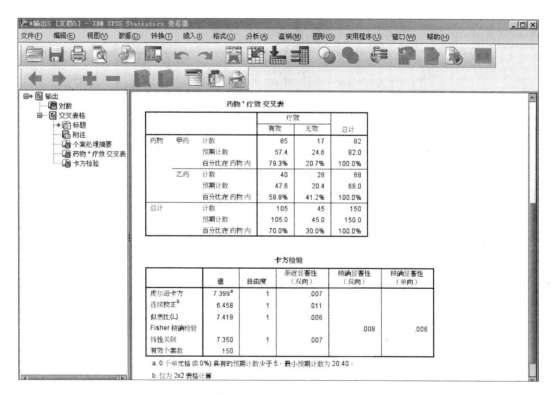

实训图 7-7　SPSS 分析结果

实训表 7-2　两种白喉杆菌培养基的培养效果

甲培养基	乙培养基		合计
	+	-	
+	11(a)	9(b)	20
-	1(c)	7(d)	8
合计	12	16	28

调用 SPSS 的"交叉表"程序计算过程实现。操作步骤与示例 7-1 类似。

不同点:①定义变量。频数、甲培养基(值: 1= 阳性, 2= 阴性)、乙培养基(值: 1= 阳性, 2= 阴性)。②在"交叉表格"主对话框中,变量"甲培养基"选入"行"框中,变量"乙培养基"选入"列"框中。③在"统计"子对话框中,选择"McNemar"检验。④在单元格子对话框中,选择"观察值、期望值、合计百分比"。

SPSS 输出结果如实训图 7-8:

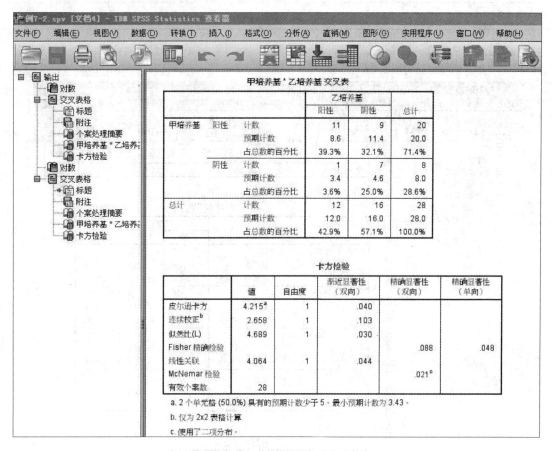

实训图 7-8　SPSS 统计分析结果

解释:第一个表格为统计描述表,描述了甲、乙两个培养基的培养效果。第二个表格为四格表 χ^2 检验的结果。配对四格表 χ^2 检验选择 McNemar Test 结果。SPSS 中 McNemar Test 采用二项分布计算精确概率。本例 $n=28$, $P=0.021$,按 $\alpha=0.05$ 的水准,拒绝 H_0,接受 H_1,故可认为两种培养基的培养效果有差别,甲培养基的阳性率较高。

(三)完全随机设计的行 × 列表资料的 χ^2 检验

[示例 7-3]

某医生用三种方法治疗慢性支气管炎,观察结果见实训表 7-3。分析三种方法治疗的有效率有无差别。

操作步骤与示例 7-1 类似。

不同点:定义变量,频数、疗法(值: 1= 西药, 2= 中药, 3= 中西医结合)、疗效(值: 1= 有效, 2= 无效)。

实训表 7-3　三种方法治疗慢性支气管炎的疗效比较

疗法	有效人数	无效人数	合计	有效率/%
西药	58	32	90	64.44
中药	26	24	50	52.00
中西医结合	110	20	130	84.62
合计	194	76	270	71.85

统计分析结果如实训图 7-9。

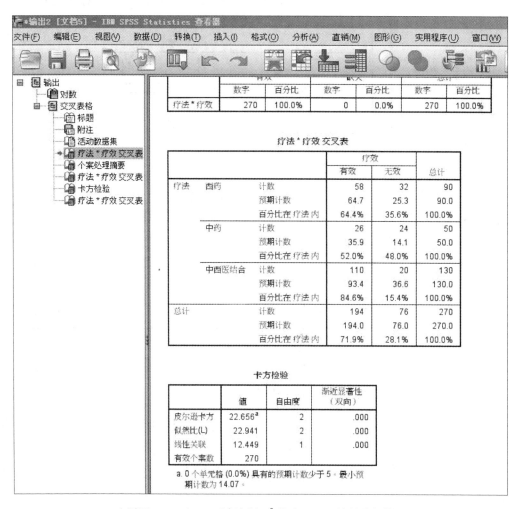

实训图 7-9　行 × 列表资料 χ^2 检验 SPSS 统计分析结果

解释:第一个表格为统计描述表,描述了三种疗法治疗慢性支气管炎的疗效。第二个表格为行 × 列表资料 χ^2 检验的结果。皮尔逊 χ^2=22.656,自由度 =2,P=0.000,按 α=0.05 的水准,拒绝 H_0,接受 H_1,故可认为三种疗法的有效率有差别。

（四）构成比资料比较的 χ^2 检验

[示例 7-4]

某医师欲研究急性白血病病人与慢性白血病病人的血型构成情况,收集资料见实训表 7-4。分析两组病人的血型构成是否相同。

表 7-4 急、慢性白血病病人的血型构成情况

组别	A 型	B 型	AB 型	O 型	合计
急性组	57	44	16	53	170
慢性组	42	25	6	28	101
合计	99	69	22	81	271

操作步骤与示例 7-1 类似。

不同点:定义变量,频数、组别(值:1=急性组,2=慢性组)、血型(值:1=A 型,2=B 型,3=AB 型,4=O 型)。

统计分析结果如实训图 7-10。

解释:第一个表格为统计描述表,描述了两组病人的血型分布。第二个表格为行 × 列表资料 χ^2 检验的结果。皮尔逊 χ^2 值为 0.503,自由度 =3,P=0.503,按 α=0.05 的水准,不拒绝 H_0,故尚不能认为急、慢性白血病病人的总体血型构成不相同。

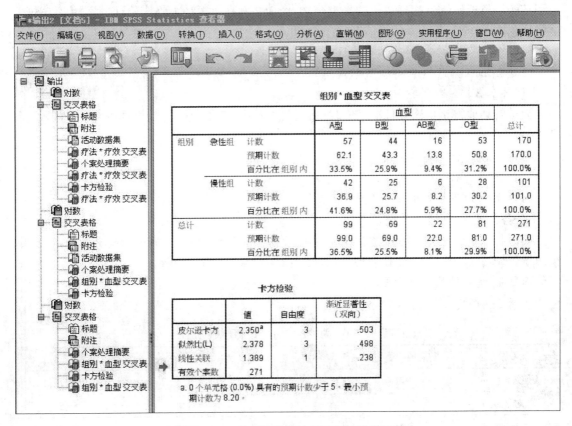

实训图 7-10 构成比比较的 SPSS 统计分析结果

【实训任务】

[任务 7-1]

某研究者对 1 027 名沙眼病人的年龄分布资料进行了整理,结果见实训表 7-5。

问题 1:这是什么资料类型?

问题 2:该研究者认为沙眼 20 岁年龄组患病率最高,年龄大的反而患病率下降,此结论正确吗?

实训表 7-5　1 027 名沙眼病人的年龄分布情况

年龄组	沙眼人数	构成比 /%
0~	47	4.6
10~	198	19.3
20~	330	32.1
30~	198	19.3
40~	128	12.4
50~	80	7.8
60~	38	3.7
70~	8	0.8
合计	1 027	100.0

[任务 7-2]

某药厂新近研制治疗高血压的新型药物,经 352 例高血压病人临床验证,显效率达 65%。试估计总体率 95% 与 99% 的可信区间。

问题 1:试估计总体率 95% 可信区间。

问题 2:试估计总体率 99% 可信区间。

[任务 7-3]

为了解某地寄生虫感染情况,随机抽查男性 200 人,感染 40 人;随机抽查女性 150 人,感染 20 人。

问题 1:这是什么资料类型?

问题 2:该资料属于何种设计?

问题 3:该地男性寄生虫感染率是否高于女性?

[任务 7-4]

某医师欲了解某新药治疗原发性高血压的疗效,将 70 名高血压病人随机分为两组,实验组用新药加辅助治疗,对照组用安慰剂加辅助治疗,结果见实训表 7-6。

问题 1:该资料属于何种设计?

问题 2:两种疗法的疗效是否相同?

实训表 7-6　两种疗法治疗高血压效果比较

疗法	有效	无效	合计	有效率(%)
实验组	21	5	26	80.77
对照组	20	24	44	45.45
合计	41	29	70	58.57

[任务 7-5]

某研究人员调查喂养方式与婴儿腹泻的关系,结果见实训表 7-7。

问题 1:3 种喂养方式的构成比各是多少?

问题 2:不同喂养方式的婴儿腹泻发生率有无不同?

实训表 7-7　不同喂养方式的婴儿腹泻发生率比较

喂养方式	例数	腹泻例数	腹泻发生率 /%
母乳喂养	348	23	6.61
混合喂养	106	22	20.75
人工喂养	41	12	29.27
合计	495	57	11.52

[任务 7-6]

甲乙两医院合作进行鼻咽癌研究,资料见实训表 7-8。

问题 1:这是什么资料类型?

问题 2:两医院鼻咽癌病人的病理组织学分类构成有无不同?

实训表 7-8　两医院鼻咽癌病人病理组织学分类构成

医院	淋巴上皮癌	未分化癌	鳞癌	其他	合计
甲	74	7	18	20	119
乙	90	21	25	62	198
合计	164	28	43	82	317

[任务 7-7]

有 50 份痰液标本,每份分别接种在甲乙两种培养基中,观察结核杆菌的生长情况,结果如实训表 7-9。

问题 1:指出本试验的资料类型和设计类型。

问题 2:比较两种培养基的效果有无不同?

实训表 7-9　两种结核杆菌培养基的培养效果比较

甲培养基	乙培养基		合计
	+	-	
+	23(a)	12(b)	35
-	7(c)	8(d)	15
合计	30	20	50

(李静雅　刘明清)

实训项目八 病例对照研究资料分析

【实训目标】

1. 能够对病例对照研究资料进行分析及结果解释。
2. 应用计算器对病例对照研究资料进行分析。
3. 叙述病例对照研究资料的分析过程。

【实训内容】

1. 病例对照研究的原理和分类。
2. 非匹配病例对照研究资料的分析。
3. 1∶1 配对病例对照研究资料的分析。

【实训用物】

CASIO 82-TL 计算器或同系列计算器。

【实训要点】

（一）病例对照研究的原理和分类

1. 原理　病例对照研究是选择患有所研究疾病的人群作为病例组,未患该病的人群作为对照组,调查并比较两组人群过去是否暴露于某种或某些可疑因素及暴露程度,从而推断该暴露因素与所研究的疾病是否有关联及其关联强度大小的一种观察性研究方法。病例对照研究是由果到因的研究,从时间上看是由现在回忆过去的情况,故又称回顾性研究。

病例对照研究是常用的分析流行病学研究方法,主要用于疾病病因或危险因素的研究,评价影响疾病预后的因素,还可以用于健康相关事件影响因素的研究。

2. 类型　病例对照研究有两种基本分析类型。

（1）非匹配（成组）病例对照研究:按照与病例组可比的原则,根据样本的大小,在病例和对照人群中分别选取一定数量的研究对象,一般对照的人数应等于或多于病例人数。其特点是简单易行。

（2）匹配病例对照研究:要求选择的对照在某些因素或特征上与病例保持一致,目的是排除匹配因素的干扰,还可以用较小的样本增加统计检验效能,提高研究效率。根据匹配方式的不同,可分为频数匹配和个体匹配。

（二）非匹配病例对照研究资料的分析

实施病例对照研究数据处理前需先进行均衡性检验,即检验两组在研究因素以外其他主要特征是否具备可比性,必要时进行显著性检验。

1. 资料整理　按照实训表 8-1 整理成四格表。

2. 假设检验　一般采用四格表资料的 χ^2 检验进行病例组和对照组暴露率的比较,若两组暴露率差异有统计学意义,说明该暴露因素与疾病存在统计学联系。

实训表 8-1 非匹配病例对照研究资料整理表

暴露因素	病例组	对照组	合计
有	a	b	$a+b$
无	c	d	$c+d$
合计	$a+c$	$b+d$	$a+b+c+d=n$

χ^2 检验公式为

$$\chi^2 = \frac{(ad-bc)^2 n}{(a+b)(c+d)(a+c)(b+d)} \quad (n \geqslant 40 \text{ 且所有 } T \geqslant 5)$$

校正公式为

$$\chi^2 = \frac{(|ad-bc|-n/2)^2}{(a+b)(c+d)(a+c)(b+d)} \quad (n \geqslant 40 \text{ 但有 } 1 \leqslant T < 5)$$

3. 关联强度分析 若某因素与疾病存在联系,应进一步估计其联系强度。病例对照研究中表示暴露与疾病之间联系强度的指标为比值比(odds ratio, OR)。比值(odds)指某事物发生的概率与不发生的概率之比。

$$OR = \frac{\text{病例组的暴露比}}{\text{对照组的暴露比}} = \frac{a/c}{b/d} = \frac{ad}{bc}$$

OR 指暴露者的发病危险性为非暴露者的多少倍。当 $OR>1$ 时,说明暴露使发病的危险度增加,称为"正"关联,是疾病的危险因素;当 $OR<1$ 时,说明暴露使发病的危险度减少,称为"负"关联,即暴露因素对疾病有保护作用;当 $OR=1$ 时,表示暴露与疾病无关联。相对危险度与疾病联系的强度见实训表 8-2。

实训表 8-2 相对危险度与疾病联系的强度

$OR<1$	$OR>1$	联系强度
0.9~1.0	1.0~1.1	无
0.7~0.8	1.2~1.4	弱
0.4~0.6	1.5~2.9	中等
0.1~0.3	3.0~9.9	强
<0.1	≥10.0	很强

4. 计算 OR 的可信区间 OR 是对暴露和疾病联系强度的一个点估计值,此估计值未考虑抽样误差,因此,需要按一定概率来估计总体 OR 的可信区间。一般估计 95% 可信区间,通常采用 Miettinen 法计算。

$$OR_L, OR_U = OR^{(1 \pm 1.96/\sqrt{\chi^2})}$$

(三)1:1 配对病例对照研究资料的分析

1. 资料整理 将资料按实训表 8-3 进行整理。

2. 假设检验 采用配对四格表资料的 χ^2 检验进行病例组和对照组暴露率的比较,若两组暴露率差异有统计学意义,说明该暴露因素与疾病存在统计学联系。

实训表 8-3　1:1 配对病例对照研究资料整理表

对照组	病例组		合计
	有暴露史	无暴露史	
有暴露史	a	b	$a+b$
无暴露史	c	d	$c+d$
合计	$a+c$	$b+d$	$a+b+c+d=n$

公式为

$$\chi^2 = \frac{(b-c)^2}{(b+c)}, \nu = 1 \quad (b+c \geqslant 40)$$

校正公式为

$$\chi^2 = \frac{(|b-c|-1)^2}{b+c} \quad (b+c < 40)$$

3. 计算比值比 OR

$$OR = \frac{c}{b}$$

4. 计算 OR 的 95% 可信区间

$$OR_L, OR_U = OR^{(1 \pm 1.96/\sqrt{x^2})}$$

（四）实训操作

[示例 8-1]

为探讨中国人群乙型肝炎病毒（HBV）感染状态与原发性肝癌的关系，某医师进行了一项病例对照研究，结果整理如实训表 8-4。分析 HBV 感染与原发性肝癌的关系。

实训表 8-4　HBV 感染与原发性肝癌的关系

暴露	病例	对照	合计
HBV(+)	98(a)	49(b)	147
HBV(−)	11(c)	60(d)	71
合计	109	109	218(n)

$$\chi^2 = \frac{(ad-bc)^2 n}{(a+b)(c+d)(a+c)(b+d)} = \frac{(5\,880-539)^2 \times 218}{147 \times 71 \times 109 \times 109} = 50.15$$

查 χ^2 界值表，$P<0.05$，说明 HBV 感染与原发性肝癌有统计学关系。

$$OR = \frac{ad}{bc} = 10.91$$

OR 95% 可信区间为

$$OR_L, OR_U = OR^{(1 \pm 1.96/\sqrt{x^2})} = 10.91^{(1 \pm 1.96/\sqrt{50.15})} = (5.63, 21.14)$$

$OR>1$，说明 HBV 感染是原发性肝癌的危险因素，HBV 感染者发生原发性肝癌的风险是没有 HBV 感染者的 10.91 倍，OR 的 95% 可信区间为（5.63, 21.14）。

[**示例 8-2**]

某研究者为了探讨外源性雌激素暴露与子宫内膜癌的关系,进行了一项配对病例对照研究,结果见实训表 8-5。分析外源性雌激素暴露与子宫内膜癌的关系。

实训表 8-5 外源性雌激素与子宫内膜癌 1:1 配对病例对照研究

对照组	病例组		合计
	有暴露史	无暴露史	
有暴露史	27(a)	3(b)	30
无暴露史	29(c)	4(d)	33
合计	56	7	63(n)

$$\chi^2 = \frac{(|b-c|-1)^2}{b+c} = 19.53$$

查 χ^2 界值表,$P<0.05$,说明外源性雌激素暴露与子宫内膜癌有统计学关系。

$$OR = \frac{c}{b} = 9.67$$

$OR95\%$ 可信区间为

$$OR_L, OR_U = OR^{(1\pm1.96/\sqrt{x^2})} = 9.67^{(1\pm1.96/\sqrt{19.53})} = (3.54, 26.45)$$

$OR>1$,说明外源性雌激素暴露是子宫内膜癌的危险因素,外源性雌激素暴露者发生子宫内膜癌的风险是没有外源性雌激素暴露者的 9.67 倍,OR 的 95% 可信区间为(3.54,26.45)。

【 **实训任务** 】

[**任务 8-1**]

2005 年报道的一项关于职业暴露于致敏原环境与哮喘关系的病例对照研究,149 名哮喘病例来自胸科医院,228 名对照基于人群随机选取,采用非匹配病例对照研究设计。其结果实训表 8-6。

问题 1:根据资料计算 χ^2 值、OR 值、OR 的 95%CI,计算结果说明了什么问题?

问题 2:病例对照研究的优缺点有哪些?

问题 3:病例对照研究中常见的偏倚有哪些? 如何控制?

实训表 8-6 致敏原职业暴露与哮喘关系的病例对照研究

致敏原职业暴露	病例	对照	合计
有	36	34	70
无	112	194	306
合计	148	228	376

[**任务 8-2**]

某医院进行的一项吸烟与膀胱癌关系的病例对照研究,结果见实训表 8-7。

问题 1:请计算不同暴露水平的 χ^2、OR、OR 的 95%CI,并解释各指标的意义。

问题 2:进行总的 χ^2 检验及 χ^2 趋势检验,并进行合理解释。

实训表 8-7 吸烟量与膀胱癌的关系

组别	吸烟量（支 /d）				
	0	1~	10~	20~	合计
病例	24	10	22	54	110
对照	41	20	23	26	110
合计	65	30	45	80	220

[任务 8-3]

某社区医生进行一项肥胖与糖尿病关系的病例对照研究,为社区内糖尿病病人按 1∶1 比例选择相同年龄、相同文化程度的健康人作对照,研究肥胖和糖尿病的关系,资料整理成实训表 8-8。

问题 1：该研究属于何种设计类型?

问题 2：何为匹配? 匹配的目的是什么?

问题 3：请计算 χ^2、OR、OR 的 95%CI,并解释各指标的意义。

实训表 8-8 肥胖与糖尿病关系的病例对照研究

健康人	糖尿病病人		合计
	肥胖（+）	肥胖（−）	
肥胖（+）	23（a）	27（b）	50
肥胖（−）	48（c）	52（d）	100
合计	71	79	150

（肖焕波）

实训项目九 筛检试验的评价

【实训目标】

1. 能够进行筛检试验评价指标的计算及结果解释。

2. 应用计算器对筛检试验评价指标进行计算。

3. 叙述筛检试验评价指标的意义。

【实训内容】

1. 筛检试验评价指标的计算。

2. 各项评价指标间的相互关系。

3. 筛检试验的阳性截断值对灵敏度、特异度的影响。

4. 预测值与现患率的关系。

5. 联合试验对灵敏度、特异度的影响。

【实训用物】

CASIO 82-TL 计算器或同系列计算器。

【实训要点】

（一）筛检试验的评价

筛检试验评价就是将筛检试验与诊断目标疾病的标准方法,即"金标准",进行同步盲法比较,判定该方法对疾病"诊断"的真实性和价值。具体过程:先确定适宜的"金标准",用"金标准"筛选适量的目标疾病病人（病例组）和非病人（对照组）,然后用待评价的筛检试验方法对上述对象进行同步盲法检测,最后将所获结果与"金标准"诊断结果进行比较,见实训表 9-1,通过计算一系列指标来评价筛检试验。

实训表 9-1 评价某筛检试验的资料整理表

筛检试验	"金标准"		合计
	病例	非病例	
阳性	a（真阳性）	b（假阳性）	$a+b$
阴性	c（假阴性）	d（真阴性）	$c+d$
合计	$a+c$	$b+d$	$a+b+c+d$

对筛检试验的评价主要从试验的真实性、可靠性及收益三个方面进行评价。真实性的评价指标包括灵敏度、特异度、漏诊率、误诊率、约登指数。可靠性评价指标包括变异系数、符合率、Kappa 值。收益的评价可从个体效益和社会效益等方面进行评价,也可采用间接反映筛检试验收益的指标:阳性预测值、阴性预测值。

（二）实训操作示例

[示例 9-1]

某研究者以血清 T4 浓度筛检甲状腺功能低下的病人,结果见实训表 9-2。计算该筛检试验的灵敏度、特异度、假阳性率、假阴性率、约登指数、阳性预测值、阴性预测值,并进行合理的解释。

实训表 9-2 血清 T$_4$ 浓度筛检甲状腺功能低下病人的结果

血清 T$_4$ 浓度 /(nmol·L^{-1})	甲状腺功能低下病人	正常人	合计
阳性（<77）	45（a）	28（b）	73
阴性（≥77）	10（c）	32（d）	42
合计	55	60	115

灵敏度 $= \dfrac{a}{a+c} \times 100\% = 81.82\%$ 指实际患甲状腺功能低下者被筛检试验判断为阳性的可能性是 81.82%。

假阴性率 $= \dfrac{c}{a+c} \times 100\% = 18.18\%$ 指实际患甲状腺功能低下者被筛检试验判断为阴性的可能性是 18.18%,即漏诊率为 18.18%。

特异度 $=\dfrac{d}{b+d}\times100\%=53.33\%$，指实际不患甲状腺功能低下者被筛检试验判断为阴性的可能性是 53.33%。

假阳性率 $=\dfrac{b}{b+d}\times100\%=46.67\%$，指实际不患甲状腺功能低下者被筛检试验判断为阳性的可能性是 46.67%，即误诊率为 46.67%。

约登指数（Youden index）= 灵敏度 + 特异度 −1=35.15%，指采用血清 T_4 浓度的筛检方法发现甲状腺功能低下病人和非病人的总能力为 35.15%。

阳性预测值 $=\dfrac{a}{a+b}\times100\%=61.64\%$，指采用血清 T_4 浓度的筛检方法检测，结果为阳性时患甲状腺功能低下的可能性是 61.64%。

阳性预测值 $=\dfrac{d}{c+d}\times100\%=76.19\%$，指采用血清 T_4 浓度的筛检方法检测，结果为阴性时不患甲状腺功能低下的可能性是 76.19%。

［示例 9-2］

在 1 万人中采用糖尿病筛检试验筛检糖尿病，血糖分界点定在 6.1mmol/L，结果见实训表 9-3。计算该筛检试验的灵敏度、假阴性率、特异度、假阳性率。

实训表 9-3　糖尿病的筛检试验结果（6.1mmol/L）

筛检结果 /（mmol·L⁻¹）	"金标准"		合计
	糖尿病	非糖尿病	
阳性（≥6.1）	34（a）	20（b）	54
阴性（<6.1）	116（c）	9 830（d）	9 946
合计	150	9 850	10 000

灵敏度 $=\dfrac{a}{a+c}\times100\%=22.67\%$ 指实际患糖尿病且被筛检试验判断为阳性的可能性是 22.67%。

假阴性率 $=\dfrac{c}{a+c}\times100\%=77.33\%$ 指实际患糖尿病但被筛检试验判断为阴性的可能性为 77.33%，即漏诊率为 77.33%。

特异度 $=\dfrac{d}{b+d}\times100\%=99.80\%$，指实际不患糖尿病且被筛检试验判断为阴性的可能性是 99.80%。

假阳性率 $=\dfrac{b}{b+d}\times100\%=0.20\%$，指实际不患糖尿病但被筛检试验判断为阳性的可能性为 0.20%，即误诊率为 0.20%。

当上述筛检分界点降低为血糖 5.8mmol/L 时，筛检结果阳性有 164 人，其中有 98 人属于非糖尿病组。筛检分界点定为血糖 5.8mmol/L 时，将筛检试验结果整理成实训表 9-4。用此分界点水平评价该筛检试验的灵敏度和特异度。

灵敏度 $=\dfrac{a}{a+c}\times100\%=44\%$，实际患糖尿病且被筛检试验判断为阳性的可能性是 44%。

假阴性率 $=\dfrac{c}{a+c}\times100\%=56\%$，实际患糖尿病但被筛检试验判断为阴性的可能性为 56%，即漏诊率为 56%。

实训表 9-4　糖尿病的筛检试验结果(5.8mmol/L)

筛检结果 /(mmol·L^{-1})	"金标准"		合计
	糖尿病	非糖尿病	
阳性(≥5.8)	66(a)	98(b)	164
阴性(<5.8)	84(c)	9 752(d)	9 836
合计	150	9 850	10 000

特异度 $= \dfrac{d}{b+d} \times 100\% = 99\%$,实际不患糖尿病且被筛检试验判断为阴性的可能性是 99%。

假阳性率 $= \dfrac{b}{b+d} \times 100\% = 1\%$,实际不患糖尿病但被筛检试验判断为阳性的可能性为 1%,即误诊率为 1%。

随着筛检试验的分界点降低,灵敏度增大,特异度减小,假阳性率增加,假阴性率减小,即误诊率增加,漏诊率减小。

【实训任务】

[任务 9-1]

CA19-9(19-9 糖原决定簇)为一种无损伤的非侵入性的胰腺癌筛检方法,为评价此法的真实性,使用该方法同时检测了 55 例经病理确诊的胰腺癌病人和 58 例非胰腺癌的人,结果如实训表 9-5。

问题 1:计算 CA19-9 筛检试验的灵敏度、特异度、假阳性率、假阴性率、约登指数,并进行合理的解释。

问题 2:计算 CA19-9 筛检试验的阳性预测值和阴性预测值,并进行合理的解释。

实训表 9-5　CA19-9 筛检胰腺癌的结果

CA19-9	胰腺癌病人	非胰腺癌人群	合计
阳性(≥75U)	47	10	57
阴性(<75U)	8	48	56
合计	55	58	113

[任务 9-2]

CA19-9 在人群中的分布为一连续分布。实训图 9-1 为 CA19-9 在胰腺癌和非胰腺癌人群的分布示意图,若使用 CA19-9 在人群中进行筛检。

问题 1:为使灵敏度最高,筛检阳性截断值应取多少? 此时该试验的灵敏度是多少? 假阴性率是多少?

问题 2:为使特异度最高,筛检阳性截断值应取多少? 此时该试验的特异度是多少? 假阳性率是多少?

问题 3:已知青光眼人群和正常人群的眼内压的分布与 CA19-9 的分布图相似,若同时使用此两种方法在人群中筛检这两种疾病,在选取标准时是否相同? 为什么?

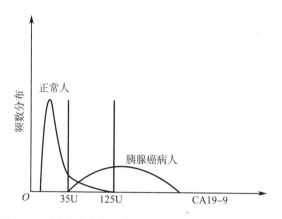

实训图 9-1　胰腺癌病人和非胰腺癌人群 CA19-9 分布示意图

[任务 9-3]

当使用 CA19-9 筛检胰腺癌时,采用不同的筛检标准得到的灵敏度和特异度不一样,二者的关系见实训表 9-6。已知甲地区人口为 10 万人,胰腺癌患病率为 30/10 万;乙地区人口也为 10 万,其胰腺癌患病率为 15/10 万。现如果分别取 CA19-9 筛检标准≥37U 和≥75U 作为阳性截断值,同时在这两个地区进行胰腺癌筛检。

实训表 9-6　不同筛检标准测得 CA19-9 的灵敏度和特异度

CA19-9	灵敏度 /%	特异度 /%
≥37U	98.1	76.0
≥75U	85.5	82.8
≥120U	80.0	86.2

问题 1:请将预期筛检结果填入实训表 9-7。

问题 2:根据上述结果,说明预测值与患病率有何关系?

实训表 9-7　两地区胰腺癌预期筛检结果

诊断标准	现患率	阳性预测值	阴性预测值
≥37U	30/10 万		
≥37U	15/10 万		
≥75U	30/10 万		
≥75U	15/10 万		

[任务 9-4]

某学者同时使用 CA19-9 和 B 超联合检测胰腺癌和非胰腺癌人群,结果如实训表 9-8。

问题 1:分别计算各单项试验及并联试验和串联试验的灵敏度、特异度?

问题 2:与各单项试验比较,联合试验的灵敏度、特异度有何变化?

实训表 9-8　CA19-9 和 B 超联合检测胰腺癌和非胰腺癌人群结果

CA19-9	B 超	胰腺癌	非胰腺癌
+	−	3	4
+	+	44	6
−	+	5	23
−	−	3	25

（肖焕波）

实训项目十　突发公共卫生事件案例讨论

【实训目标】

1. 能够正确理解突发公共卫生事件特征并初步判断其发生。
2. 应用突发公共卫生事件应急处理原则和方法，对现场采取应急控制措施。
3. 叙述突发公共卫生事件概念、分类及报告程序。

【实训内容】

1. 突发公共卫生事件的发现与报告。
2. 突发公共卫生事件的调查处理。
3. 标本采集及个人防护。

【实训用物】

防护用品、标本采集箱、电脑等。

【实训要点】

（一）突发公共卫生事件报告

突发公共卫生事件监测机构、医疗卫生机构及有关单位发现突发公共卫生事件后，应在 2h 内向所在地区县（区）级人民政府的卫生行政部门报告。

（二）现场流行病学调查

暴发疫情、突发公共卫生事件以及原因不明的严重疾病，均应快速、及时的开展现场流行病学调查，以明确病因或事件原因，确定事件性质，采取相应的防控措施。

（三）事件分析与假设论证

对现场调查资料进行分析，计算潜伏期，描述相关特征，开展病例对照研究，确定暴露因素。

（四）实验室检测验证

在现场调查的同时应根据病因假设采集各种样品标本。传染病暴发时，应先采集病人标本后用药治疗，环境标本应在消毒前采样。现场采集的标本应严格无菌操作，防止标本污染，并及时送实验室进行检测，证实、验证流行病学假设。

（五）控制措施落实

调查与实施防治措施要紧密结合,做到边调查、边分析、边采取措施,并不断地对防治措施进行补充和修订,以便及时控制疫情,防止疾病继续蔓延或事件危害扩散;积极隔离治疗病人,做好个人防护和环境消毒处理,防止院内感染;对密切接触者采取集中或自我医学观察措施。

2005 年 6—8 月某市一起暴发疫情:

1. 疾病发现与报告　2005 年 7 月 11—12 日,某市某区疾病预防控制中心（CDC）2 次接到某市第三人民医院报告,该院连续收治 2 名疑似流行性出血热病人,但流行病学不支持。某区 CDC 在实施调查中,第 2 例病人死亡。进一步调查结果显示:6 月下旬以来,某市相继发生了多例以急性起病、高热,伴有头痛等全身中毒症状,重者出现中毒性休克、脑膜炎为主要临床表现的病例。7 月 16 日,某市某区 CDC 通过《全国传染病与突发性公共卫生事件报告系统》紧急报告当地发生不明原因疾病,发病 5 例,死亡 4 例。

2. 暴发调查

（1）三间分布

1）地区分布:发病区域相对集中,主要发生在某市。疫情呈散发,相互间没有明显联系,所有疫情均发生在农村、地处偏远、经济条件较差的地区。

2）人群分布:所有病例均急起发病,病程短,病死率高,病例均有私自宰杀、加工病死猪的病史。

3）时间分布:发病主要集中在 6 月、7 月。6 月、7 月、8 月疫情区域的气候属湿热多雨季节,其中疫情最严重的某市某区温度较去年同期高近 2℃,湿度高约 2%~5%。

（2）暴露时间:按病例发病前 1 周内第一次暴露于病死猪（羊）的时间与发病时间的间隔估算潜伏期,计算最短潜伏期为 2h,最长为 13d,平均潜伏期为 2~6d。

（3）未发现病例之间有明确的接触史,病例也没有其他明显的动物、食物和水源等共同暴露史,且病例的密切接触者和家庭成员中未发现二代病例,无证据表明该病能在人与人间传播。病例发生前,当地农村有病（死）猪的情况,且有证据表明当地猪群中存在链球菌感染疫情。

3. 实验室检查　病例的全血、脾标本获得纯培养的猪链球菌,分离菌株经形态学、生化反应、猪链球菌特异毒力基因等方法鉴定后符合猪链球菌 2 型的特征。病人发病前接触的猪和当地病死猪中同样分离到猪链球菌。

4. 疫情确定　根据病例的临床表现、流行病学调查和实验室检测结果,初步判断此次疫情为一起人 - 猪链球菌病暴发。主要依据:病例的潜伏期、主要临床症状、体征和临床实验室检测符合文献报道的人 - 猪链球菌感染后的普通型、中毒性休克综合征型和脑膜炎型的临床表现;病例发病前有病死猪的接触史;当地猪群中存在链球菌感染疫情。

5. 疫情控制　发生猪链球菌病疫情后,卫生部门、农业部门高度重视,密切配合,及时研究、部署各项防控措施,协助某市开展防控工作。某市迅速行动,启动应急机制,按照应急预案,全面落实防控措施,有效控制了疫情扩散和蔓延。具体措施:对死猪（羊）进行焚烧、掩埋等无害化处理;封锁疫区,严格人员、车辆进出,严禁从疫区调出生猪及其产品;疫区对生猪实行预防性治疗,对疫区及周围进行严格消毒;对相关市（县）畜禽健康状况进行全面普查,开展流行病学调查;对群众进行广泛宣传,印发防疫宣传材料,防止宰杀和食用病死猪;积极隔离治疗病人,提高病人治愈率;对密切接触者进行医学观察;做好个人防护和环境消毒处理,防止院内感染发生。临床治疗包括一般治疗（吸氧、退热等）、病原治疗（早期、足量使用抗生素,使用三代头孢菌素治疗)、抗休克治疗、DIC 治疗等。截至 8 月 20 日,某市累计报告人感染猪链球菌病例 204 例,死亡 38 例。首发病例时间为 6 月 24 日,最后 1 例发病为 8 月 4 日,人间疫情持续 40d。

【实训任务】

病人,女,12 岁,汉族,系初中一年级学生。该女孩于 10 月 8 日无明显诱因开始出现发热、咽痛症状;10 月 12 日到镇中心卫生院门诊就诊(体温 39℃),10 月 13 日住院治疗,拟诊"重症肺炎",给予抗感染等治疗 2d;10 月 15 日病情加重,出现腹痛、腹泻症状,大便呈黑褐色稀便,精神反应差,镇中心卫生院建议转上级医院进一步治疗。10 月 16 日转入省医院。入院诊断:重症肺炎并 ARDS、中枢神经系统感染、消化道出血、败血症、感染性休克(早期)。10 月 17 日 8:00 该女孩死亡。

该女孩的弟弟 10 月 10 日也出现发热、轻咳症状;在镇中心卫生院门诊就诊,服药 2d 症状好转,未继续治疗,后病情加重,但无呕吐、腹痛和腹泻等症。因其姐已病故,男孩家长直接将其送往省医院进行救治。

后来根据流行病学调查(两人发病前 1 周内有病死禽接触史)、临床表现及实验室检查结果,由专家组诊断为人感染高致病性禽流感 H5N1 确诊病例。

问题 1:该案例是否属于突发公共卫生事件?

问题 2:针对 2 例病例,省医院要进行报告吗?

问题 3:鉴于上述情况,省医院(接诊医生)应该开展哪些工作?

问题 4:医务工作者应该采取何种措施进行个人防护?

(张志友)

下篇 学习指导

绪 论

【学习要点】

1. 预防医学的定义、特点、内容、意义。
2. 现代健康观、健康决定因素及健康生态学模型。
3. 疾病自然史与预防机会和三级预防策略。
4. 预防医学的作用与贡献。
5. 学习预防医学的意义和目的。

【内容要点】

[教材知识点]

（一）预防医学概述

1. 概念 预防医学（preventive medicine）是医学的一门综合性应用学科,以人群为主要研究对象,采用现代科学技术和方法,分析健康与疾病在人群中的分布,研究不同环境因素对人群健康和疾病的影响及其作用规律,提出改善和利用环境因素、改变不良行为生活方式、减少危险因素、合理利用卫生资源的策略与措施,以达到预防疾病、促进健康、防止伤残和延长寿命的目的。公共卫生是以预防医学的观念、理论和技能为基础,针对疾病预防、健康促进而采取的社会性实践的总称。

2. 预防医学的研究方法 主要有调查研究法、实验研究法和临床观察法。其中调查研究和实验研究是预防医学的两类基本研究方法。宏观研究方法指针对人群的调查研究和实验研究（现场试验）;微观研究方法指整体或离体动物试验研究（实验室试验）。

3. 预防医学的研究内容 分析疾病分布与健康水平的动态变化;研究环境因素对健康的影响;制订预防疾病、促进健康的策略和措施;探讨卫生保健与疾病防治的组织和管理方法。

4. 预防医学的特点 ①工作对象包括个体和确定的群体,病人和健康人,但更侧重于健康人群和无症状病人。②研究方法注重微观和宏观相结合,但更侧重于健康影响因素与人群健康关系的研究。③预防工作贯穿于疾病发生、发展的全过程,但更侧重于疾病发生前的预防与健康促进。④采取的对策具有更为积极的预防作用及更大的人群健康效益。

（二）健康及其影响因素

1. 现代健康观 健康是躯体、心理和社会适应的完好状态,而不仅仅是没有疾病和虚弱。健康是日常生活的资源,而不是生活的目标。健康是一个积极的概念,它不仅是个人身体素质的体现,也是社会和个人的资源。为了达到身心健康和较好地适应社会的完美状态,每一个人都必须有能力去认识和实现这些愿望,努力满足需求和改善环境。健康的定义,包含了健康是什么（它的组成）和健康是做什么的（它的作用）的两个方面。健康不应只是拥有较长的寿命,还应该有更好的生命质量;健康的维护不应只靠医生与药物,而应该主要依赖于自我保健与预防措施及健康管理。

2. 健康的主要决定因素　①环境因素,包括自然环境因素、社会环境因素、心理环境因素。②生活方式,包括消费类型、生活危害、职业危害。③卫生服务,包括疾病的预防、治疗、康复。④人类生物学因素,包括遗传、成熟老化、复合内因。在此基础上,目前对社会经济环境、物质环境、个人因素和卫生服务又进一步细分和强调。

3. 健康生态学模型　分为5层。核心层是先天的个体特质;第二层是个体的行为特点;第三层是社会、家庭和社区的人际网络;第四层是生活与工作条件;最外一层是宏观层面。强调健康是个体因素、卫生服务、环境因素之间相互依赖、相互作用和相互制约的结果,指导预防医学和公共卫生实践的重要理论模型。

(三)三级预防策略

1. 疾病自然史及其各阶段　疾病自然史指疾病从发生、发展到结局的全过程。按照时间顺序、有无临床症状和体征可分为五个阶段。①健康期。②病理发生期,也称为生物学改变期。③临床前期,从疾病发生到出现最初的症状或体征。④临床期,出现形态结构或功能的明显异常,表现出典型的临床症状。⑤结局,疾病可以发展为痊愈、缓解、伤残或死亡等不同结局。在疾病自然史的不同阶段,通过有效的早期诊断、预防和治疗措施可以改变疾病的自然史直至向健康转归。

2. 三级预防　指根据疾病自然史及健康决定因素的特点,把疾病的预防分为三级。三级预防的特点是把预防的概念融入疾病发生发展的全过程、扩大到人生的全过程,把临床医疗工作与预防工作紧密结合,并且导向预防为主的方向。

(1)第一级预防:针对健康人或处于生物学改变期的病人采取的控制和消除健康危险因素、减少接触有害因素的预防措施,其目标是降低疾病或健康问题的发生率。

(2)第二级预防:针对临床症状或体征不明显的病人采取早期发现、早期诊断、早期治疗的预防措施,其目标是控制或延缓疾病发展,促使病变逆转,缩短病程或防止转为慢性及病原携带状态,降低现患率。

(3)第三级预防:针对已患病者采取的适时、有效的治疗和康复措施,其目标是预防并发症和残障,防止病情恶化,降低病死率。

3. 全人群策略与高危人群策略

(1)全人群策略:指针对影响整个人群的健康危险因素,尤其是病因链上远端的那些因素进行干预来降低整个人群疾病的风险。它是以公共卫生思维为导向实现第一级预防的策略。全人群策略需要借助一些政策的、法律的、经济的、环境的手段,从根本上去除影响个体采取健康行为的障碍,推动整个人群行为规范的改变。

(2)高危人群策略:指对疾病高风险的个体采取预防干预措施来降低其未来发病的风险。它是以临床思维为导向实现第一级预防的策略,通过对未来发病风险高的一小部分个体,对致病危险因素采取有针对性的措施。

开展一级预防常采取双向策略,即把全人群策略和高危人群策略结合起来,二者相互补充,可以提高预防效率。

(四)循证医学及其作用

1. 概念　循证医学(evidence-based medicine)是把最佳研究证据与临床专业技能和病人的价值整合在一起的医学,是研究通过科学的方法获得和利用最充分的证据并作出最佳医学实践决策的一门科学。

2. 应用　①临床决策,主要是诊断和治疗,如病因学研究、诊断试验、治疗试验、预后研究、卫生经济学研究。②药物研究,评价药物的疗效,指导药物的更新、开发和利用。③医疗卫生行政决策。④管理医疗,制订规范性的基本医疗措施方案。

3. 循证医学实践的基础　临床医生的参与、病人的参与和可靠的信息来源。

4. 临床医生循证的途径　①自己和同事的经验。②教科书和杂志。③学术会议的信息。④文献综述。⑤系统评价。⑥定期更新的电子系统评价。

（五）预防医学的作用与贡献

1. 预防是解决健康问题的根本性对策。

2. 预防是实现医学目的最优先考虑的要素。

3. 预防是最经济最有效的健康策略。

4. 预防为主始终是我国卫生工作方针的核心内容。

5. 预防是实现国民健康最主要的保障。

（六）预防医学的发展趋势

1. 学科发展表现为分化与综合相结合,各学科(包括人文学科等非医学学科)的交叉综合成为主导方向,特别是预防医学与临床医学、基础医学相结合。

2. 研究躯体性疾病预防的同时,重视心理、精神和行为因素对健康影响的研究。

3. 环境与健康问题将成为预防医学研究的热点。

4. 预防与保健相结合,推行预防保健、医疗康复一体的社区卫生服务,以达到促进健康、提高生活质量和人群素质的目的。

5. 医学预防与社会预防相结合,并逐渐向社会预防为主的方向发展,以适应医学模式的转变。

6. 研究方法上现场研究与实验室研究相结合、分子生物学与生物技术的发展和应用,将推动预防医学研究的全面发展。

7. 以证据为基础的精准医学对新时代预防医学的发展提出了战略需求,精准预防成为精准医学的核心内容之一。

（七）医学生学习预防医学的目的

树立预防为主、大卫生、大健康和群体的观念,学习预防医学的思维方法,运用预防医学的基本理论和技能,开展医疗保健和健康管理服务工作,从以治病为中心向以健康为中心转变;在临床场所能敏锐地察觉和报告公共卫生问题,能提供个体化的健康维护计划,能与公共卫生人员一起促进社区人群健康;掌握影响疾病与健康的各种环境因素,充分认识改善和控制环境因素是预防疾病、促进健康、提高生命质量的重要措施;完整地认识现代医学的目标,培养良好的医德,为病人提供最佳的服务;为进一步接受继续医学教育奠定基础。只有强化预防医学观念,坚持以预防为先导的服务原则,采取公共卫生与临床预防医学相结合的方法和策略,走群体预防和个体保健相结合之路,毕业后才能成为一名合格的复合型基层医务工作者。

［本章重点与难点］

1. 预防医学的定义、内容、特点。

2. 现代健康观、健康决定因素及健康生态学模型。

3. 疾病自然史与预防机会,三级预防策略。

4. 循证医学的基本概念及其在预防决策中的运用。

5. 学习预防医学的意义和目的。

【复习题】

（一）选择题

A1 型题

1. 预防医学的研究对象是

    A. 病人　　　　　　　　B. 健康人　　　　　　　　C. 个体

    D. 确定的群体　　　　　E. 个体和确定的群体

2. 预防医学的研究内容,**不包括**

    A. 分析疾病分布与健康水平的动态变化

    B. 分析疾病分布并制订治疗方案

    C. 研究与制订预防疾病、促进健康的策略和措施

    D. 探讨卫生保健与疾病防治的组织和管理方法

    E. 研究环境因素对健康的影响

3. 关于预防医学的研究方法,**错误**的是

    A. 调查研究方法、实验研究方法、临床观察方法

    B. 实验研究方法包括现场试验与实验室试验

    C. 宏观研究方法与微观研究方法相结合

    D. 使用实验动物的整体或离体实验(实验室试验)称为微观研究

    E. 临床观察、实验动物的整体实验称为宏观研究

4. 关于预防医学特点的叙述,正确的是

    A. 工作对象侧重于病人　　　　　　B. 工作方法侧重于微观研究

    C. 采取的对策更利于治愈疾病　　　D. 采取的对策更具有积极的预防作用

    E. 侧重于疾病发生后的康复

5. 既属于第一级预防,也属于第三级预防的是

    A. 治理环境污染　　　　　　　　　B. 禁止在公共场所吸烟

    C. 体力活动促进　　　　　　　　　D. 高血压管理

    E. 脑卒中病人的康复训练

6. 属于第二级预防的是

    A. 开展宣传教育,提高防病知识以及自我检查

    B. 做好妇女保健、儿童保健、老年保健

    C. 做好婚前检查和优生优育工作

    D. 切断性传播疾病的传播途径

    E. 保护环境,防止污染

7. 疾病类型不同,三级预防策略亦有所不同。在采取第一级预防的同时,还应兼顾第二级和第三级预防的疾病是

    A. 细菌性痢疾　　　　　B. 恶性肿瘤　　　　　　　C. 食物中毒

    D. 职业中毒　　　　　　E. 营养缺乏病

8. 健康观指人们对健康的看法。关于现代健康观内涵的叙述,**错误**的是

    A. 主要依赖于自我保健与预防措施

    B. 主要依赖于医生与药物

C. 人力资源的组成部分

D. 健康权是与每个人密切相关的、实实在在的人权

E. 不仅长寿,而且有更好的生命质量

9. 物质环境因素对健康的影响按照有害物质的性质分为

A. 空气、水、土壤、食物

B. 自然环境因素、社会环境因素、心理环境因素

C. 生物因素、化学因素、物理因素

D. 工业污染、农业污染

E. 生活危害因素、职业危害因素

10. 健康权指

A. 人人享有可能达到的一般标准的躯体健康和精神健康的权利

B. 人人享有可能达到的最低标准的躯体健康和精神健康的权利

C. 人人享有可能达到的最高标准的躯体健康和精神健康的权利

D. 保证他人享有可能达到的最低标准的躯体健康和精神健康的权利

E. 保证他人享有可能达到的最高标准的躯体健康和精神健康的权利

11. 通过三级预防可以改变疾病的自然史直至向健康转归。但疾病自然史的各个阶段**不包括**

A. 病理发生前期   B. 病理发生期   C. 临床前期

D. 临床期   E. 结局

12. 循证医学是研究通过科学的方法获得和利用最充分的证据并作出最佳医学实践决策的一门科学。叙述正确的是

A. 科学的方法主要指流行病学方法和临床观察方法

B. 最充分的证据指传统的、经验的证据

C. 最佳决策是科学方法与充分证据的结合

D. 把最佳研究证据与临床专业技能和病人的价值整合在一起

E. 最大特点是以经验证据为基础开展医学实践活动

13. 循证医学实践中,寻求证据的最常用和最有效的一种方法是

A. 教科书和杂志   B. 学术会议的信息   C. 文献综述

D. 系统评价   E. 专家的经验总结

14. 开展循证医学实践应具有的三个要素是

A. 医生、病人和证据   B. 医生、教科书和杂志

C. 病人、教科书和杂志   D. 教科书、系统评价和证据

E. 专家、病人和证据

15. 循证医学时代的医生应具备的条件,**不包括**

A. 具有医学理论知识和临床专业技能

B. 在临床场所能按照教科书去诊治病人

C. 掌握医学科学研究方法,解决临床疑难问题,为开展循证医学提供可靠证据

D. 能够利用现代信息技术,及时获取最佳研究成果,并应用于临床实践

E. 具有高尚的职业道德,不断进取,为病人提供最佳服务

16. "五星级"医生应具备五个方面的能力,但应除外

A. 能根据病人预防、治疗和康复的总体需要提供卫生服务

B. 能从伦理、费用与病人等方面综合考虑,合理选择各种诊疗新技术

C. 能承担健康教育的任务,有效地促进个体和群体的健康

D. 能从医院与职工收入方面考虑采用各种诊疗新技术

E. 能根据卫生保健的需求作出合适的反应及参与卫生决策

17. 健康的定义是

A. 无病就是健康

B. 身体各器官结构完好,功能正常

C. 身体强壮,精神饱满

D. 没有疾病,身体不虚弱

E. 躯体、心理和社会适应的完好状态,而不仅仅是没有疾病和虚弱

18. 预防医学的主线是

A. 环境—人类　　　　B. 环境—生物　　　　C. 环境—健康

D. 环境—生物—健康　　E. 环境—人群—健康

19. **不是**预防医学区别于临床医学的特点的是

A. 具有比临床医学更大的人群健康效益

B. 更着重于护理和康复

C. 以环境—人群—健康为研究重点

D. 研究对象包括个体和群体

E. 研究方法上注重宏观与微观相结合

20. 预防并发症和伤残工作属于

A. 零级预防　　　　B. 第一级预防　　　　C. 第二级预防

D. 第三级预防　　　E. 综合预防

A2 型题

1. Bruhn 等对宾夕法尼亚州意大利人聚集的一个小镇进行了研究,发现这个小镇的死亡率比邻镇的死亡率低。其研究结论:该小镇人群良好的健康主要是由于他们有紧密联系的社会关系,与其互助精神有关。导致该小镇人群健康状况比较好的这些因素属于

A. 政治因素　　　　B. 经济因素　　　　C. 文化因素

D. 社会网络因素　　E. 受教育水平因素

2. 某种新药治疗流行性乙型脑炎病人 100 例,95 例治愈。得出结论:该药治愈率为 95%。从循证医学的角度,该药是否可以在临床推广

A. 可以

B. 需进行临床适用性评价

C. 不可以,该实验证据的真实性难以保证

D. 不可以,应先进行副作用研究

E. 不可以,应先进行 Meta 分析

B 型题

(1~2 题共用备选答案)

A. 传染病

B. 多发病

C. 地方病

　　D. 急性病

　　E. 慢性病

1. 第一次卫生革命的主要任务是预防

2. 第二次卫生革命的主要任务是预防

（3~5 题共用备选答案）

　　A. 降低疾病或健康问题的发生率

　　B. 提高公众的健康意识和自我保健能力

　　C. 降低病死率

　　D. 培养良好的健康行为和生活方式

　　E. 降低现患率

3. 第一级预防的目标是

4. 第二级预防的目标是

5. 第三级预防的目标是

（6~8 题共用备选答案）

　　A. 颁布《中华人民共和国食品安全法》

　　B. 乳腺癌的筛检

　　C. 通过国境卫生检疫防止黄热病的传入

　　D. 脑卒中病人的康复训练

　　E. 扩大免疫规划

6. 属于第一级预防的是

7. 属于第二级预防的是

8. 属于第三级预防的是

（二）思考题

1. 试述预防医学的内容及其特点。

2. 如何理解现代健康观？健康的影响因素包括哪些方面？

3. 举例说明三级预防策略的实施原则。

4. 循证医学主要应用于哪些方面？

5. 医学生为什么要学习预防医学？

【参考答案】

（一）选择题

A1 型题

1. E　　2. B　　3. E　　4. D　　5. D　　6. A　　7. B　　8. B　　9. C　　10. C

11. A　　12. D　　13. D　　14. A　　15. B　　16. D　　17. E　　18. E　　19. B　　20. D

A2 型题

1. D　　2. E

B 型题

1. A　　2. E　　3. A　　4. E　　5. C　　6. E　　7. B　　8. D

（二）思考题（略）

（刘明清）

第一章　环 境 卫 生

【学习要点】

1. 人类与环境关系的指导意义。
2. 环境与环境污染的概念、环境污染对健康的危害、环境保护的基本措施。
3. 常见生物地球化学性疾病。
4. 介水传染病的特点、水源选择与卫生防护、饮用水的常用消毒方法。
5. 土壤污染的来源及其健康危害，粪便和垃圾无害化处理。
6. 室内空气污染的来源及其健康危害、预防控制措施。

【内容要点】

[教材知识点]

（一）环境卫生概述

1. 人与环境

（1）环境的概念及分类

1）环境（environment）的概念：环境指环绕于地球上的人类空间以及其中直接、间接影响人类生活和发展的各种物质因素和非物质因素的总体。WHO 公共卫生专家委员会对环境定义：在特定时刻由物理、化学、生物及社会各种因素构成的整体状态，这些因素可能对生命机体或人类活动直接、间接地产生现时或远期作用。

环境卫生是以人类及其周围的环境为对象，阐明环境因素对人群健康影响的发生与发展规律，并通过识别、评价、利用或控制与人群健康有关的环境因素，达到保护和促进人群健康的目的。

2）环境的分类：按环境的组成要素将环境分为自然环境和社会环境。自然环境又分为原生环境和次生环境。由于地质环境中某些元素分布不均匀，造成一些地区水和土壤中某些元素过多（如氟过多引起氟中毒）或过少（如碘缺乏引起甲状腺肿、克汀病），称为生物地球化学性疾病，又称为地方病。社会环境由社会的政治、经济、文化、教育、人口、风俗习惯等社会因素构成；它是环境中的各种非物质因素。

（2）环境的组成因素：生物因素、化学因素、物理因素和社会心理因素。

（3）生态系统和生态平衡：①生态系统指在一定的空间范围内，由生物群落（包括微生物、动物、植物和人类等）与非生物环境（包括空气、水、土壤、阳光等）所组成的生物环境体系。②食物链指一种生物以另一种生物作为食物，后者再被第三种生物作为食物，彼此以食物联接起来的锁链关系。③生态平衡指生态系统中的各个生物群落的数量、结构与功能处于相对稳定、相互适应、相互协调的状态。生态平衡是生物生存、活动和繁衍得以正常进行的基础。生态平衡是一种动态平衡，总是处于平衡—不平衡—新平衡之中。

（4）人与环境的关系：①人与环境在物质上的统一性。②人类对环境的适应能力。③人对环境改造的主观能动作用。

2. 环境污染及其对健康的影响

（1）环境污染的概念：环境污染指由于人为的或自然的原因，进入环境的污染物的量超过了环境的自净能力,使环境的组成与性质发生改变,扰乱了生态平衡,直接或间接影响到人体健康,称为环境污染。

严重的环境污染对居民健康以及生态平衡造成严重影响的情况,称为公害。由环境污染引起,并由政府认定的地区性环境污染性疾病,称为公害病。

环境污染物指进入环境并引起环境污染或环境破坏的物质。对环境污染物可有不同的分类方法。环境污染物按属性分类:化学性污染物、生物性污染物、物理性污染物;按形成过程分类:一次污染物、二次污染物;按环境污染的来源分类:生产性污染、生活性污染、交通性污染、其他污染。

（2）环境污染物的转归:分布或迁移、生物转化、生物富集、自净作用。

（3）环境有害因素对健康的影响

1）环境污染对健康影响的特点:广泛性、复杂性、多样性、长期性。

2）环境污染对健康的危害

急性危害:环境污染物在短时间内大量进入环境,可使暴露人群在较短时间内出现不良反应、急性中毒甚至死亡。其包括重大的大气污染烟雾事件,重大的生产事故,生物因素引起的重大传染病疫情。

慢性危害:环境污染物长时间、低浓度反复作用于机体引起慢性疾病(如发生在日本的公害病)、非特异性影响、持续性蓄积危害。

远期危害:环境污染对人类更为严重的危害是其潜伏期长,能影响人类当代且殃及其子孙后代的健康,具有致癌作用、致畸作用、致突变作用。

间接危害:温室效应、臭氧层破坏、酸雨。

3）环境污染的健康效应:环境污染物作用于机体引起的生理、生化和病理效应是连续的、渐进的过程。人群健康效应谱从弱到强可分为5级。①污染物在体内负荷增加,但不引起生理功能和生化代谢的变化。②出现生理代偿性、非病理学改变的某些生理功能和生化代谢变化。③某些生化代谢或生理功能出现异常改变,机体处于病理性的代偿和调节状态,无明显临床症状和体征。④机体功能失调,出现临床症状,成为疾病。⑤出现严重中毒,导致死亡。研究生理、生化改变的早期敏感的生物学标志物,可以早期发现环境污染潜在的健康效应,及时加以控制。生物标志物是存在于机体的生物材料中,能特定地显示机体对环境污染物的暴露或早期损害情况的指示物。

WHO对生物标志物定义为"反映生物系统与环境中化学、物理或生物因素之间相互作用的任何测定指标",并将生物标志物分为接触性生物标志物、效应性生物标志物、易感性生物标志物。

影响污染物健康效应的因素有污染物因素(理化性质、作用剂量、作用时间)、机体因素(健康状况、生理状况、遗传因素、营养条件)、环境因素。

3. 环境污染的预防与控制　①减少工业"三废"的污染。工业企业合理布局,改革生产工艺、综合利用,净化处理,完善绿化系统。新建、扩建、改建的企业要将防治"三废"污染的工程项目和主体工程同时设计、同时施工、同时投产。②控制生活性污染。③预防农业污染。④加强环境立法,强化环境管理和监督。⑤开展环境教育,提高全民环保意识。

（二）常见生物地球化学性疾病

生物地球化学性疾病概念:由于地壳表面化学元素分布不均衡,水和/或土壤中某些元素过多或过少,使当地居民通过饮水、食物等途径摄入这些元素过多或过少,引起某些特异性疾病称为生物地球化学性疾病,又称为化学元素性地方病。

生物地球化学性疾病的特点:①有明显的地区性。②与地质环境中某种化学元素之间有明显的剂量-反应关系。③与人群对某种化学元素的总摄入量之间存在摄入量-反应关系。我国常见的生物地球化学性疾病有碘缺乏病、地方性氟中毒和地方性砷中毒等。

1. 碘缺乏病(iodine deficiency disorder, IDD):指机体从胚胎发育至成人期,由于碘摄入不足而引起的一系列病症,包括地方性甲状腺肿、地方性克汀病、智力障碍、生殖功能障碍等。碘缺乏病是世界上流行最广泛的一种地球化学性地方性疾病。碘缺乏对人类的最大危害是造成下一代不同程度的脑发育障碍。

(1)地方性甲状腺肿:是居住在特定地理环境下的居民,长期通过饮水、食物摄入低于生理需要量或过量的碘,引起的以甲状腺肿大为主要临床体征的生物地球化学性疾病。一般有山区患病率高于平原,内陆高于沿海,农村高于城市的流行规律。在儿童时期开始发生,青春发育期发病率急剧升高,40岁以后逐渐下降。女性患病率一般高于男性。

1)发病原因:碘缺乏是地方性甲状腺肿的主要原因;促甲状腺肿物质;碘过多;膳食原因;其他原因如环境中化学元素不平衡。

2)临床表现:起病缓慢,早期仅见甲状腺轻度肿大,多为弥漫性,一般无明显症状。严重者由于肿大的甲状腺压迫气管和食管可出现气短、呼吸困难、声音嘶哑或吞咽困难等。甲状腺功能基本正常,但有的病人由于甲状腺代偿功能不足出现甲状腺功能减低的症状。

3)诊断、分度和分型:可用触诊法与B超进行诊断,以B超的诊断结果为准。甲状腺肿分为0度、1度、2度,或者弥漫型、结节型、混合型。

(2)地方性克汀病:是由于胚胎发育期和出生后早期严重缺碘造成的,以智力障碍为主要特征的神经综合征,又称之为地方性呆小病。患儿有不同程度的智力低下、体格矮小、听力障碍、神经运动障碍及不同程度的甲状腺功能低下和甲状腺肿,可概括为呆、小、聋、哑、瘫。

地方性克汀病临床上分为3型:①神经型,以明显的智力低下、聋哑和下肢痉挛性瘫痪为特点,大部分病人属此型。②黏肿型,以甲状腺功能低下为主,表现为黏液性水肿,皮肤干、粗糙、弹性差,毛发稀少、干脆,克汀病外貌(如傻笑、眼距宽、鼻梁塌等),体格矮小或侏儒、性发育障碍。③混合型。

(3)碘缺乏病的预防措施:长期坚持补碘措施是持续改善人群碘营养状况的唯一有效途径,是防治碘缺乏病的根本措施。

补碘措施:①碘盐法。食盐加碘是预防碘缺乏病的首选方法。碘盐应注意严密包装、防潮、防晒,低温、避光保存,以防止碘的挥发损失。②碘油法。碘油为碘盐的临时性替代措施或应急性措施,主要用于暂时还不能供应碘盐或碘盐尚不合格的中、重度病区。③富含碘食物。提倡食用碘化面包、碘化软水及加工的富碘海带、海鱼、紫菜等海产品。补碘时必须注意:过度补碘在某些地区可引发碘中毒、高碘性甲状腺肿,增加人群甲状腺功能亢进或低下等的发病率;也并非全民都应食用碘盐,高碘地区需供应无碘盐。

2. 地方性氟中毒 是由于环境中氟元素含量过高,生活在该地区的居民长期摄入过量氟所引起的以氟斑牙和氟骨症为临床特征的一种慢性全身性疾病,亦称地方性氟病。长期摄入过量氟是发生本病的主要原因。

我国地方性氟中毒可分为饮水型、燃煤污染型、饮茶型。影响地方性氟中毒的流行因素有氟摄入量过高、营养状况、饮水的化学成分、地理环境及生活方式。地方性氟中毒的发病机制目前仍有不同认识,尚未完全阐明。

临床表现:①氟斑牙是最早出现的体征,可分为白垩型、着色型、缺损型。②氟骨症以颈、腰、四肢大关节疼痛及肢体变形和运动功能障碍为主要表现。发病缓慢,骨和关节疼痛表现为持续性休息痛,多为酸痛,无游走性,不受季节、气候变化影响。严重者关节活动受限、肢体变形、弯腰驼背、行走困难,最后出现关节僵直、全身瘫痪。临床分为Ⅰ度、Ⅱ度和Ⅲ度。

地方性氟中毒尚无特殊治疗方法。目前主要采用减少氟的摄入量和吸收量,促进氟排出和增强机体抗病能力等办法治疗。一般治疗方法有推广平衡膳食、药物治疗、氟斑牙治疗、氟骨症治疗。控制氟的来源和减少摄氟量是预防地方性氟中毒的根本措施,可采用改水降氟、改灶降氟、降低砖茶中的含氟量等措施,还需采取综合措施。

(三)饮用水卫生

1. 饮用水与健康

(1)水的主要功能:①构成细胞和体液的重要成分。②参与人体内新陈代谢。③调节体温。④润滑作用,成人每日生理需水量为2.5~3L。

(2)水质不良的危害:根据 WHO 的调查,人类所患疾病的 80% 与饮水有关。如可引起介水传染病(介水传染病的流行特点)、化学性中毒、其他危害。水体受含氮、磷的生活污水污染,可造成湖泊等的富营养化,引起饮用水感官性状恶化及藻类大量繁殖,并产生藻毒素,微囊藻毒素已被证实对肝有致癌作用。

2. 饮用水的卫生学评价

(1)生活饮用水水质卫生要求:流行病学上安全、化学组成无毒无害、感官性状良好、水量充足与取用方便。

(2)生活饮用水水质标准:我国现行的《生活饮用水卫生标准》(GB 5749—2006)由原卫生部制订,水质标准项目共 106 项,分为常规指标和非常规指标。常规指标分为 5 组,即微生物指标、毒理指标、感官性状和一般化学指标、放射性指标和消毒剂指标,共有 42 项;非常规指标分为 3 组,即微生物学指标、毒理学指标、感官性状和一般化学指标,共有 64 项。

(3)生活饮用水水质卫生评价:流行病学调查、水源卫生学调查、水质检验监测。

3. 饮用水安全的卫生学措施

(1)水源种类:①降水,指雨水、雪水、雹水。水质较好,矿化度低,但水量无保证。②地表水,是降水和地表水径流和汇集后形成的水体,包括江河水、水库水、湖泊水等。由于直接暴露在地表,地表水易受污染。③地下水,是降水和地表水经土壤地层渗透到地面以下而形成,分为浅层地下水、深层地下水和泉水。

(2)水源选择:选择水源时,应在兼顾技术经济合理和方便居民取用的前提下,遵循 3 项基本原则。①水量充足。②水质良好。③便于卫生防护。优先选用地下水。

(3)水源卫生防护:取水点周围半径 100m 的水域内不得从事可能污染水源的任何活动,取水点上游 1 000m 至下游 100m 范围为集中式给水卫生防护地带,不得排入废水与污水,其沿岸防护范围内亦不得有污染源。集中式取水的进水口应设在水面以下 1.5m 和河床以上 1m 之间,避免进水浑浊。地下水水源卫生防护要求合理选择井址,确定防护范围,取水点影响半径范围内不得有污染源,不得修建渗水厕所、渗水坑,不得堆放废渣或垃圾,不得使用污水灌溉或施用难降解或剧毒的农药,并不得从事破坏深层土层的活动。分散式供水的水井应有井台、井栏、井盖、排水沟,井壁上部密封不透水,井底用砂石铺装;应推广密封水井,用抽水机取水。

(4)饮水的净化与消毒:生活饮用水的净化处理有常规净化、深度净化、特殊净化 3 种。常规净化工艺过程包括混凝沉淀→过滤→消毒。目的是除去原水中的悬浮物质、胶体颗粒和病原微生物等。混凝沉淀常用的混凝剂有铝盐、铁盐、聚合氯化铝、聚丙烯酰胺等。过滤是以石英砂等多孔滤料层，截留水中杂质，而使水澄清的净水过程。集中式给水系统，可使用砂滤池；分散式给水，可修建砂滤井过滤取水，小规模时可采用砂滤缸取水。饮水消毒可采用物理方法（热、紫外线等）、化学方法（氯、一氯胺、二氧化氯、臭氧等）。目前，我国使用最广泛的方法是氯化消毒法。

各种氯化消毒剂，在水中均可水解成次氯酸（$HOCl$），可致细菌死亡。饮用水消毒的氯制剂主要有液氯、漂白粉［氯化次氯酸钙，$Ca(OCl)Cl$］、漂粉精［次氯酸钙，$Ca(OCl)_2$］和有机氯制剂等。漂白粉含有效氯28%~33%，漂粉精含有效氯60%~70%。

影响氯化消毒效果的因素：①加氯量和接触时间。一般要求加入氯化消毒剂后，接触30min，水中游离氯不低于0.3~0.5mg/L。②pH。③水温。④水的浑浊度。⑤水中微生物种类和数量。生活饮用水的深度净化处理的目的是获得优质饮用水。目前常用的深度净化处理方法有以下几种：活性炭吸附法、生物滤塔预处理的活性炭深度处理和膜过滤法。水质的特殊处理包括除氟、除铁和锰、除藻和除臭。

（5）饮用水的种类及其特点：各种水源水经过净化、消毒处理后，加热煮沸（100℃、3~5min），即可杀灭一般肠道致病菌和寄生虫卵。煮沸水（白开水）是我国居民最常用、最习惯的饮用水。新型饮用水主要包括各类桶装水（矿泉水、纯净水、太空水、蒸馏水等）、直饮水、淡化水。

（四）住宅卫生与室内空气污染

1. 住宅的卫生要求　①小气候适宜。②采光照明良好。③空气清洁卫生。④隔音性能良好。⑤卫生设施齐全。⑥环境安静整洁。

2. 室内空气污染的来源和特点

（1）室内空气污染的来源：①室内来源，燃料燃烧或烹调油烟、室内活动、室内建筑装饰材料、室内生物性污染、家用污染等，而建筑装饰材料是目前室内空气污染的主要来源。②室外来源，室外空气、建筑物本身、人为带入室内、相邻住宅污染、生活用水污染等。

（2）室内空气污染的特点：室外污染物进入室内有不同程度的衰减，室内浓度一般低于室外；室内外存在同类污染物发生源时，室内浓度常高于室外；室内存在着室外少有或没有的污染物，主要来自建筑装饰材料、空调机等；室内空气污染程度受通风换气、生活起居方式的影响。

3. 室内空气污染对健康的危害　①不良建筑综合征。②诱发癌症。③引起中毒性疾病。④传播传染病。⑤诱发呼吸道感染。⑥引起变态反应。

4. 室内空气污染的防制措施　①贯彻执行室内空气质量标准。②合理的住宅平面配置。③改善炉灶和采暖设备。④通风换气。⑤维护各种空气净化设施。⑥选择合格建筑。⑦合理规划住宅区。⑧加强控烟教育和健全卫生法制。

（五）土壤污染

1. 土壤污染的来源　①农业污染。②工业污染。③生活污染。④交通污染。⑤放射性污染。⑥电子垃圾污染。

2. 土壤污染对健康的危害

（1）生物学污染的危害：引起肠道传染病和寄生虫病、引起钩端螺旋体病和炭疽病、引起破伤风和肉毒中毒。

（2）重金属污染的危害

镉污染：日本发生的"痛痛病"就是长期食用含镉大米引起的慢性镉中毒。长期摄入小剂量镉首先损害人体的肾,进而引起骨骼的病变。

铬污染:导致恶性肿瘤及对消化、呼吸、泌尿、循环等系统及皮肤等的影响。长期接触六价铬化合物易患口腔炎、齿龈炎、鼻中隔穿孔、皮肤溃疡、变态反应性皮炎等;长期摄入六价铬易引起呼吸系统肿瘤(肺癌和鼻癌)及扁平上皮癌、腺癌等;致突变、致畸变作用。

铅污染:影响儿童智力发育及损害肾。

铊污染:土壤铊对健康的影响多为慢性危害,主要表现为周围神经损害,表现为双下肢麻木、疼痛过敏,进而出现感觉、运动障碍。视力下降甚至失明,可见视网膜炎、球后视神经炎及视神经萎缩;毛发脱落,呈斑秃和全秃。具有生殖毒性,男性最早出现性欲丧失、睾丸萎缩、精子生成障碍等;致畸和致突变作用。

(3)农药污染的危害:急性中毒,影响免疫功能,影响内分泌系统和生殖效应,致癌、致畸、致突变作用。

3. 粪便和垃圾无害化处理

(1)厕所卫生要求:位置适当;粪池应防渗漏、不污染地下水,粪池应高出地面,严防雨水流入;有防蝇、防蛆、防鼠、防臭、防溢的设施;厕所内小气候和采光、照明良好。

(2)粪便的无害化处理方法:①粪尿混合发酵法。在厌氧环境中密闭发酵,借厌氧菌分解有机物产生大量的氨,游离氨杀死虫卵;厌氧的环境也使其他病原菌死亡。②堆肥法。把粪便和有机垃圾、作物杆、叶等堆积起来,在一定温度和微生物的作用下,分解有机物并产生高温杀灭病原体。要留有通气孔,或定期翻堆以供给氧气,以便加速有机物氧化产生高温。③沼气发酵法。将粪便和垃圾、杂草等加污水,密闭于发酵池中,在厌氧菌的作用下分解有机物,产生大量的甲烷和一些二氧化碳。沼气发酵法需要一定的温度,还必须完全的厌氧环境和合适的pH,配料中不能有毒物以保证微生物的活动。

(3)垃圾的无害化处理:①填埋法,是最常用的处理方法,也是城市垃圾处理的首选方法。②焚烧法,能迅速消灭一切病原体。但设备投资和管理费用大,并且有些垃圾不适于焚烧。③垃圾的分类、回收与利用。

《生活垃圾分类制度实施方案》中生活垃圾分为有害垃圾、易腐垃圾、可回收物。实现垃圾从源头分类是一项系统工程,目前在国内还有待于进一步完善和推广。

[本章重点与难点]

1. 人与环境关系,生态系统、食物链与食物网、生态平衡的概念。
2. 环境污染物的来源及其危害,环境污染物的转归与生物标志物。
3. 环境污染及其对健康的影响与典型的公害病。
4. 碘缺乏病和地方性氟中毒的流行特征、发病原因、临床表现、防治措施。
5. 水源的卫生防护与饮用水的净化和消毒。
6. 粪便与垃圾的无害化处理。
7. 室内空气污染的危害及防制措施。

【复习题】

(一)选择题

A1 型题

1. 环境的组成因素指

　　A. 化学、生物、地质、理化因素　　　　B. 化学、物理、心理因素

C. 行为、生物遗传、社会环境因素　　　D. 生物、社会心理、行为、物理因素

E. 生物、化学、物理、社会心理因素

2. 生物圈指陆地不超过 9km 的高度，其范围自海平面以下某值至海平面以上 10km。该值是

A. 9km　　　　　　　　　B. 10km　　　　　　　　　C. 11km

D. 12km　　　　　　　　　E. 13km

3. 人与环境之间最本质的联系是

A. 食物链　　　　　　　　B. 物质交换　　　　　　　C. 能量交换

D. 新陈代谢　　　　　　　E. 物质循环和能量转移

4. 生态系统中的各个生物群落的数量、结构与功能处于相对稳定、相互适应、相互协调的状态。这称为

A. 生态稳定　　　　　　　B. 生态平衡　　　　　　　C. 生态流动

D. 生态调节　　　　　　　E. 食物链

5. 环境污染最主要的原因是

A. 交通污染　　　　　　　B. 工业污染　　　　　　　C. 生活污染

D. 自然灾害　　　　　　　E. 核电站泄漏

6. 可以形成二次污染物的一次污染物是

A. 二氧化碳　　　　　　　B. 一氧化碳　　　　　　　C. 二氧化硫

D. 硫化氢　　　　　　　　E. 过氧酰基硝酸酯

7. 地方性疾病主要指

A. 区域内的传染病　　　　　　　　B. 自然疫源性疾病

C. 地质环境因素引起的疾病　　　　D. 环境公害病

E. 种族遗传性疾病

8. 环境中主要的致突变物质是

A. X 射线　　　　　　　　B. γ 射线　　　　　　　　C. 病毒感染

D. 电磁辐射　　　　　　　E. 化学物质

9. **不属于**自净作用的是

A. 气流大　　　　　　　　B. 水流速度大　　　　　　C. 水体流量大

D. 水流状态稳定　　　　　E. 风速快

10. 肿瘤病因 80%~90% 与某项有关。该项是

A. 环境因素　　　　　　　B. 行为生活方式　　　　　C. 生物学因素

D. 医疗卫生服务　　　　　E. 药物摄入

11. 酸雨指降水的 pH 小于

A. 6.5　　　　　　　　　　B. 5.6　　　　　　　　　　C. 4.5

D. 3.6　　　　　　　　　　E. 以上都不是

12. 影响环境污染物对健康危害程度的因素**不包括**

A. 剂量或强度　　　　　　B. 作用持续时间　　　　　C. 受害的人群数量

D. 个体差异　　　　　　　E. 多种因素综合作用

13. 最理想的生活饮用水水源是

A. 地面水　　　　　　　　B. 地表水　　　　　　　　C. 浅层地下水

D. 深层地下水   E. 泉水

14. **不属于**环境污染对人体健康影响的特点的是

     A. 广泛性   B. 可预防性   C. 长期性

     D. 复杂性   E. 多样性

15. 目前我国预防碘缺乏病的最主要措施是

     A. 增加食物中碘的比例   B. 提倡用碘油   C. 多吃海带

     D. 供给碘化食盐   E. 改善居住条件

16. 水体富营养化现象中,**错误**的是

     A. 水中氮磷含量增加   B. 水质感官性状恶化   C. 溶解氧急剧减少

     D. 水藻类大量减少   E. 水中微生物死亡

17. 属于介水传染病的是

     A. 水俣病   B. 地方性甲状腺肿   C. 甲型肝炎

     D. 地方性氟斑牙   E. 地方性克汀病

18. 饮用水的感官性状指标**不包括**

     A. 色   B. 臭和味   C. 混浊度

     D. 硬度   E. 肉眼可见物

19. 饮用水消毒的主要目的是

     A. 改善水的感官性状   B. 除去有害物质   C. 杀灭水中病原体

     D. 除去悬浮物   E. 去除泥沙颗粒物

20. 在日本四日市发生的哮喘的主要污染物是

     A. 烟尘   B. 甲基汞   C. 二氧化硫

     D. 氟化物   E. 铬

21. 以下物质中杀菌作用最强的是

     A. 次氯酸   B. 次氯酸根   C. 氯化钠

     D. 氯化钙   E. 氟化钙

22. 地方性氟病病区调查时,最敏感的指标是

     A. 骨质钙化过度   B. 骨质疏松   C. 儿童氟斑牙

     D. 肢体变形、固定   E. 全身骨骼疼痛

23. 饮水氯化消毒时,接触 30min 后,游离性余氯不得低于

     A. 1.0mg/L   B. 0.03mg/L   C. 0.3mg/L

     D. 0.05mg/L   E. 1.5mg/L

24. 饮用水要求在流行病学上安全,主要是为了确保

     A. 不发生消化道疾病   B. 不发生介水传染病

     C. 不发生食物中毒   D. 不发生急、慢性中毒

     E. 不发生水型地方病

25. 地方性甲状腺肿的流行因素包括

     A. 深井水   B. 河流下游多发   C. 青春期发病剧增

     D. 男性病人多   E. 家族遗传

26. 粪便和垃圾无害化处理方法中,某方法可提供能源。该方法是

     A. 堆肥法   B. 粪尿混合发酵法   C. 沼气发酵法

D. 焚烧法　　　　　　　　E. 以上都不是

27. 碘缺乏病可对人体产生的多种危害中**不包括**

A. 胎儿早产、死产　　　B. 单纯性聋哑　　　　C. 视野缩小

D. 甲状腺肿　　　　　　E. 克汀病

28. 我国对垃圾填埋的卫生要求,**除外**

A. 填埋场应位于当地主导风向的下风向,地下水流向的下游

B. 填埋场应距居住区 500m 以上

C. 垃圾填埋前应经卫生处理

D. 填埋场应设排气管、排水管

E. 填埋场应有防渗漏的衬底

29. 人的粪便污染土壤后传染给人引起的疾病是

A. 伤寒　　　　　　　　B. 炭疽病　　　　　　C. 肉毒梭菌中毒

D. 破伤风　　　　　　　E. 钩端螺旋体病

30. 天然土壤中存在的致病微生物是

A. 伤寒杆菌　　　　　　B. 痢疾杆菌　　　　　C. 肉毒梭菌

D. 炭疽杆菌　　　　　　E. 钩端螺旋体

31. 在低浓度大气污染物长期作用下,易诱发何种疾病

A. 高血压　　　　　　　B. 呼吸系统疾病　　　C. 腰痛

D. 关节炎　　　　　　　E. 肩周炎

32. 尘螨是家庭孳生的生物性变态反应原,常隐藏在

A. 空调机冷却塔的冷却水　　　　B. 洗衣机、淋浴器

C. 水龙头、加湿器　　　　　　　D. 床铺、家具、地毯

E. 计算机、微波炉

33. 主要引起温室效应的是

A. 二氧化硫　　　　　　B. 硫化氢　　　　　　C. 一氧化碳

D. 二氧化碳　　　　　　E. 三氧化硫

34. 氡在居室的积累主要来源于

A. 木地板　　　　　　　B. 家电　　　　　　　C. 燃料

D. 水泥、石材　　　　　E. 排污水系统

35. 关于铬污染,**不正确**的是

A. 土壤污染主要来自铬矿区和金属冶炼、电镀、制铬等工业废水、废气、废渣及含铬工业废水灌溉

B. 铬在土壤环境中主要以三价铬和六价铬等形式存在

C. 三价铬毒性较强,比六价铬毒性大 100 倍

D. 铬在人体内有蓄积作用,体内过量的铬主要积聚在肝、肾、内分泌腺体

E. 三价铬主要存在于土壤与沉积物中,六价铬主要存在于水中

36. 生物标志物是

A. 暴露剂量的指示物

B. 有害效应的指示物

C. 人群易感性的指示物

D. 细胞和分子水平上改变的指示物

E. 与发病机制有关联的一系列关键事件的指示物

A2 型题

1. 2010 年,海地地震后因饮用水污染导致 28 万余人感染霍乱,其中有近 5 000 人死亡。其根本原因是

A. 物理性污染   B. 化学性污染   C. 放射性污染

D. 生物性污染   E. 热污染

2. 云南某地滇池生长大量水葫芦的现象,表明水质正在恶化。其根本原因是

A. 工业废水污染

B. 水域面积减少

C. 外来物种侵入

D. 人为种植增加

E. 含有氮、磷等的生活污水大量排入

3. 贵州省某村,2003 年 10 岁以上氟斑牙患病率达到 99%,成人氟骨症患病率达到 77%,原因是

A. 饮用水氟含量过高   B. 燃煤氟含量过高   C. 食物氟含量过高

D. 牙膏氟含量过高   E. 土壤氟含量过高

4. 1984 年美国加州一新建商业大厦使用 1 周后便有人感到不舒服,2 周后 174 名员工中 154 人诉说头痛、恶心、上呼吸道感到刺激和疲倦等 20 种症状。这件事提示建筑物污染会引起多种疾病。医学界将其定义为

A. 上呼吸道感染   B. 化学物质过敏症   C. 不良建筑物综合征

D. 慢性不明原因中毒   E. 疲劳综合征

5. 某生产氯气的工厂,由于管道的溢漏,致使当地主导风向下风侧居民出现头痛、头昏、恶心、呕吐等现象。此种情况应判断为

A. 排放事故   B. 中毒危害   C. 大气污染事件

D. 慢性中毒   E. 急性中毒

6. 冬季某日,某先生早上 8:00 开始在家中烧煤取暖,门窗紧闭。直至 12:00,该先生突然感到头痛、头晕等症状,且面色潮红,口唇呈樱桃色,并有呼吸频率加快现象,怀疑可能是由于中毒引起。可能的中毒物质是

A. 氰化物   B. CO   C. H_2S

D. SO_2 E. 甲醛

7. 在阳光照射强烈的夏天,某交通繁忙的城市居民,尤其是心脏病及肺部疾病的病人,出现了不同程度的眼睛红肿、流泪、咽喉痛、喘息、咳嗽、呼吸困难、头痛、胸闷、心脏功能障碍等症状。出现这些症状可能的原因是

A. 某传染病流行   B. 光化学烟雾   C. 煤烟型烟雾事件

D. CO 急性中毒   E. 附近火山喷发烟雾

B1 型题

(1~3 题共用备选答案)

A. 急性危害

B. 慢性危害

  C. 致癌作用

  D. 致突变作用

  E. 致畸变作用

 1. 伦敦烟雾事件属于

 2. 日本富山县神通川流域部分地区出现的"痛痛病"属于

 3. 风疹病毒已被证实具有

（4~6 题共用备选答案）

  A. 室外空气污染室内

  B. 燃料燃烧或烹调油烟

  C. 生活用水污染

  D. 室内建筑装饰材料

  E. 相邻住宅污染

 4. 近年有报道，上海市女性肺癌危险性较高的关联因素是

 5. 通过淋浴、空气加湿器、空调机引发军团病的是

 6. 印度博帕尔农药厂发生异氰酸甲酯泄漏。该市区的居民受到不同程度影响的是

（7~9 题共用备选答案）

  A. 污染物迁移

  B. 生物转化

  C. 生物富集

  D. 水体富营养化

  E. 有机物腐殖质转化

 7. 污染物被生物吸收后，在生物体内蓄积，使体内的浓度大大地超过环境中浓度，这种转归形式称为

 8. 污染物通过生物降解作用，改变了其毒性、存在的状态，这种转归形式称为

 9. 污染物在水中扩散，被水流冲走，此形式称为

（二）思考题

 1. 简述环境污染对健康的损害及其防制措施。

 2. 我国地方性氟病、地方性甲状腺肿各分为哪几种类型？主要临床表现和控制措施有哪些？

 3. 介水传染病的流行特点是什么？饮用水水源的卫生防护措施有哪些？

 4. 简述饮用水氯化消毒的原理及影响氯化消毒效果的因素。

 5. 住宅的基本卫生要求有哪些？如何防制室内空气污染？

 6. 土壤污染对人类健康造成的危害是什么？

（三）案例分析

 1. 20 世纪 70 年代，我国卫生工作者在某地区调查时发现，该地是我国肺癌高发区，其女性肺癌死亡率居全国首位，农民肺癌死亡率是全国最高的地区之一。

 围绕肺癌病因学，在该地区进行的 20 余年调查研究表明，肺癌的主要原因是居民长期使用"火塘"和劣质烟煤烹调、取暖所导致的严重室内燃煤空气污染。请回答：

 （1）如何找出该地区肺癌高发的原因？

 （2）引起肺癌高发的原因是什么？

（3）针对该地区肺癌的危险因素,应开展哪些防制工作?

2. 1999年,北方某城市的刘先生准备结婚,在装修新房时,购买了"环保"装饰装修材料。搬入新居后,室内有刺鼻的气味,没有在意。2000年,刘先生孩子出生。

2003年,孩子3岁时查出白血病。刘先生请环保部门检测,发现室内部分化学物质超标。刘先生找装饰装修材料公司讨说法但遭到拒绝。请回答:

（1）此事件说明了什么?

（2）针对居室内空气卫生质量问题,应采取哪些预防措施?

3. 2003年,某市通过招商引资,在该市某镇建起一家化工厂,主要生产粉状硫酸锌和颗粒状硫酸锌。2004年4月,企业未经审批建设1条炼铟生产线,并排放大量尾矿,废水未经处理直接排入河流。

2005年3月起,厂区周围树林大片枯死,部分村民相继出现全身无力、头晕、胸闷、关节疼痛等症状。2009年5月,该镇某村44岁村民罗某突然异常死亡,1个月后,61岁村民阳某因呼吸系统病症入院治疗,不久也不治身亡。

2008年以来,该化工厂因污染环境引发当地村民大量投诉。2009年4月,该厂被迫停产,相关责任人接受调查。

经省劳动卫生所检测,死者罗某和阳某体内严重镉超标,其中阳某尿镉超出参考值4倍多。该地井水和大米的镉含量也严重超标。环境监测部门的监测结果和专家调查咨询意见认为该化工厂非法生产导致周边镉污染;并认定该化工厂是该区域镉污染的直接来源,非法生产过程中镉排放是造成区域性镉污染事件的直接原因;并划定该厂区周边500~1 200m范围属镉污染区域。

2009年8月1日,该厂法人代表被刑事拘留,该市环保局局长和分管副局长被停职。请回答:

（1）此次环境污染源可能来自哪里?

（2）此次环境污染中死者的原因是什么? 为什么?

（3）针对此次污染,应如何进行环境污染的控制?

【参考答案】

（一）选择题

A1 型题

1. E	2. D	3. E	4. B	5. B	6. C	7. C	8. E	9. D	10. A
11. B	12. C	13. D	14. B	15. D	16. B	17. C	18. B	19. C	20. C
21. A	22. C	23. C	24. B	25. C	26. C	27. C	28. C	29. A	30. C
31. B	32. D	33. D	34. D	35. B	36. E				

A2 型题

1. D	2. E	3. B	4. C	5. E	6. B	7. B

B1 型题

1. A	2. B	3. B	4. E	5. C	6. A	7. C	8. B	9. A

（二）思考题（略）

（三）案例分析答题要点

1. 答题要点

（1）进行肺癌与环境及室内空气污染的流行病学调查和实验室研究。

研究结果表明:①工业污染与某市肺癌高发未见明显联系。②吸烟不是某市肺癌高发的主要危险因素。③生活燃料与某市肺癌死亡率间存在明显联系。某市特有的生活习惯所导致的室内燃煤空气污染与某市肺癌高发之间具有因果关系。

（2）生活习惯特殊，当地称为"火塘"的生活炉灶，没有烟囱和炉桥，燃料堆放其中燃烧，用此种开放式炉灶做饭、煮猪食、取暖，造成严重的室内空气污染。当地自产煤质量差，含焦油物质较多，燃烧时产生的多环芳烃等有害物质的浓度高、种类多。住宅设计不合理，多为单侧开窗，窗面积较小、卧室多无窗、空气流通不畅，生活炉灶无排烟管道，造成室内空气污染物积聚，空气质量极差。

（3）改良炉灶，建造有烟囱、有排污装置的炉灶，降低室内空气污染物的浓度。改变燃料结构，不用劣质煤，积极推动使用沼气，从根本上改善室内空气质量。重视住宅用房合理配置，加强室内通风换气。加强健康教育，提高人群的健康意识。

2. 答题要点

（1）此事件说明室内空气存在污染。因为刘先生入住新房时，闻到刺鼻的气味，说明存在污染。孩子发病后的检测结果表明，室内空气中氨气、甲醛及其他挥发性有机化合物严重超标，实际危害一直影响家人的健康。刘先生虽然没有临床疾病的表现，但不排除亚临床状态，应到医院体检。孩子患白血病与挥发性有机化合物的危害有一定关系。

（2）选购住宅时，要考虑房屋平面配置合理、符合相应的卫生要求，以有利于健康。进行室内装饰装修时，要购买正规厂家出厂、符合标准、无毒无害的环保材料，以减少室内污染；避免过度装修，因为即使一种材质没有超标，但是各种材料的综合使用，也可能会超标；装修完毕入住前，要请环保部门进行检测、评价，确认合格后方能入住。

3. 答题要点

（1）此次污染物应该是来源于生产性污染。来自该企业向环境排放的尾矿和废水中含有某中重金属，并通过饮水和食物进入村民体内，导致慢性中毒。

（2）该次环境污染中的死者与镉污染有关。从时间上看，先因后果，即该企业排放尾矿及废水在先，然后出现村民多人中毒。从检测结果上看，死者体内查出大量的镉，饮水和食物中的镉也严重超标。还有，从专业知识上判断，镉中毒可引起痛痛病，而该村村民多人发生关节疼痛症状，为慢性镉中毒。

（3）首先，政府在引进外资企业时，应考虑到可持续发展，论证企业有无存在环境污染的潜在危险，应该把好关，做到合理布局，生产的上马与治理污染要同时设计、同时施工和同时投产；其次，要卫生立法，严格遵守国家环境相关法律，管理好企业的生产，对违反规定的当事人及有关负责人追究责任；要引进技术先进的企业，确保工业"三废"要经过科学处理后再排放，为后代子孙的健康着想。

（黄丽玲）

第二章　职业卫生服务与职业病管理

【学习要点】

1. 职业性有害因素与职业性病伤的概念、分类及其特点。
2. 职业病管理的内容与意义。

3. 职业卫生服务与职业人群健康监护的概念、内容及其原则。

4. 常见的职业危害及其防治。

【内容要点】

[教材知识点]

(一)职业性有害因素及职业性病伤

职业性有害因素指在生产工作过程及其环境中产生或存在的对职业人群的健康、安全和作业能力可能造成不良影响的一切要素或条件的总称。职业性有害因素按其性质分物理性有害因素、化学性有害因素、生物性有害因素和不良生理心理性因素。

职业性病伤指由职业性有害因素引起的或与职业性有害因素有关的疾病及健康伤害,包括职业病、工作有关疾病、工伤。

1. 职业病 指企业、事业单位和个体经济组织等用人单位的劳动者在职业活动中,因接触粉尘、放射性物质和其他有毒、有害因素而引起的疾病,即法定职业病。

法定职业病是依据规定需要报告的一类疾病。职业病病人则依法享受国家规定的职业病待遇。《职业病分类和目录》将职业病分为共 10 大类,132 种。职业病的特点主要有病因明确;病因与疾病之间一般存在接触水平(剂量)–效应(反应)关系;具有群发性;早期诊断、及时处理,预后良好;重在预防。

2. 工作有关疾病 由于劳动者受到生产环境或劳动过程中某些职业性有害因素的影响,致使劳动者机体抵抗力下降,从而使得职业人群中常见病、多发病发病率升高,这类与职业有关的非特异性疾病统称为工作有关疾病,也叫职业性多发病。工作有关疾病不属于我国法定的职业病范围。

3. 工伤 也称职业性外伤,指在工作时间和工作场所内,因工作原因发生意外事故而造成的职业从业者的健康伤害。

(二)职业病管理

职业病管理已由行政管理、经验管理转向依法监督管理。职业病的管理主要包括职业病诊断管理、职业病报告管理、职业病病人治疗与处理管理和职业病预防管理等内容。

1. 职业病诊断管理

(1)职业病诊断资质:根据《中华人民共和国职业病防治法》的规定,职业病诊断应当由省级人民政府卫生健康行政部门批准的医疗卫生机构承担。省级人民政府卫生健康行政部门应当向社会公布本行政区域内承担职业病诊断的医疗卫生机构的名单。承担职业病诊断的医疗卫生机构条件:①持有《医疗机构执业许可证》。②具有与开展职业病诊断相适应的医疗卫生技术人员。③具有与开展职业病诊断相适应的仪器、设备。④具有健全的职业病诊断质量管理制度。

承担职业病诊断的医疗卫生机构在进行职业病诊断时,应按照国务院卫生健康行政部门颁布的职业病诊断标准和职业病诊断办法进行诊断,并向当事人出具职业病诊断证明书。职业病诊断证明书应当由参与诊断的取得职业病诊断资格的执业医师签署,并经承担职业病诊断的医疗卫生机构审核盖章。承担职业病诊断的医疗卫生机构不得拒绝劳动者进行职业病诊断的要求。

(2)职业病诊断程序:①用人单位或劳动者提出诊断申请。②受理。③现场调查取证。④诊断。

(3)职业病诊断原则:职业病诊断标准和职业病诊断、鉴定办法由国务院卫生健康行政部门制订。职业病伤残等级的鉴定办法由国务院人力资源和社会保障行政部门会同国务院卫生健康行政部门制订。

职业病诊断基本原则:职业病诊断应根据劳动者的职业史、职业病危害接触史和工作场所职业病危害因素情况,以其临床表现及相应的辅助检查结果为主要依据,按照循证医学的要求进行综合分析,并排除其他类似疾病,作出诊断结论。凡是没有证据否定职业病危害因素与病人临床表现之间的必然联系的,应当诊断为职业病。当事人对职业病诊断有异议的,可以向作出诊断的医疗卫生机构所在地地方人民政府卫生健康行政部门申请鉴定。

2. **职业病报告管理**　医疗卫生机构发现疑似职业病病人时,应当告知劳动者本人并及时通知用人单位。用人单位和医疗卫生机构发现职业病病人或者疑似职业病病人时,应当及时向所在地卫生健康行政部门和安全生产监督管理部门报告。确诊为职业病的,用人单位还应当向所在地人力资源和社会保障行政部门报告。

(1)急性职业病报告:急性职业病由最初接诊的医疗卫生机构在24h之内向病人单位所在地的卫生监督机构发出《职业病报告卡》。凡有死亡或同时发生3名以上急性职业中毒以及发生1名职业性炭疽时,接诊的医疗机构应立即电话报告病人单位所在地的卫生监督机构并及时发出报告卡。卫生监督机构在接到报告后直接报国家卫生健康委员会,并立即赴现场,会同人力资源和社会保障部门、工会组织、事故发生单位及其主管部门,调查分析发生原因,并填写《职业病现场劳动卫生学调查表》,报送同级卫生健康行政部门和上一级卫生监督机构,同时抄送当地人力资源和社会保障部门、企业主管部门和工会组织。

(2)非急性职业病报告:慢性职业病(如尘肺、慢性职业中毒等)以及其他非急性职业病由各级卫生健康行政部门授予职业病诊断权的单位或诊断组负责报告。并在确诊后填写《职业病报告卡》或《尘肺病报告卡》,在15d内将其报送病人单位所在地的卫生监督机构。尘肺病例的升期也应填写《尘肺病报告卡》做更正报告。尘肺病病人死亡后,由死者所在单位填写《尘肺病报告卡》,在15d内报所在地的卫生监督机构。

3. **职业病病人管理**　凡被确诊患有职业病的职工,职业病诊断机构应发给《职业病诊断证明书》,享受国家规定的工伤保险待遇或职业病待遇。职业病病人的待遇,由所在单位行政、工会和劳动鉴定委员会(小组)根据其职业病诊断证明和劳动能力丧失的程度按国家现行规定进行确定。经费开支渠道按现行规定办理。

4. **职业病预防管理**

(1)职业病的预防原则:遵循三级预防原则,因其病因明确,故应以第一级预防为主,同时兼顾第二级预防与第三级预防。

第一级预防:从根本上阻止职业性有害因素对人体产生的损伤作用;第二级预防:对职业人群实行职业健康监护,尽量早期发现职业损害,及时采取合理有效的治疗和处理措施,防止病情发展;第三级预防:对已确诊为职业病的病人,予以积极合理的治疗和处理,预防并发症,促进其康复。

(2)职业病防治管理:职业病防治应从源头上控制和消除职业病危害,即做好"前期预防"同时还要做好劳动过程中的防护与管理,加强夯实职业病的法律监督监察责任制度,全方位对职业病危害进行管理。职业病防治管理包括用人单位管理,卫生健康行政部门的监督管理,安全生产监督管理部门、防治职业病的医疗卫生机构等的管理。对违反职业病防治法规定,构成犯罪者应依法追究刑事责任。

(三)职业卫生服务与职业人群健康监护

职业卫生服务(occupational health service,OHS)是以保护和促进劳动者的安全与健康为目的的全部活动,是整个卫生服务体系的一部分,职业卫生服务是以健康为中心,以职业人群和工作环境为对象的一种特殊形式的卫生服务。职业卫生服务是整个卫生服务体系的一部分,是以保护和促进劳动者的安全与健康为目的,以职业人群和工作环境为对象的一种特殊形式的卫生服务。

1. 职业卫生服务实施的原则　保护和预防的原则、适合的原则、健康促进的原则、治疗与康复的原则以及全面的初级卫生保健原则。

2. 职业卫生服务的内容　对企业的职业卫生状况进行评估,对职业人群健康进行监护,并对健康危险度进行评估;职业危害告知及指导合理选择个人防护用品;指导和监督改进职业场所的安全卫生措施;估测和评价因职业病和工伤造成的人力和经济损失;向有关管理部门提供职业卫生与安全所需经费预算;职业病和工伤的诊断、治疗和康复服务;职业场所突发公共卫生事件的应急救援;对从业者全面实施初级卫生保健。

3. 职业人群健康监护　是以预防为目的,对接触职业性有害因素人员的健康状况进行系统的检查、分析和评价,及时发现健康损害征象,并连续性地监控职业性病伤的分布和发展变化趋势,以便适时地采取相应的预防措施,防止有害因素所致疾病的发生和发展。职业健康监护内容包括医学监护、职业环境监测和信息管理。

（1）医学监护:对职业人群进行医学检查和医学实验以确定其在所处的职业危害中是否出现了职业性疾病,称为医学监护。职业健康检查包括就业前健康检查、定期健康检查、离岗时健康检查和应急健康检查。

职业病防治法规定:职业健康检查应当由取得《医疗机构执业许可证》的医疗卫生机构承担。职业健康检查的结果应当客观、真实,体检机构对健康检查结果承担责任。职业健康检查机构职责:①在批准的职业健康检查类别和项目范围内,依法开展职业健康检查工作,并出具职业健康检查报告。②履行疑似职业病和职业禁忌的告知和报告义务。③定期向卫生健康行政部门报告职业健康检查工作情况,包括外出职业健康检查工作情况。④开展职业病防治知识宣传教育。⑤承担卫生健康行政部门交办的其他工作。

（2）职业环境监测:指通过对作业环境中有害因素进行有计划、系统的检测,对有害因素进行定性、定量分析测定,评价作业环境的卫生质量,污染的原因、程度及动态变化,以及从业者接触有害因素的水平。

（3）职业健康监护信息管理:信息管理是为了有效的开发和利用信息资源,以现代信息技术为手段,对信息资源进行计划、组织、领导和控制的社会活动。职业健康监护信息管理在于对职业健康监护的环境监测资料和有关个人健康资料建立健康监护档案,并及时整理、分析、评价和反馈,实现职业健康监护工作的信息化管理,以利于职业病的防治。

（四）物理性有害因素对健康的危害

职业性物理性主要有害因素:①异常气象条件,如高温、高湿、强热辐射等。②异常气压,如高原作业、宇航员、高空飞行等会接触到低气压,潜水作业会接触到高气压。③噪声和振动（包括全身振动和局部振动）。④电磁辐射,包括非电离辐射（如紫外线、可见光、红外线、激光和射频辐射）和电离辐射（如X射线、γ射线、中子流）等。物理性有害因素的强度、剂量或作用于人体的时间超出一定范围时,就会对机体产生危害。

1. 高温作业与中暑

（1）高温作业:指作业场所存在生产性热源,其散热量 $>23w/(m^3 \cdot h)$ 或 $84kJ/(m^3 \cdot h)$ 的车间;或工作场所的气温高于本地区夏季室外平均温度2℃或2℃以上的作业。根据生产环境中气象条件的特点,高温作业可分为高温、强热辐射作业(干热环境)、高温或高湿作业(湿热环境)、夏季露天作业。

机体在高温作业环境中可产生一系列生理功能改变,表现为对热负荷有一定程度的适应,使热负荷与散热保持相对平衡,体温恒定。但当热负荷超出机体热适应的限度时,散热不足而出现热蓄积,可造成生理功能紊乱,如体温升高、水盐代谢紊乱、酸碱平衡失调等,乃至引起中暑。

(2)中暑:指在高温环境下,机体因热平衡和/或水盐代谢紊乱所致以中枢神经系统和/或心血管系统障碍为主要表现的急性热致疾病。根据发病机制,中暑可分为热射病、热痉挛和热衰竭。

按我国《职业性中暑诊断标准》(GBZ 41—2002),将职业性中暑分为中暑先兆(观察对象)、轻症中暑和重症中暑。中暑先兆应停止活动并在凉爽、通风的环境中休息,脱去多余的或者紧身的衣服。轻症中暑者应立即脱离高温现场,到阴凉通风处休息,给予清凉含盐饮料,并进行对症处理。重症中暑者必须紧急抢救,主要是纠正水、电解质紊乱,防止休克和脑水肿及肺水肿。

主要的抢救措施:①物理降温,如冷水浴、冰浴、放置冰袋、酒精擦身、加强通风等。②药物降温,应与物理降温同时进行,如静脉滴注氯丙嗪,静脉滴注过程中,注意观察血压变化,肛温降至38℃时即停止给药。③纠正电解质紊乱,根据其损失情况酌量补充水、盐,输液不可过快,以免发生心衰及肺水肿和脑水肿。④维持良好的呼吸循环,给氧并注意保持呼吸道通畅,对脉搏细弱者立即注射中枢兴奋剂,同时给予升压药以防休克。防暑降温措施包括技术措施、保健措施和个人防护措施。

2. 生产性噪声 指在生产过程中产生的,声音频率和强度无规律,听起来使人感到厌烦的声音。衡量声音的大小以声压级来表示,单位为分贝(dB)。把声压级和频率统一起来表示声音响度的主观量称为A声级,用dB(A)表示,它是表示噪声大小的单位。生产性噪声的来源分为机械性噪声、流体动力性噪声和电磁性噪声;根据噪声随时间分布的特点,可以分为连续性噪声和脉冲噪声。

长期接触强烈的噪声,可对人体多个系统产生不良影响。首先是对听觉器官的损害,同时对神经系统、心血管系统及全身其他器官的功能也有不同程度的损害。严重的听力损失即为噪声性耳聋是我国法定职业病之一。

噪声损害的防治主要措施是制订与执行噪声卫生标准、进行噪声治理和卫生保健措施等。

3. 电磁辐射 指电磁波通过空间或媒质传递能量的一种物理现象,包括电离辐射和非电离辐射。①凡能引起物质电离的电磁辐射称为电离辐射。接触作业有射线发生器的生产和使用、核工业系统、放射性核素的生产加工和使用以及伴生或共生天然放射性核素矿物的开采。电离辐射所致的放射性损伤效应可分为随机效应和肯定效应两类,如致癌、致畸效应、放射病等。②非电离辐射指波长 >100nm,量子能量 <12eV,不足以引起生物体电离的电磁辐射。主要包括射频辐射、红外线、紫外线、激光和可见光等。

(五)化学性有害因素对健康的危害

生产过程中产生的,存在于生产环境中的毒物称为生产性毒物。生产性毒物常分为以下几类:金属毒物和类金属毒物、有机溶剂、刺激性气体与窒息性气体、农药及高分子化合物生产过程中产生的毒物。在生产劳动过程中,劳动者由于接触生产性毒物而引起的中毒称为职业性中毒。

1. 铅中毒

(1)接触机会:接触金属铅的主要作业有铅矿开采、含铅金属冶炼、熔铅,造船工业中的熔割、电焊,印刷业的浇版铸字;接触铅化合物的生产过程主要有制造蓄电池、涂料、玻璃、搪瓷以及橡胶制品等。

（2）毒理:在生产条件下铅及其化合物主要以粉尘、铅烟或铅蒸气形态经呼吸道进入人体,少量经消化道摄入。铅烟由呼吸道吸收后,40% 进入血液循环,其余由呼吸道排出。进入血液中的铅,90% 与红细胞结合,其余在血浆中。数周后有 95% 以不溶性磷酸铅沉积于骨、牙齿等组织中。体内的铅主要通过肾随尿液排出。血铅可通过胎盘进入胎儿体内。铅作用于全身各系统和器官,可造成神经、造血、消化、心血管系统及肾等的损害。卟啉代谢紊乱是铅中毒重要和较早的变化之一。

（3）临床表现及诊断:职业性铅中毒多为慢性中毒,急性中毒在生产中极为少见。

慢性铅中毒主要表现为神经系统、血液系统和消化系统的症状。神经系统的早期主要表现为类神经征,典型症状为周围神经病,严重时可出现中毒性脑病。消化系统主要表现有口内有金属味、食欲缺乏、腹胀、腹部隐痛、恶心、便秘等是较常见的症状,腹绞痛是铅中毒的典型症状之一。造血系统主要表现为贫血,多属轻度低血色素性正常细胞型贫血。严重铅中毒可出现肾损害,女性尚可引起月经失调、流产。铅中毒的诊断应根据我国现行《职业性慢性铅中毒诊断标准》(GBZ 37—2015),密切结合职业接触史、生产现场调查和临床表现及实验室检查结果,进行综合性分析诊断。同时必须排除其他原因引起的类似疾病后,方可诊断。诊断结果分为轻度中毒、中度中毒和重度中毒三种类型。

（4）处理原则:①驱铅治疗,首选药物为依地酸二钠钙(CaNa$_2$-EDTA)及二巯基丁二酸钠(Na-DMS)。②病人处理,对于轻度中毒,驱铅治疗后可恢复工作,一般不必调离铅作业;中度中毒,驱铅治疗后原则上调离铅作业;重度中毒,必须调离铅作业,并根据病情给予积极治疗和休息。

（5）预防:关键在于控制接触水平;加强铅作业工人的健康教育和个人卫生防护;定期测定车间空气中铅浓度,检修设备,按照规定对铅作业工人定期进行健康检查,建立健康监护档案;神经系统器质性疾病,明显的肝、肾疾病,明显贫血,心血管器质性疾病为铅作业的职业禁忌证。

2. 汞中毒

（1）接触机会:汞矿开采与冶炼;电工器材、仪器仪表制造和维修;化学工业中用汞作阴电极和催化剂;含汞药物及试剂的生产;口腔医学中用银汞齐补牙等。

（2）毒理:金属汞主要以汞蒸气形式经呼吸道进入人体,随血液循环可到达全身很多器官。进入体内的汞主要随尿排出,汞可在毛发中储存,因此测定发汞对了解体内汞蓄积量有一定意义。

（3）临床表现及诊断:职业性汞中毒多为慢性中毒,急性中毒很少见。①急性中毒多见于意外事故。病人主要表现有咳嗽、呼吸困难、口腔炎和胃肠道症状及皮炎,继之可发生化学性肺炎、肺水肿等。口服汞盐可引起胃肠道症状,并可引起肾和神经系统损害。②慢性中毒主要表现为神经系统症状,典型症状为易兴奋症、震颤和口腔炎。按照我国现行《职业性汞中毒诊断标准》(GBZ 89—2007)进行诊断。

（4）防治原则

1）治疗:驱汞治疗主要应用巯基络合剂,首选药物为二巯基丙磺酸钠和二巯基丁二酸钠。急性汞中毒病人应立即脱离中毒现场,进行驱汞及对症治疗。口服汞盐的病人不应洗胃,应尽快灌服蛋清、牛奶或豆浆,以使汞与蛋白质结合,保护被腐蚀的胃壁。汞吸收和轻度中毒者不必调离原工作岗位,中、重度中毒应调离原工作岗位。

2)预防:改革生产工艺,减少汞接触;定期进行健康检查,建立健康监护档案,汞作业工人每年至少体检一次;加强汞作业工人的健康教育;严重的肝肾疾病、精神疾病、慢性胃肠疾病、严重口腔炎为汞作业禁忌证。

3. 苯中毒

(1)接触机会:苯广泛用于工农业生产,作为溶剂稀释剂及萃取剂,以及苯的制造等。

(2)毒理:苯蒸气主要经呼吸道进入人体,皮肤仅能吸收少量。进入人体的苯,约有 50% 以原形由呼吸道排出;10% 以原形储存于体内的脂肪、骨髓或脑组织内;40% 左右在肝及骨髓内氧化,并与体内的硫酸和葡萄糖醛酸结合随尿排出。尿酚的含量可反映近期苯的接触情况。

(3)临床表现

1)急性苯中毒:见于短时间内吸入大量高浓度的苯。主要表现为中枢神经系统麻痹作用,轻者出现黏膜刺激症状,并伴有头痛、头晕、恶心、呕吐等现象,出现酒醉状态,严重时发生昏迷、抽搐、血压下降、呼吸和循环衰竭,尿酚和血苯值升高。

2)慢性苯中毒:早期常有头晕、头痛、乏力、失眠、记忆力减退等类神经体征的表现,有的出现自主神经功能紊乱,个别病例晚期可出现四肢末端麻木和痛觉减退。慢性苯中毒主要损害造血系统,最早和最常见的改变是白细胞数(主要是中性粒细胞)持续性减少。中性粒细胞细胞质内中毒颗粒明显增多,碱性磷酸酶活性增高。此外,血小板亦出现降低,皮下及黏膜有出血倾向,出血倾向与血小板数减少往往不平行。慢性重度中毒的病人可出现全血细胞减少,引起再生障碍性贫血,少数人可发生白血病。苯可引起各型白血病,但以急性髓性白血病多见。苯是国际癌症研究中心已经确认的人类致癌物。

3)其他:长期直接接触苯,皮肤可因脱脂而变干燥,或出现过敏性湿疹。苯还可损伤生殖系统,女工经期延长、经量增多,流产和畸胎发生率增高。

(4)诊断:依据《职业性苯中毒的诊断》(GBZ 68—2013)对职业性苯中毒进行诊断分级。

1)急性苯中毒:分为轻度和重度中毒 2 级。①轻度中毒:短期内吸入高浓度苯蒸气后出现头晕、头痛、恶心、呕吐、黏膜刺激症状,伴有轻度意识障碍。②重度中毒:吸入高浓度苯蒸气后出现中、重度意识障碍或呼吸循环衰竭,猝死其中一项者。

2)慢性苯中毒:根据长期密切接触苯的职业史,结合作业环境空气苯浓度监测和临床表现,进行综合分析诊断。分为轻度、中度和重度中毒 3 级。

轻度中毒:可有头晕、头痛、乏力、失眠、记忆力减退、易感染等症状。在连续 3 个月内每 2 周复查一次血常规,符合下列之一者:白细胞计数 $<4 \times 10^9$/L 或中性粒细胞 $<2 \times 10^9$/L 者;血小板计数大多低于 80×10^9/L。

中度中毒:多有慢性轻度中毒症状,并有易感染和/或出血倾向。具备下列条件之一者:白细胞计数 $<4 \times 10^9$/L 或中性粒细胞 $<2 \times 10^9$/L,伴血小板计数 $<80 \times 10^9$/L;白细胞计数 $<3 \times 10^9$/L 或中性粒细胞 $<1.5 \times 10^9$/L;血小板计数 $<60 \times 10^9$/L。

重度中毒:在慢性中度中毒的基础上,具备下列情况之一者:全血细胞减少症;再生障碍性贫血;骨髓增生异常综合征;白血病。

(5)防治原则

1)治疗:急性中毒病人应立即移至空气新鲜处,脱去污染的衣服,用肥皂水清洗被污染的皮肤,注意保温和卧床休息。急救原则同内科。慢性中毒可使用有助于骨髓造血功能恢复的药物,并对症治疗。发生再生障碍性贫血或白血病者,治疗原则同内科。慢性苯中毒一经确诊,即应调离苯作业岗位。苯中毒者如需劳动能力鉴定,按《劳动能力鉴定 职工工伤与职业病致残等级》(GB/T 16180—2014)处理。

2)预防:注重改革生产工艺,使作业人员不接触或少接触苯,加强个人防护,做好就业前及上岗后定期体检等健康监护工作,严格控制各种职业禁忌证接触苯作业等。

4. 刺激性气体与窒息性气体中毒

(1)刺激性气体指对眼、呼吸道黏膜和皮肤具有刺激作用的一类有害气体。刺激性气体以局部损害为主,刺激作用过强时可引起全身反应。其病变程度主要取决于毒物的浓度、吸收速率和接触时间,病变的部位则与毒物的水溶性有关。吸入高浓度的刺激性气体可引起中毒性肺水肿和急性呼吸窘迫综合征、喉头水肿、电击样死亡等。

(2)窒息性气体指经呼吸道吸入后可使机体产生缺氧而直接引起窒息的气体。根据作用机制可将其分为两类:一类为单纯窒息性气体,另一类为化学窒息性气体。

(六)生产性粉尘与硅沉着病

1. 概述　生产性粉尘指在生产中形成的,并能够长时间浮游在空气中的固体微粒,因其空气动力学直径(AED)大小不同,到达呼吸道的部位有所差异。AED<15μm 的尘粒可进入呼吸道,称为可吸入性粉尘。AED<5μm 的尘粒可到达呼吸道深部和肺泡区,称为呼吸性粉尘。

生产性粉尘按其性质可分无机粉尘、有机粉尘、混合性粉尘。由于职业活动中长期吸入生产性粉尘,并在肺内潴留而引起的以肺组织纤维化为主的全身性疾病称尘肺,是我国最常见的法定职业病,共有 13 种,其中危害最严重的是硅沉着病。

2. 硅沉着病(曾称矽肺)　指由于生产过程中长期吸入含游离二氧化硅较高的粉尘而引起的以肺组织纤维化为主的全身性疾病。硅沉着病是尘肺中最常见、进展最快、危害最严重的一种。肺胶原纤维化是一种不可逆的病理改变,一旦形成,即使脱离接触仍可进行性发展。

(1)病因:接触含有 10% 以上游离二氧化硅的粉尘作业,称为硅尘作业。硅沉着病一般在持续接触硅尘 15~20 年后发病,发病后即使脱离粉尘作业,病变仍可继续发展。少数人持续吸入高浓度、高游离 SiO_2 含量的硅尘,1~2 年内即可发病,称为"速发型硅沉着病"。有些硅尘作业工人在接触硅尘期间未发病,但脱离硅尘作业后若干年才发病,称为"晚发型硅沉着病"。

(2)病理改变:硅沉着病的病理改变有硅结节、弥漫性间质纤维化、硅性蛋白沉积和进行性大块纤维化,硅结节是硅沉着病的特征性病理改变。

(3)硅沉着病的临床表现与并发症:硅沉着病病人可在相当长时期内无明显自觉症状,但 X 线胸片上已呈现较典型的硅沉着病影像改变。X 线胸片上圆形、不规则形小阴影和大阴影与肺组织内粉尘聚积及纤维化的病变程度密切相关,现已公认可作为硅沉着病诊断的依据。硅沉着病最常见的并发症是肺结核,此外还有肺及支气管感染、自发性气胸、肺心病等。

(4)硅沉着病的诊断及治疗:根据硅尘作业的职业史、作业场所粉尘浓度测定资料,以技术质量合格的高千伏 X 线后前位胸片表现为主要依据,参考动态系列 X 线胸片,结合临床表现和实验室检查,排除其他肺部类似疾病后,对照标准片,按照《职业性尘肺病诊断标准》(GBZ 70—2015),由具有职业病诊断资质的尘肺病诊断组作出诊断和分期。硅沉着病一经确诊,不论其期别,都应及时调离硅尘作业。

(5)硅沉着病发病的影响因素:①粉尘中游离 SiO_2 含量,粉尘中游离 SiO_2 含量越高,发病时间越短,病情越严重,发病率越高。②粉尘类型,不同石英变体的致肺纤维化能力不同,依次为鳞石英 > 方石英 > 石英 > 柯石英 > 超石英;晶体结构不同,致纤维化能力不同,依次为结晶型 > 隐晶型 > 无定型。③粉尘浓度与分散度,空气中粉尘浓度高,分散度大,接尘工龄长,在体内蓄积的粉尘量愈大,愈易发生硅沉着病,病情愈严重。④个体因素,如年龄、健康和营养状况、个人卫生习惯等,在硅沉着病的发生和发展上也有一定的影响,呼吸道疾病特别是呼吸道结核病病人,能加速硅沉着病的发生和加重病情。⑤防护措施,某些接触粉尘的作业是不可避免的,因此,防护措施十分重要,防护措施完善,其危害是完全可控制的。

（6）治疗:硅沉着病目前尚无法根治。现阶段主要采取的治疗措施:①基础治疗,即增强营养、运动康复和氧疗等。②抗肺纤维化药物治疗,临床证明汉防己甲素、克矽平、磷酸哌喹、柠檬酸铝等有不同程度抑制肺纤维化的作用,可在医师指导下使用。③肺灌洗治疗,可直接将潴留在肺内的粉尘颗粒及周围的"吞尘细胞"释放出的刺激纤维化增生因子、炎性因子等清除出体外,起到病因治疗的作用,为目前最有效可行的治疗方法。④对症支持治疗,消炎、止咳化痰、解痉平喘、增强抵抗力、改善循环、抗氧自由基等药物治疗,可改善症状,减少其他并发症。⑤肺移植,终末期尘肺,条件允许的话可以考虑肺移植治疗。

（7）预防:硅沉着病的病因明确,完全可以预防。硅沉着病预防的关键是贯彻执行国家防止硅尘危害的法令和条例,坚持综合防尘,把粉尘浓度降到国家卫生标准的接触限值以下。我国在多年实践的基础上,总结出"八字"综合防尘措施,即革、水、密、风、护、管、教、查。

（七）生物性有害因素对健康的危害

生物性有害因素指存在于生产环境中,对职业人群健康产生危害的致病微生物、寄生虫及某些动植物、昆虫等以及它们产生的生物活性物质。

（八）不良生理和心理因素对健康的危害

1. 不良职业性生理因素　指在劳动过程中由于人体工程问题而出现的个别器官或系统紧张、长时间处于不良体位、姿势或使用不合理的工具等。所致的健康损害有强制体位所致疾病,个别器官紧张所致疾病和压迫及摩擦所致疾病等。

2. 不良职业性心理因素　当职业或工作的需要与从业者的完成能力、适应能力和认识之间出现可察觉到的不平衡时,从业者可产生不适应的心理和生理反应,这种来自工作中的社会心理不良刺激,称为不良职业性心理因素。不良职业性心理因素一方面来源于职业因素,同时与从业者的主观认识和适应能力也有关。

［本章重点与难点］

1. 职业性有害因素及其对健康的危害。
2. 职业卫生服务与职业人群健康监护。
3. 职业病管理。
4. 高温作业与中暑、铅中毒、汞中毒、苯中毒和硅沉着病。

【复习题】

（一）选择题

A1 型题

1. 慢性汞中毒的三大特征性临床表现是
　　A. 口腔炎、发热、皮疹　　　　　　　　B. 易兴奋、震颤、口腔炎
　　C. 周围神经炎、腹痛、贫血　　　　　　D. 口腔炎、腹痛、肾功能障碍
　　E. 贫血、易兴奋、皮疹

2. 在生产条件下,铅及其化合物主要以某形式经呼吸道进入人体。该形式是
　　A. 烟或雾　　　　　　　B. 蒸气或粉尘　　　　　　C. 蒸气或雾

D. 粉尘、烟或蒸气　　　　E. 粉尘、雾或蒸气

3. 关于广义职业病,论述**错误**的是

 A. 职业性有害因素作用于人体的强度和时间超过一定限度引起的疾病

 B. 职业性有害因素引起人体不能代偿的功能和器质性损害出现的疾病

 C. 职业性有害因素引起健康损害,并出现相应的临床征象,影响劳动能力

 D. 政府规定,职业病享有劳动保障待遇

 E. 职业性有害因素直接引起的疾病

4. 粉尘的分散度指

 A. 粉尘的分布距离

 B. 粉尘的分布均匀程度

 C. 粉尘的分布范围

 D. 粉尘粒径大小(μm)的数量或质量组成百分比

 E. 粉尘的比表面积

5. 预防苯中毒的主要措施**不包括**

 A. 以无毒或低毒的物质代替苯　　　　B. 改革生产工艺,使工人不接触或少接触苯

 C. 通风排毒　　　　D. 采取卫生保健措施

 E. 提高职工素质

6. 影响硅沉着病发病的重要因素**不包括**

 A. 游离二氧化硅类型　　　　B. 游离二氧化硅含量

 C. 粉尘浓度　　　　D. 劳动者情绪

 E. 接尘时间

7. 关于健康监护论述**错误**的是

 A. 通过健康监护评价劳动条件是否符合卫生标准要求

 B. 通过各种健康检查和分析掌握职工健康状况

 C. 是早期发现健康损害的重要手段

 D. 就业前和定期健康检查是健康监护的基本内容之一

 E. 目的在于及时发现健康损害,以便采取预防措施

8. 关于职业病的特点论述**错误**的是

 A. 控制职业有害因素可消除和减少发病

 B. 病因大多是可检测的

 C. 长期接触职业有害因素即可发病

 D. 接触同一有害因素的人群中很少只有单个病例出现

 E. 早期诊断,及时治疗,预后较好

9. 可吸入性粉尘指

 A. $AED<25\mu m$　　　　B. $AED<15\mu m$　　　　C. $AED<10\mu m$

 D. $AED<5\mu m$　　　　E. $AED<3\mu m$

10. 预防职业中毒的中心环节是

 A. 通风排毒　　　　B. 降低空气中毒物浓度　　　　C. 个人防护

 D. 安全生产管理　　　　E. 个人卫生

11. 生产性粉尘指

A. 生产中产生的固体微粒

B. 长时间飘浮在空气中的固体微粒

C. 较长时间呈游浮状态,存在于空气中的固体微粒

D. 能较长时间飘浮在生产环境空气中的固体微粒

E. 由固体粒子形成的气溶胶

12. 易引起白血病的生产性毒物是

    A. 汞　　　　　　　　　B. 苯　　　　　　　　　C. 甲苯

    D. 硝基苯　　　　　　　E. 苯胺

13. 生产性噪声按其产生的来源,可分为

    A. 机械性噪声、流体动力性噪声和电磁性噪声

    B. 稳态噪声、非稳态噪声、脉冲噪声

    C. 交通噪声、生活噪声、工业噪声

    D. 低频噪声、中频噪声、高频噪声

    E. 持续性噪声、脉冲噪声、电磁性噪声

14. 诊断慢性轻度度苯中毒的条件之一是

    A. 中性粒细胞 $<1.5 \times 10^9/L$　　　　　B. 白细胞计数 $<3 \times 10^9/L$

    C. 血小板计数 $<60 \times 10^9/L$　　　　　D. 中性粒细胞 $<2 \times 10^9/L$

    E. 白细胞 $<4 \times 10^9/L$ 伴血小板计数 $<80 \times 10^9/L$

15. 人耳能感觉到的声频范围是

    A. <20Hz　　　　　　　B. 20~20 000Hz　　　　C. >20 000Hz

    D. 200~2 000Hz　　　　E. >2 000Hz

16. 中暑按发病机制分为

    A. 热射病、热痉挛和热衰竭　　　　　B. 热射病、热辐射和热衰竭

    C. 热适应、热射病和热衰竭　　　　　D. 热适应、热痉挛和热衰竭

    E. 热辐射、热痉挛和热衰竭

17. 在工农业生产中常见的化学性窒息性气体有

    A. CO、CO_2　　　　　　B. 甲烷、氮气　　　　　C. 水蒸气、氰化物

    D. 硫化氢、甲烷　　　　E. CO、氰化物、硫化氢

18. 诊断慢性中度苯中毒的条件之一是

    A. 白细胞 $<4 \times 10^9/L$

    B. 白细胞 $<4 \times 10^9/L$ 伴中性粒细胞 $<2 \times 10^9/L$

    C. 血小板计数 $<60 \times 10^9/L$

    D. 中性粒细胞 $<2 \times 10^9/L$

    E. 白细胞计数 $<3 \times 10^9/L$ 伴中性粒细胞 $<1.5 \times 10^9/L$

19. 防尘工作"八字"方针,**错误**的是

    A. 革　　　　　　　　　B. 水　　　　　　　　　C. 密

    D. 封　　　　　　　　　E. 护

20. 听觉适应指短时间暴露在噪声环境中检查时听阈提高

    A. <10dB　　　　　　　B. 10dB　　　　　　　　C. 10~15dB

    D. 1~30dB　　　　　　　E. >30dB

21. 关于职业性多发病,论述**错误**的是

    A. 又称工作有关疾病

    B. 与职业性有害因素有直接因果关系

    C. 职业性有害因素是造成该病的许多因素之一

    D. 职业性有害因素加重了已有疾病的病情

    E. 职业性有害因素使潜在疾病显露

22. 在生产条件下,苯主要进入人体的途径是

    A. 皮肤和消化道　　　　B. 消化道　　　　　　C. 皮肤

    D. 呼吸道　　　　　　　E. 呼吸道和消化道

23. 慢性汞中毒最早出现的症状是

    A. 肾功能障碍　　　　　B. 发热、乏力　　　　C. 贫血

    D. 腕下垂　　　　　　　E. 易兴奋症

24. **不是**诊断职业病的依据之一的是

    A. 职业史　　　　　　　B. 实验室检查　　　　C. 家庭史

    D. 临床观察　　　　　　E. 生产环境调查

25. 铅对血红素合成的影响,主要是通过

    A. 刺激 δ– 氨基酮戊酸脱水酶和血红素合成酶

    B. 抑制 δ– 氨基酮戊酸脱水酶和血红素合成酶

    C. 刺激 ALAD,使 ALA 合成减少

    D. 使红细胞中锌原卟啉减少

    E. 使红细胞中游离原卟啉减少

26. 呼吸性粉尘指

    A. AED>15μm　　　　　B. AED>10μm　　　　C. AED=10μm

    D. AED<8μm　　　　　 E. AED<5μm

27. 防止噪声对人体危害的最根本措施是

    A. 制订合理的噪声卫生标准　　　B. 控制噪声的传播和反射

    C. 合理设计厂房和厂区规划　　　D. 控制和消除噪声源

    E. 采取有效的个人防护措施

28. 严重的慢性汞中毒震颤特征是

    A. 癔病性震颤　　　　　B. 意向性震颤　　　　C. 阵发性震颤

    D. 对称性震颤　　　　　E. 静止性震颤

29. 苯对造血系统产生的早期影响主要表现在

    A. 白细胞减少,主要是中性粒细胞减少

    B. 血小板减少,有出血倾向

    C. 血象异常,以淋巴细胞减少为主

    D. 淋巴细胞减少,粒细胞细胞质出现中毒颗粒

    E. 全血细胞减少

30. 职业性有害因素指

    A. 生产工艺过程中存在的有害健康的各种职业因素

    B. 不良劳动条件下存在的所有职业因素

C. 生产环境中存在的有害健康的职业因素

D. 劳动过程中所有能对健康产生不良影响的职业因素

E. 生产过程、劳动过程和生产环境中存在的可直接危害劳动者健康的因素

31. 急性汞中毒的主要临床表现是

　　A. 口腔炎、消化道症状　　　　　　　B. 贫血、腹痛、口腔炎

　　C. 易兴奋、震颤、口腔炎　　　　　　D. 周围神经炎、皮疹、贫血

　　E. 垂腕症、易兴奋、震颤

32. 驱铅治疗的首选药物是

　　A. 亚硝酸钠　　　　　　B. 依地酸二钠钙　　　　　　C. 阿托品

　　D. 亚甲蓝　　　　　　　E. 青霉胺

33.《职业性中暑诊断标准》中规定职业性中暑分为

　　A. 轻症中暑、中度中暑和重症中暑　　B. 中暑先兆、轻症中暑和重症中暑

　　C. 热射病、热痉挛和热衰竭　　　　　D. 轻症中暑、重症中暑

　　E. 以上都不是

34. **不是**职业病特点的是

　　A. 存在剂量－反应关系　　　　　　　B. 可以预防

　　C. 多为群发性　　　　　　　　　　　D. 需用特殊治疗方法

　　E. 病因明确

35. 已确认为职业性致肺癌物质的是

　　A. 石蜡　　　　　　　　B. 石棉　　　　　　　　　　C. 石英

　　D. 石墨　　　　　　　　E. 石灰

36. 在生产条件下，金属汞主要以某种形式经呼吸道进入人体。该形式是

　　A. 粉尘　　　　　　　　B. 烟　　　　　　　　　　　C. 蒸气

　　D. 雾　　　　　　　　　E. 粉尘和烟

37. 硅沉着病诊断所必备的条件是

　　A. 游离 SiO_2 粉尘接触史

　　B. X 线胸片表现

　　C. 动态观察资料和该单位的硅沉着病流行病学调查

　　D. 游离 SiO_2 粉尘接触史，X 线胸片表现，作业场所粉尘浓度测定资料

　　E. 肺组织活检

38. 苯的慢性毒作用主要是损害

　　A. 消化系统　　　　　　B. 呼吸系统　　　　　　　　C. 造血系统

　　D. 循环系统　　　　　　E. 神经系统

39. 粉尘中的 SiO_2 与致纤维化能力的关系是

　　A. 游离型致纤维化作用与结合型相同　　B. 游离型致纤维化作用大于结合型

　　C. 游离型致纤维化作用小于结合型　　　D. 结晶型致纤维化小于非结晶型

　　E. 游离型和结合型致纤维化作用大小不确定

40. **不属于**生产性毒物控制措施的是

　　A. 从卫生和安全角度设计生产工艺和设备

　　B. 减低劳动强度，减少工作时间

  C. 合理安排车间布局

  D. 避免使用有毒物质

  E. 密闭、隔离、通风,车间整洁,安全贮运

41. 典型的硅结节横断面似

  A. 葱头状   B. 星芒状   C. 网状

  D. 不规则状   E. 颗粒状

42. 具有下列一项表现者,可诊断为重度铅中毒。该项是

  A. 腹绞痛   B. 贫血   C. 铅麻痹

  D. 中毒性周围神经病   E. 神经衰弱、腹胀、便秘

43. **不属于**个体预防措施的是

  A. 正确选择和使用个人防护用品   B. 遵守安全操作规程

  C. 良好的个人卫生习惯   D. 按时接受职业性体检

  E. 限制接触时间

44. 关于毒物对机体作用的影响因素,**错误**的是

  A. 接触毒性大的毒物一定会中毒

  B. 挥发性毒物发生吸入中毒的危险性大

  C. 接触一定剂量的毒物可能会中毒

  D. 个体感受性是影响因素之一

  E. 毒物浓度与作用时间是中毒的必要条件

45. 高温作业工人的胃肠道疾病应归类于

  A. 职业病   B. 法定职业病   C. 职业性多发病

  D. 职业性疾病   E. 职业特征

46. 属于一级预防措施的是

  A. 早期检测病损   B. 对已患病者作出正确诊断

  C. 病人及时脱离接触有害因素   D. 防止病情恶化和发生并发症

  E. 以无毒物质代替有毒物质

47. 热痉挛的主要发病机制是

  A. 体内钠、钾过量丢失   B. 体温调节功能发生障碍

  C. 外周血管扩张和大量失水   D. 排汗功能衰竭

  E. 机体温度感受器失能

48. 消除粉尘危害的根本途径是

  A. 改革工艺过程,革新生产设备   B. 湿式作业

  C. 抽风除尘   D. 个人防护

  E. 密闭尘源,抽风除尘

49. 误服汞盐病人来急诊室,应进行紧急处理的是

  A. 立即洗胃   B. 不能用活性炭吸附汞

  C. 灌服鸡蛋清、牛奶或豆浆   D. 灌服生理盐水

  E. 灌服巯基络合药物

50. 我国目前法定的职业病的种类是

  A. 100   B. 132   C. 110

D. 115　　　　　　　　　E. 120

51. 在常温下即可蒸发的金属是
    A. 铅　　　　　　　　　B. 汞　　　　　　　　　C. 镉
    D. 锰　　　　　　　　　E. 铬

52. 硅沉着病的基本病理变化是
    A. 硅结节形成　　　　　　　　B. 硅结节并有弥漫性间质纤维化
    C. 肺间质和胸膜纤维病变　　　　D. 胸膜肥厚粘连
    E. 肺气肿

53. 硅沉着病病人最常见的并发症是
    A. 肺源性心脏病　　　　B. 结核性胸膜炎　　　　C. 自发性气胸
    D. 支气管炎　　　　　　E. 肺结核

54. 微波对眼的主要损害是
    A. 结膜角膜炎　　　　　B. 晶体混浊　　　　　　C. 视网膜脉络膜灼伤
    D. 视网膜剥离　　　　　E. 视神经乳头水肿

55. 属于电离辐射的是
    A. X 射线　　　　　　　B. 射频辐射　　　　　　C. 紫外线
    D. 红外线　　　　　　　E. 宇宙线

A2 型题

1. 某男性锅炉操作工,在通风不良条件下,连续工作 3~4h,突然感到头痛、头晕,病人面色潮红,口唇呈樱桃红色,具有呼吸加快等表现,疑为某种毒物中毒。该毒物是
   A. 二硫化碳　　　　　　B. 二氧化碳　　　　　　C. 硫化氢
   D. 一氧化碳　　　　　　E. 氮氧化物

2. 女性,23 岁,织布厂挡车工 2 年。近 2 个月来,感觉耳鸣、听力下降,听力测定发现听阈提高 16dB(两耳),下班后十几个小时听力才可恢复。此种现象称之为
   A. 听觉适应　　　　　　B. 听觉疲劳　　　　　　C. 听力损伤
   D. 噪声性耳聋　　　　　E. 永久性听阈位移

3. 某温度计厂男工,42 岁,2 年来有乏力、记忆力减退等类神经征,常因琐事与人发生口角,事后又忧郁胆怯,近日发现其填写报表的字迹弯弯曲曲。此男工可能患了
   A. 慢性铅中毒　　　　　B. 慢性锰中毒　　　　　C. 慢性汞中毒
   D. 慢性苯中毒　　　　　E. 慢性砷中毒

4. 病人从事蓄电池生产 3 年,自诉头昏、无力、肌肉关节酸痛、记忆力减退,时有便秘、腹痛,体检发现舌、手指及眼睑均有轻度震颤,皮肤划痕阳性,于门齿、犬齿、牙龈的内外侧边缘处可见蓝黑色线,血红蛋白 90g/L。可能性大的诊断是
   A. 急性汞中毒　　　　　B. 慢性汞中毒　　　　　C. 急性铅中毒
   D. 慢性铅中毒　　　　　E. 慢性苯中毒

5. 男,40 岁,某蓄电池厂制造工,工龄 20 年,主诉阵发性腹部疼痛 4h。病人在发病前常有食欲缺乏、腹部隐痛、便秘等症状。检查腹软,脐周有压痛,无反跳痛,血象检查白细胞数正常。为了明确诊断,最有价值的工作是
   A. 现场卫生学调查　　　　　　B. 询问既往史
   C. 实验室检查　　　　　　　　D. 进一步明确职业接触史

E. 询问家族史

B1 型题

（1~2 题共用备选答案）

    A. 造型车间

    B. 炼焦车间

    C. 喷漆车间

    D. 修配车间

    E. 印染车间

1. 属于高温、强辐射热作业的是

2. 属于高温、高湿作业的是

（3~5 题共用备选答案）

    A. 高频电磁场

    B. 微波

    C. 红外线

    D. 紫外线

    E. 激光

3. 高山与高原作业能接触到

4. 高温、强辐射热作业能接触到

5. 塑料制品热合作业能接触到

（6~9 题共用备选答案）

    A. 低色素正常细胞性贫血

    B. 再生障碍性贫血

    C. 意向性震颤

    D. 白内障

    E. 肢端溶骨症

6. 与苯中毒密切相关的是

7. 与汞中毒密切相关的是

8. 与氯乙烯中毒密切相关的是

9. 与铅中毒密切相关的是

（10~12 题共用备选答案）

    A. 氯乙烯

    B. 铅

    C. 锰

    D. 苯

    E. 汞

10. 电焊工人可接触到

11. 铸造车间工人可接触到

12. 喷漆工人可接触到

（二）思考题

1. 简述慢性铅中毒的临床表现及预防措施。

2. 噪声引起听力损伤的过程有哪几个阶段,各有什么表现?

3. 简述职业禁忌证的概念及检查职业禁忌证的意义。

4. 简述中暑的临床分型和特点以及抢救原则。

5. 简述生产性粉尘对健康的损害?

6. 试述职业卫生服务实施的原则与内容。

7. 简述职业人群健康监护与医学监护的内容。

8. 简述硅沉着病现阶段主要采取的治疗措施。

（三）案例分析

1. 2007 年 1 月,某县建筑工程公司一民工佩戴隔离式防毒面具(软管式呼吸器),在公路旁含硫污水井内清掏淤泥,下井后第一桶还未掏满,他就站起来,随手摘掉防毒面具,随即晕倒。此时,在 50m 外干活的班长听到呼救声,立即赶到现场,戴上活性炭滤毒罐下井救人,也中毒倒下。后经奋力抢救,第一个民工终因中毒时间较长、中毒过重,抢救无效而死亡。请回答:

（1）查阅资料,初步判断是何中毒?

（2）为何中毒发生如此迅速?

（3）试分析发生该事故的原因,应采取哪些防范措施?

2. 某单位 1991 年开始试生产,1993 年 5 月正式投产,生产过程接触粉尘工人 259 人。1998 年 8 月,该单位 21 名工人因患肺结核相继自行到当地卫生防疫站结核科就诊,查出 11 人疑似职业病。请回答:

（1）这 11 人最可能患哪种职业病?

（2）明确诊断需要做哪些工作?

（3）为什么会有多例肺结核病例发生?

【参考答案】

（一）选择题

A1 型题

1. B	2. D	3. D	4. D	5. E	6. D	7. A	8. C	9. B	10. B
11. D	12. B	13. A	14. D	15. B	16. A	17. E	18. C	19. D	20. C
21. B	22. D	23. E	24. C	25. B	26. E	27. D	28. B	29. A	30. E
31. A	32. B	33. B	34. D	35. B	36. C	37. D	38. B	39. B	40. B
41. A	42. C	43. D	44. A	45. C	46. E	47. A	48. A	49. C	50. B
51. B	52. A	53. E	54. B	55. A					

A2 型题

1. D	2. B	3. C	4. D	5. A

B1 型题

1. B	2. E	3. D	4. C	5. A	6. B	7. C	8. E	9. A	10. C
11. B	12. D								

（二）思考题（略）

（三）案例分析答题要点

1. 答题要点

（1）含硫污水井最容易产生大量硫化氢,此次中毒的发生极为迅速,且出现快速死亡,可初步判断为硫化氢中毒;需要测定现场硫化氢浓度,以作出最后判断。

（2）接触高浓度硫化氢时,会出现"电击"样死亡,发生迅速,且难以救治。

（3）事故发生的原因:①未严格遵守安全操作规程,按规定应有 2 人同时上岗,一人操作,另一人监护。②该民工在作业场所不应随便摘下防毒面具。③防毒知识和自救互救知识不足,一般的活性炭滤毒罐对硫化氢起不了阻挡作用,必须戴 4L 型（灰）或 7 型（黄）的滤毒罐防毒面具才有效。因此,主要防范措施是加强对基层职工的教育,普及防毒知识,熟练掌握个人防护用品的使用方法和注意事项;严格执行安全操作规程。

2. 答题要点

（1）粉尘的危害是多方面的,但最常见的危害是引起尘肺病,其中以硅沉着病最为常见。硅沉着病是一种慢性进行性疾病,发病工龄短者 3~5 年,长者在 20~30 年以上,因此这 11 人最可能患的是硅沉着病。

（2）为了明确诊断,首先要了解接触的粉尘是否为硅尘,作业场所的硅尘浓度是否超标,然后根据硅沉着病诊断标准进行诊断。

（3）硅沉着病病人机体抵抗力低下,常易并发肺结核、肺气肿、自发性气胸、肺心病、肺及支气管感染等,其中肺结核是最常见的并发症。

（胡玉华　刘明清）

第三章　食品安全与食物中毒

【学习要点】

1. 食源性疾病、食品中常见污染物及其危害、主要食品添加剂及安全使用。
2. 食物中毒的定义、分类和特点。
3. 常见细菌性食物中毒、化学性食物中毒、有毒动植物食物中毒、真菌霉素和霉变食物中毒。
4. 食物中毒调查与处理。

【内容要点】

［教材知识点］

（一）食品安全与食品污染

1. 食品安全与食源性疾病

（1）食品安全:食品无毒、无害,符合应当有的营养要求,对人体健康不造成任何急性、亚急性或者慢性危害。

（2）食源性疾病:指食品中致病因素进入人体引起的感染性、中毒性等疾病。其主要特征:①食物（水）是传播病原物质的媒介,经口摄入后而导致患病。②其致病因子既可是食物受到生物性、化学性、放射性污染,也可是食物本身所含毒素所致。③人体摄入食物中所含有的致病因子可引起以中毒或感染两种病理变化为主要发病特点的各类临床综合征。

2. 食品污染与食品污染物

（1）食品污染:指在各种条件下,导致外源性有毒有害物质进入食品,或者食物本身发生化学反应而产生有毒有害物质,从而造成食品安全性、营养性或感官性状发生改变的过程。

（2）食品污染的种类和来源：生物性污染、化学性污染、物理性污染。

（3）食品污染物对人体健康的影响：食品失去食用价值，急性感染或中毒，慢性危害，致畸、致癌和致突变作用。

（4）常见的食品污染物及其危害

1）黄曲霉毒素：有很强的急性毒性，长期小剂量摄入黄曲霉毒素可造成肝慢性损害，引起肝炎、肝硬化和肝坏死等。

2）镰刀菌毒素：常污染粮食，可引起人畜发生急性、亚急性或慢性中毒。

3）农药：食品中残留的农药母体、衍生物、代谢物、降解物都能对人体产生危害。

4）N-亚硝基化合物：对动物具有较强致癌作用的一类化学物质。N-亚硝基化合物的前体物亚硝酸盐、硝酸盐和胺类，在一定条件下可转化合成 N-亚硝基化合物。N-亚硝基化合物含量较多的食品有烟熏鱼、腌制鱼、腊肉、火腿、腌酸菜、啤酒及不新鲜的蔬菜等。

5）多环芳烃类化合物：其中苯并（a）芘是第一个被发现的环境化学致癌物，而且致癌性很强，对动物具有致癌性、致突变性及生殖系统毒性，对人体的主要危害部位是呼吸道和皮肤，可引起急性或慢性损害及致癌性，如日光性皮炎、痤疮型皮炎、毛囊炎及皮肤癌和肺癌等。

6）二噁英类化合物：属极强毒性毒物，可使动物体重明显降低，伴有肌肉和脂肪组织急剧减少，称为废物综合征。动物经皮肤或全身染毒接触二噁英后会出现氯痤疮，为二噁英毒性的特征标志。二噁英可使多种动物及人类接触者的肝受损，表现为肝大、肝功能异常。孕妇经常接触二噁英会使胎儿中枢神经、泌尿、生殖系统受到伤害。对动物有极强的致癌性，可诱发多部位肿瘤；可使暴露人群患各种癌症危险性增加。

7）放射性污染：摄入放射性物质污染的食品后，对人体内各种组织、器官和细胞可产生低剂量、长期内照射效应，主要表现为免疫系统、生殖系统的损伤和致癌、致畸、致突变作用。

3. 各类食品的污染及其防制

（1）粮豆

1）污染来源：①农田生长期及收获、贮存过程中均可受到真菌及其毒素的污染。②农药残留。③工业废水和生活污水灌溉农田时，其中可能含有的汞、镉、砷、铅、铬、酚和氰化物等。④仓储害虫。⑤无机夹杂物和有毒植物种子的污染。

2）防制措施：①为防止真菌和仓储害虫生长繁殖，应将粮谷类水分控制为 12%~14%，豆类为 10%~13%。②严格执行粮库的有关卫生管理要求。③粮豆运输时认真执行各项规章制度。④严格遵守《农药安全使用规定》等国家要求，并做到定期检测。⑤在粮豆的选种、农田管理、收获、加工过程中，防止无机夹杂物和有毒种子的污染。

（2）蔬菜与水果

1）污染来源：①施用人畜粪便和生活污水灌溉，蔬菜、水果在收获、运输和销售过程中也可受到肠道致病菌污染。②工业废水未经处理直接灌溉农田。③农药残留。④其他污染：储存和腌制、利用激素催熟等。

2）防制措施：①防止肠道致病菌和寄生虫卵的污染。②禁止在蔬菜、水果中使用高毒农药，慎用激素类农药。③工业废水经无害化处理后方可用于灌溉，收获前 3~4 周停止使用工业废水灌溉。④蔬菜和水果最好不要长期保藏。

（3）蛋类

1）污染来源：①微生物污染，主要是沙门氏菌、金黄色葡萄球菌和引起腐败变质的微生物污染。②化学性污染，如农药、激素、抗生素、铅、汞等化学物质。

2）防制措施：加强禽类饲养条件的卫生管理，保持禽类和产蛋场所卫生；加强禽蛋的卫生质量监督检查；注意鲜蛋的适宜保存条件。

（4）奶类

1）污染来源：①挤奶过程中，细球菌、八联球菌、酵母菌和真菌等的污染。②致病菌污染。③有毒有害物质残留。

2）防制措施：①做好挤奶过程中各环节的卫生工作。②对各种病畜奶应按照规定分别给予无害化处理；合理使用兽药治疗病畜。③防止饲料的污染。④各种奶制品均应符合相应的安全标准。

（5）畜禽肉

1）污染来源：①腐败变质。②人兽共患传染病或寄生虫病。③兽药残留。④肉制品加工中多环芳烃、亚硝酸盐的污染。

2）防制措施：①畜禽病健分离和分宰。②病畜肉必须进行无害化处理或者销毁。③保持加工、贮存、运输、销售等环节的卫生。④合理使用兽药，执行动物性食品兽药最高残留限量标准。⑤肉制品加工时必须保证原料肉的卫生质量。

4. 主要食品添加剂及安全使用

（1）食品添加剂的概念：食品添加剂指为改善食品品质和色、香、味，以及防腐和加工工艺的需要而加入食品中的化学合成或天然物质。

（2）食品添加剂的分类：根据来源可分为天然食品添加剂和化学合成食品添加剂。按用途分类是最常用的分类方法，目前我国食品添加剂包括酸度调节剂、消泡剂、抗氧化剂、漂白剂、膨松剂、着色剂、营养强化剂、防腐剂、稳定和凝固剂、甜味剂、香料等。

（3）食品添加剂的使用原则。

（二）食物中毒

1. 食物中毒概述

（1）食物中毒的定义：指食用了被生物性、化学性有毒有害物质污染的食品，或者食用了含有毒有害物质的食品后所出现的急性、亚急性食源性疾病。

食物中毒不包括因暴饮暴食所引起的急性胃肠炎、食源性肠道传染病和寄生虫病，也不包括因一次大量或长期少量摄入某些有毒、有害物质而引起的以慢性毒害为主要特征的疾病。

（2）食物中毒的特征：①发病呈暴发性。②临床表现相似。③发病与食物有关。④人与人之间无传染性。

（3）食物中毒的分类：①细菌性食物中毒。②有毒动植物食物中毒。③真菌及其毒素食物中毒。④化学性食物中毒。

2. 细菌性食物中毒

（1）沙门氏菌属食物中毒：沙门氏菌属不耐热，60℃ 15~30min 或 100℃数分钟可被杀灭。水经氯化物消毒 5min 可杀灭其中的沙门氏菌。①流行特点：沙门氏菌属食物中毒全年均可发生，以夏秋季节多见，中毒食品主要为畜肉类及其制品，其次为家禽、鱼虾、蛋奶类。主要由于加工和储存食品的用具（容器）生熟不分、交叉污染以及食用时加热不充分、未烧熟煮透所致。②临床特点：潜伏期为数小时至 3d，一般为 12~36h；主要症状为呕吐、腹痛、腹泻，大便为黄绿色水样便，有时带黏液和脓血；多数病人体温高达 38~40℃，重者出现惊厥、抽搐、昏迷等；病程为 3~7d，预后良好。老年人、儿童、体弱者，如治疗不及时，可导致死亡；临床上胃肠炎型最为多见，还可表现为类霍乱型、类伤寒型、类感冒型和败血症型。

（2）副溶血性弧菌食物中毒：副溶血性弧菌是一种嗜盐菌，无盐条件下不生长，但含盐12%以上也不易繁殖；该菌不耐热，90℃ 1min 或 56℃ 5min 可被杀灭；对酸敏感。①流行特点：多发生在 6~9 月高温季节；中毒食品主要为鱼、虾、蟹、贝类等海产品。②临床特点：潜伏期为 2~40h，一般 11~18h；主要症状有恶心、呕吐、上腹部阵发性绞痛，继而出现腹泻，大便呈水样便或洗肉水样，后可转为脓血黏液便；部分病人体温可达 39℃，重症者可出现脱水、血压下降；病程为 3~4d，预后良好。

（3）变形杆菌食物中毒：变形杆菌是寄生于人和动物肠道中的革兰阴性杆菌，属于腐败菌，需氧或兼性厌氧，加热 55℃ 持续 1h 即可将其杀灭。①流行特点：全年均可发生，大多数发生在 5~10 月，7~9 月最多见；中毒食品主要为动物性食品，特别是熟肉以及内脏的熟制品；此外，凉拌菜、剩饭、水产品等也有引起变形杆菌食物中毒的报告。②临床特点：潜伏期一般为 12~16h，主要临床表现为恶心、呕吐、发冷、发热、头晕、头痛、乏力；脐周阵发性剧烈腹痛，水样便伴有黏液、恶臭，一日数次至十余次；体温 37.8~40℃ 不等，但多在 39℃ 以下。病程为 1~3d，多数在 24h 内恢复，一般预后良好。

（4）金黄色葡萄球菌食物中毒：金黄色葡萄球菌为革兰氏染色阳性兼性厌氧菌；葡萄球菌肠毒素为一种耐热性单链蛋白质，加热 120℃ 20min 不能将其破坏。

1）流行特点：多见于夏秋季节，中毒食品主要为奶类及其制品、肉制品、剩米饭、糯米饭等；被葡萄球菌污染后的食品在较高温度下保存时间过长，可产生引起食物中毒的葡萄球菌肠毒素。

2）临床特点：潜伏期 1~6h，一般 2~4h；主要症状为恶心，剧烈而频繁的呕吐，上腹部疼痛，腹泻呈水样便。体温正常或稍高；病程 1~2d，预后良好。

（5）肉毒梭菌食物中毒：肉毒梭菌食物中毒是由肉毒梭菌产生的外毒素引起；肉毒梭菌为革兰氏阳性厌氧芽孢杆菌，在无氧环境下 18~30℃ 能生长并产生外毒素，即肉毒毒素，肉毒毒素是一种强烈的神经毒，是已知毒性最强的化学物质。肉毒毒素不耐热，80℃ 30min 或 100℃ 10~20min 可完全破坏；该菌的芽孢耐热性极强。

1）流行特点：肉毒梭菌食物中毒主要发生在 4、5 月份，中毒食品在我国主要是家庭自制的发酵食品，如臭豆腐、豆豉、豆酱等，其次是罐头食品、腊肉、鱼制品、酱菜等。中毒原因多为被肉毒毒素污染的食品，在食用前未彻底加热。

2）临床特点：潜伏期为 6h 至数天，一般为 12~48h；早期全身疲倦无力、头昏、头痛、食欲缺乏；典型症状为视力模糊、眼睑下垂、复视、咀嚼与吞咽困难，并伴有声音嘶哑、语言障碍、颈肌无力、头下垂等。由于呼吸肌麻痹，可出现呼吸困难或呼吸衰竭；病死率较高，多死于发病后10d 内。经积极治疗可逐渐恢复健康，一般无后遗症。

（6）细菌性食物中毒的防治原则

1）治疗原则：①迅速排出毒物。对潜伏期短的中毒病人，可催吐、洗胃以促进毒物排出。对肉毒中毒早期病人，可用清水或 1:4 000 高锰酸钾洗胃。②对症治疗。治疗腹痛、腹泻，纠正酸中毒及补液，抢救循环衰竭和呼吸衰竭。③特殊治疗。细菌性食物中毒一般可用抗生素治疗，但对葡萄球菌肠毒素中毒者慎用，肉毒中毒者应尽早使用多价抗毒血清，并可用盐酸胍促进神经末梢释放乙酰胆碱。

2）预防原则：①加强监督，严格检疫制度。防止被细菌感染或污染的畜禽肉流入市场、特别是防止熟肉制品被污染，定期对食品加工人员、饮食从业人员及保育员等进行健康检查。②控制繁殖。低温贮藏食品，生熟食品分开保存，并尽可能缩短储存时间，加工过程中生熟用具要分开。③彻底加热杀灭病原菌。烹调时要使肉块内部温度达到 80℃ 持续 12min，蛋类应煮沸 8~10min,熟肉制品食用前应再次加热。鱼、虾、蟹、贝类等海产品应煮透,加热时间为 100℃ 30min;凉拌海蜇等,应清洗干净后在 100℃ 沸水中漂烫数分钟或在食醋中浸泡 10min。④防止肠毒素的生成。食物应低温储藏或放置在阴凉通风的地方,放置时间不应超过 6h,食用前还应彻底加热。⑤加强卫生宣教,不食可疑食品。

3. 真菌毒素和霉变食品中毒

(1)赤霉病麦中毒:①临床特点。一般在 10~30min 内发病,主要症状为恶心、眩晕、腹痛、呕吐、全身乏力,少数伴有腹泻、流涎、颜面潮红及头痛等,以呕吐为最明显,症状一般持续 1d 左右可自行消失。个别特别严重者,常有呼吸、脉搏、体温及血压波动,四肢酸软,步态不稳,形似醉酒,故称为"醉谷病"。②预防措施。加强田间和贮藏期的防霉措施,制订粮食中赤霉病麦毒素的限量标准,去除或减少粮食中的病粒或毒素。

(2)霉变甘蔗中毒:引起霉变甘蔗中毒的致病物质,主要是节菱孢霉产生的 3-硝基丙酸,为神经毒,主要损害中枢神经系统。①临床特点。潜伏期短,最短仅十几分钟,重度中毒者多在 2h 内发病。最初表现为一时性消化道功能紊乱,恶心、呕吐、腹痛、腹泻、黑便;随后出现神经系统症状,头晕、头痛、眼前发黑和复视,重者可出现阵发性抽搐,发作时四肢强直,屈曲内旋,手呈鸡爪状,眼球向上、偏侧凝视,瞳孔散大,继而进入昏迷状态;病人可死于呼吸衰竭,幸存者则留下严重的神经系统后遗症,丧失独立生活的能力,导致终身残疾。②预防措施。甘蔗应在成熟后收割,贮存过程应防止霉变,防捂、防冻。

4. 有毒动植物食物中毒

(1)河鲀中毒:河鲀的有毒物质是河鲀毒素,几乎存在于鱼体的所有组织。盐腌、日晒均不能破坏。①临床特点:一般在食后 0.5~3h 即发病,早期出现手指、口唇和舌刺痛感,同时出现恶心、呕吐、腹痛、腹泻等胃肠道症状;继之出现以麻痹为特征的症状,四肢肌肉麻痹,身体摇摆、共济失调;严重者全身麻痹、瘫痪、语言障碍、呼吸困难、血压下降、昏迷,最后多死于呼吸衰竭。②防治措施:目前无特效解毒剂,一旦发现必须迅速抢救,呼吸困难者给予呼吸兴奋剂及氧气吸入,肌肉麻痹者可给予肌内注射盐酸士的宁,血压下降者可给予强心剂或升压药;预防性措施包括开展宣传教育、捕获的河鲀禁止零售。

(2)毒蕈中毒:毒蕈有毒成分复杂。根据毒蕈毒素成分及中毒症状,可分为四种类型:胃肠毒型、神经精神型、溶血型、脏器损害型。防治措施:①立即催吐、洗胃、清肠,尽快去除有毒物质。②合理用药。神经精神型用阿托品治疗;溶血型可给予肾上腺皮质激素及输血等;脏器损害型早期给予保肝治疗,同时可用巯基解毒药物等。③对症治疗和支持治疗。预防措施包括加强宣传教育,提高对毒蕈的识别能力,防止误采、误食。

5. 化学性食物中毒

(1)亚硝酸盐中毒

中毒原因:误将亚硝酸盐当食盐加入食品;大量食用硝酸盐、亚硝酸盐含量较高的蔬菜,如腌制不充分的蔬菜或储存过久的不新鲜蔬菜。个别地区井水含硝酸盐较多。

临床特点:潜伏期一般 1~3h,主要症状为口唇、指甲以及全身皮肤出现发绀等组织缺氧表现,并有头晕、头痛、心率过速、胸闷、嗜睡或烦躁不安、呼吸急促等症状;严重中毒者起病急、病情重,若不及时抢救,可因呼吸困难、缺氧窒息或呼吸麻痹、循环衰竭而死亡。

治疗措施:迅速催吐、洗胃、导泻,促使未吸收毒物的排出;特效治疗可采用 1% 亚甲蓝,小剂量口服或缓慢静脉注射,亚甲蓝、维生素 C 和葡萄糖合用效果更佳;

预防措施:防止亚硝酸盐污染食品或误食误用;保持蔬菜新鲜,勿食腌制不充分的蔬菜;

肉制品及肉类罐头的亚硝酸盐使用量、残留量,应严格执行国家标准;不饮用硝酸盐和亚硝酸盐含量高的井水。

（2）砷化物中毒:无机砷化物一般均有剧毒,最常见的是三氧化二砷,俗称砒霜。

临床特点:潜伏期数分钟至数小时,发病初期表现为咽干、口渴、流涎、口中金属味、咽喉及上腹部烧灼感,随后出现恶心、反复呕吐,甚至吐出黄绿色胆汁,重者呕血。腹泻初为稀便,后呈米泔样便并混有血液。症状加重时全身衰竭、脱水、体温下降、意识消失。重症病人出现神经系统症状,如头痛、狂躁、抽搐、昏迷等,抢救不及时可因呼吸循环衰竭而死亡。

急救治疗:催吐、洗胃及导泻,尽快去除毒物;口服解毒剂氢氧化铁,防止砷化物吸收并保护胃黏膜;尽早使用特效解毒剂,首选二巯基丙磺酸钠。

预防措施:农药专人专库保管,砷化物毒死的畜禽深埋销毁,含砷杀虫剂用于防治果树、蔬菜的害虫时,应符合国家农药安全使用准则;食品加工用的原料和添加剂的砷含量不得超过国家允许标准。

6. 食物中毒调查与处理

（1）食物中毒处理原则:①及时报告。②对病人采取紧急处理:停止食用可疑中毒食品,采取标本以备送检;进行急救处理,包括催吐、洗胃和清肠;对症治疗与特殊治疗;使用特效解毒剂。③对中毒食品控制处理:保护现场,封存中毒食品或可疑中毒食品;采取剩余可疑中毒食品,以备送检;追回已售出的中毒食品或可疑中毒食品,对中毒食品进行无害化处理或销毁。④对中毒场所消毒处理。

（2）食物中毒现场调查处理程序:①初步调查。尽快确定事件的性质和类别,同时积极救治病人。②现场调查。通过个案调查以及对可疑中毒食品加工过程、中毒场所和环境的调查,初步确定中毒原因。③样品采集与检验。有针对性地采集食物样品、中毒者的生物样品以及相关的环境样品,并且尽快送实验室进行检验。④采取控制措施。对病人的救治措施;对同一饮食史人群的医学观察和预防性服药;对危险因素包括对中毒食品或可疑中毒食品的控制和处理等。⑤总结评价及责任追究。

［本章重点与难点］

1. 食品安全和食源性疾病的概念。
2. 食品污染的种类和来源。
3. 食品添加剂的使用原则。
4. 典型食物中毒的临床表现及防治措施。
5. 食物中毒调查与处理。

【复习题】

（一）选择题

A1 型题

1. 耐热性最强的食物中毒病原是
    A. 葡萄球菌　　　　　 B. 副溶血性弧菌　　　　 C. 变形杆菌
    D. 肉毒梭菌的芽孢　　 E. 沙门氏菌
2. 河鲀毒素的特点是
    A. 易溶于水　　　　　 B. 毒性极强的神经毒素　 C. 盐腌能破坏
    D. 不耐热　　　　　　 E. 日晒能破坏

3. 引起肉毒毒素中毒的常见食品是

    A. 家庭自制发酵食品　　　　B. 病畜肉　　　　　　　C. 海产品

    D. 冰激凌　　　　　　　　　E. 以上都不是

4. 肝损害型毒蕈中毒的特殊治疗药物是

    A. 阿托品　　　　　　　　　B. 巯基解毒剂　　　　　C. 亚甲蓝

    D. 抗生素　　　　　　　　　E. 肾上腺皮质激素

5. 亚硝酸盐的食物来源**不包括**

    A. 添加发色剂的肉制品　　　B. 苦井水　　　　　　　C. 刚腌制不久的蔬菜

    D. 高温油炸食品　　　　　　E. 腐败变质的蔬菜

6. 黄曲霉毒素主要损害的部位是

    A. 神经　　　　　　　　　　B. 肝　　　　　　　　　C. 肾

    D. 膀胱　　　　　　　　　　E. 心脏

7. 亚硝酸盐的特效解毒剂是

    A. 阿托品　　　　　　　　　B. 巯基解毒剂　　　　　C. 亚甲蓝

    D. 抗生素　　　　　　　　　E. 肾上腺素

8. 对醋较为敏感的细菌是

    A. 致病性大肠埃希氏菌　　　B. 变形杆菌　　　　　　C. 副溶血性弧菌

    D. 肉毒梭菌　　　　　　　　E. 金黄色葡萄球菌

9. 我国最常见的食物中毒是

    A. 化学性食物中毒　　　　　B. 细菌性食物中毒　　　C. 真菌性食物中毒

    D. 有毒动物中毒　　　　　　E. 有毒植物中毒

10. 河鲀身体中河鲀毒素含量最多的器官是

    A. 皮肤、腮　　　　　　　　B. 肝、肾　　　　　　　C. 鱼卵、肠

    D. 腮、鳍　　　　　　　　　E. 卵巢、肝

11. 葡萄球菌肠毒素中毒的典型症状是

    A. 剧烈呕吐　　　　　　　　B. 腹痛、腹泻　　　　　C. 发热

    D. 神经系统症状　　　　　　E. 抽搐

12. **不属于**食物中毒的是

    A. 农药中毒　　　　　　　　　　　　B. 毒蕈中毒

    C. 河鲀中毒　　　　　　　　　　　　D. 暴饮暴食引起急性胃肠炎

    E. 肉毒中毒

13. 引起沙门氏菌属食物中毒的好发食品是

    A. 植物性食品　　　　　　　B. 自制发酵食品　　　　C. 动物性食品

    D. 海产品　　　　　　　　　E. 腌制食品

14. 引起副溶血性弧菌食物中毒的主要食品是

    A. 发酵食品　　　　　　　　B. 罐头食品　　　　　　C. 剩米饭、凉糕

    D. 海产品及盐渍食品　　　　E. 植物性食品

15. 肉毒梭菌食物中毒特征性的临床表现为

    A. 腹痛、腹泻　　　　　　　B. 剧烈呕吐　　　　　　C. 发绀

    D. 黄疸　　　　　　　　　　E. 神经系统损伤症状

16. 预防食品霉变的措施**不包括**

    A. 挑选霉粒　　　　　　　B. 加碱去毒　　　　　　　C. 控制温度、湿度

    D. 辐射处理　　　　　　　E. 密封减少氧气

17. 有关食品添加剂，**不正确**的是

    A. 是人为地有意识的加入的化学物质

    B. 可用以掩盖食品不良感官性状或缺陷

    C. 可以是天然物质，也可人工合成

    D. 不能破坏原有营养成分

    E. 必须经过规定的毒理学鉴定程序

18. 毒素不耐热的是

    A. 河鲀毒素　　　　　　　B. 肉毒毒素　　　　　　　C. 黄曲霉毒素

    D. 葡萄球菌肠毒素　　　　E. 以上都不是

A2 型题

1. 某年 6 月，某单位 12 位同事在海鲜馆聚会。吃完海产品 5h 后，有 9 人陆续出现腹痛、频繁腹泻、里急后重不明显，继而出现恶心、呕吐，重症者出现脱水，少数出现休克、意识障碍，3d 后中毒症状逐渐好转。发生食物中毒的最可能原因是

    A. 沙门氏菌　　　　　　　B. 葡萄球菌肠毒素　　　　C. 肉毒毒素

    D. 变形杆菌　　　　　　　E. 副溶血性弧菌

2. 某中学，有 10 名同学在小饭店聚餐。1h 后，就餐者陆续出现口唇、指甲及全身皮肤青紫等症状。引起中毒最可能的原因是

    A. 甲醇　　　　　　　　　B. 钡盐　　　　　　　　　C. 真菌毒素

    D. 亚硝酸盐　　　　　　　E. 砷化物

3. 某家庭 5 人，吃了自制的豆酱后，出现头晕、头痛、乏力、食欲缺乏，随后出现视力模糊、眼睑下垂、吞咽困难、声音嘶哑、颈无力、头下垂，经治疗后逐渐恢复健康。发生中毒的最可能病原是

    A. 副溶血性弧菌　　　　　B. 变形杆菌　　　　　　　C. 沙门氏菌

    D. 肉毒毒素　　　　　　　E. 葡萄球菌肠毒素

4. 某年 7 月，某小学 20 多名学生食用了由奶、蛋、糖制作的冰激凌 12h 后，出现腹痛、腹泻、黄绿水样便。少数病人有脓血便，体温高达 39℃。重症者出现谵妄、昏迷等。引起该次食物中毒的最可能病原是

    A. 致病性大肠埃希氏菌　　B. 沙门氏菌　　　　　　　C. 葡萄球菌

    D. 肉毒梭菌　　　　　　　E. 副溶血性弧菌

B1 型题

（1~3 题共用备选答案）

    A. 沙门氏菌

    B. 葡萄球菌肠毒素

    C. 副溶血性弧菌

    D. 肉毒毒素

    E. 变形杆菌

1. 临床表现以剧烈呕吐为主的病原是

2. 临床表现以神经系统损坏为主的病原是

3. 食醋可以灭活的细菌是

（4~6题共用备选答案）

A. 毒蕈中毒

B. 化学性食物中毒

C. 砷污染食品而引起食物中毒

D. 细菌性食物中毒

E. 黄曲霉毒素食物中毒

4. 死亡率最高的食物中毒是

5. 有毒动植物中毒是

6. 常见的食物中毒是

（7~10题共用备选答案）

A. 肉、禽、蛋、奶等动物性食品

B. 海产品及盐渍食品

C. 自制发酵食品

D. 玉米、花生仁

E. 蔬菜

7. 引起副溶血性弧菌食物中毒的食品主要是

8. 引起沙门氏菌属食物中毒的食品主要是

9. 可引起亚硝酸盐食物中毒的是

10. 可引起黄曲霉毒素食物中毒的是

A3/A4 型题

（1~3题共用题干）

某次食物中毒事件：病人起病急，大部分于餐后10min发病，主要表现为口、唇、舌尖青紫，自觉头晕、无力，呼吸急促并有恶心、呕吐、腹痛。

1. 该次食物中毒最可能的是

A. 肉毒中毒　　　　　B. 河鲀中毒　　　　　C. 亚硝酸盐中毒

D. 葡萄球菌肠毒素中毒　E. 副溶血性弧菌中毒

2. 该次食物中毒的治疗应使用

A. 抗生素血清　　　　B. 抗生素　　　　　　C. 硫代硫酸钠

D. 亚甲蓝　　　　　　E. 二羟基丙磺酸钠

3. 引起该次食物中毒的食物有可能是

A. 动物性食品　　　　B. 自制的豆酱　　　　C. 刚腌制的蔬菜

D. 海产品　　　　　　E. 剩米饭

（二）思考题

1. 何谓食物中毒？食物中毒的特征有哪些？

2. 简述食品污染物对人体健康的危害。

3. 食品添加剂是如何分类的？

4. 如何对食物中毒进行调查和处理？

（三）案例分析

9月10日，某旅游团一行25人在某沿海城镇某饭店进食海虾9h后，陆续发病，至9月11

日共计 23 人发病。其主要症状：上腹部阵发性剧烈疼痛、频繁腹泻，大便为水和血水样，体温 37~39℃。在该旅游团中有两人对海鲜过敏，未进食海虾，两人都未发病。

不是该旅游团的 6 名旅游者在该饭店吃海虾后也发病，其他在该饭店未进食海虾的无一人发病。停止食用海虾后，再没有出现新病例。经 2~4d 的抗生素和对症治疗后，病人全部治愈，无一人死亡。请回答：

（1）该事件是否为食物中毒事件，其依据是什么？

（2）如何处理该事件？

【参考答案】

（一）选择题

A1 型题

　1. D　　2. B　　3. A　　4. B　　5. D　　6. B　　7. C　　8. C　　9. B　　10. E

11. A　12. D　13. C　14. D　15. E　16. E　17. B　18. B

A2 型题

　1. E　　2. D　　3. D　　4. B

B1 型题

　1. B　　2. D　　3. C　　4. B　　5. A　　6. D　　7. B　　8. A　　9. E　　10. D

A3/A4 型题

　1. C　　2. D　　3. C

（二）思考题（略）

（三）案例分析答题要点

该事件为食物中毒事件。其依据是符合食物中毒特点。①短时间内出现大量病人：在 9h 内有 22 人发病。②临床表现相似，且为胃肠炎症状：上腹部阵发性剧烈疼痛、频繁腹泻。③发病与食用海虾有明确的关系：发病者都食用了海虾，未食者不发病。④人与人之间无直接传染：停止食用该海虾再没有出现新病例。

处理事件方法：①在确定是食物中毒后应立即向所在地卫生行政部门报告，本次食物中毒人数达 23 人，最好在 6h 内报告同级人民政府和上级人民政府卫生行政部门。②积极抢救处理病人，避免死亡。③及时处理可疑食物及中毒现场。一经确认可疑食物立即封存，未经卫生部门或专业人员许可不得解封，并经消毒后予以销毁。④对污染源进行合理处理。⑤总结评价：总结整个食物中毒调查和处理过程，包括中毒时间、人数、发病经过和主要表现等。⑥行政处罚与宣传教育：卫生部门在追究引起中毒当事人得法律责任外，应重视卫生宣传与指导工作。

（段爱旭）

第四章　合理营养指导

【学习要点】

1. 营养、营养素、能量、膳食营养素参考摄入量概述。

2. 平衡膳食的概念及基本要求。

3. 中国居民膳食指南与平衡膳食宝塔。

4. 营养缺乏病与营养过剩性疾病。

5. 病人基本膳食与治疗膳食的适用对象。

6. 营养调查的内容与方法。

【内容要点】

[教材知识点]

（一）营养的基本概念

1. 营养与营养素 ①营养（nutrition）指人体摄取、消化、吸收和利用食物中的营养物质，以维持生长发育、组织更新和良好健康状态的动态生物学过程。②营养素（nutrients）指食物中可为人体提供能量、构成机体成分和修复组织以及调节生理功能的化学物质。人体所需的营养素可概括为六类：蛋白质、脂类、碳水化合物、矿物质、维生素和水。

2. 营养素需要量与供给量 ①营养素需要量是机体为维持正常生理功能所需的营养素的最低量，有时也称为"生理需要量"。②营养素供给量是在生理需要量的基础上考虑人群的安全率、饮食习惯、食物生产以及社会条件、经济条件等因素而提出的每日膳食中应供给的能量和各种营养素的数量。供给量是针对群体而言的，由于存在个体差异，供给量比需要量更充裕。短期内摄入量低于供给量，并不一定会危及健康。

3. 膳食营养素参考摄入量（dietary reference intake，DRI） 是在营养素供给量（RDA）基础上发展起来的一组每日平均膳食营养素摄入量的参考值。

DRI 包括 4 项内容。①平均需要量（EAR）：是某一特定性别、年龄及生理状况群体中对某营养素需要量的平均值。②推荐摄入量（RNI）：是可以满足某一特定群体中绝大多数（97%~98%）个体营养素需要量的摄入水平。③适宜摄入量（AI）：是通过观察或实验获得的健康人群某种营养素的摄入量。④可耐受最高摄入量（UL）：是平均每日摄入营养素的最高限量。

（二）人体必需的营养素

1. 蛋白质 是构成人体组织的基本材料，也是一种产能营养素，没有蛋白质就没有生命。正常成人体内 16%~19% 是蛋白质。氨基酸是组成蛋白质的基本单位，构成人体蛋白质的 20 种氨基酸中，有 8 种（婴儿为 9 种）是人体不能合成或合成速度不能满足机体需要，必须从食物中直接获得，称为必需氨基酸。食物蛋白质中如果某些必需氨基酸含量不足，则称为限制氨基酸。在膳食中将多种食物混合食用，可使必需氨基酸互通有无，互相补充，提高蛋白质的生物学价值，这种作用称为蛋白质互补作用。

（1）蛋白质的功能：①构成人体组织成分。②构成体内多种重要物质，参与调节生理功能；③供给能量。

（2）食物蛋白质营养价值评价：①蛋白质含量。②蛋白质消化率。③蛋白质利用率。

（3）食物来源与参考摄入量

1）蛋白质的食物来源：动物性食物，如肉、鱼、奶、蛋，均属于优质蛋白质。植物性食物，如粮谷类、豆类、薯类等，其中大豆类的蛋白质也属于优质蛋白质。我国人民膳食主要以粮谷类为主，每日由谷类供给的蛋白质占 30~40g，甚至更多。

2）蛋白质的推荐摄入量：蛋白质供给能量占总能量的 10%~14%（成人 10%~12%，儿童、孕妇、乳母 12%~14%）。膳食中优质蛋白质的摄入应占蛋白质总摄入量的 1/3 以上。

2. 脂类 包括中性脂肪和类脂，是食物中产生能量最高的营养素。中性脂肪又称三酰甘油或甘油三酯,由一分子甘油和三分子脂肪酸组成。必需脂肪酸指人体不能合成,必须由膳食供给的多不饱和脂肪酸,现在认为人类的必需脂肪酸是亚油酸和 α- 亚麻酸两种。

（1）生理功能:①供能和储能。②构成机体组织和重要物质。③促进脂溶性维生素的吸收。④供给必需脂肪酸。⑤改善食物感官性状、促进食欲及增加饱腹感。⑥维持体温,支持和保护脏器关节,并具有隔热保温作用。

（2）膳食脂肪营养价值评价:①脂肪的消化率。②必需脂肪酸的含量。③脂溶性维生素含量。④脂类的稳定性。

（3）膳食脂类食物来源及脂肪参考摄入量

1）脂类的食物来源:植物油类,如菜籽油、花生油、豆油、茶油、玉米油、芝麻油等;动物性脂肪,如肥肉、猪油、牛油、羊油、鱼油、奶油、蛋黄等。

2）膳食脂肪适宜摄入量:成年人脂肪供热占膳食总能量的 20%~30%。必需脂肪酸的摄入量,应不少于总能量的 3%。膳食脂肪中的 SFA：MUFA：PUFA 为 1：1：1 为宜。

3. 碳水化合物 又称糖类,由碳、氢、氧元素组成,是人类最廉价而安全的能量来源,可分为单糖、双糖、多糖和寡糖。

（1）生理功能:①贮存和供给能量。②构成机体的重要成分。③节约蛋白质作用。④抗生酮作用。⑤解毒作用。

（2）膳食纤维的概念及生理功能:膳食纤维是存在于植物性食物中不能被人体消化吸收的多糖。其生理功能包括改善肠道功能,降低血糖和血浆胆固醇,控制体重和减肥,吸附作用。

（3）碳水化合物的食物来源与参考摄入量

1）食物来源:碳水化合物主要来源于植物性食物,最主要是粮谷类、薯类、根茎类、杂豆类,另外还有各种食糖。蔬菜、水果是膳食纤维的主要来源。

2）膳食参考摄入量（AI）:占总能量的 55%~65%。精制糖占总能量的 10% 以下。

4. 能量 人体所需要的能量是由碳水化合物、脂肪和蛋白质提供。人体能量的消耗主要用于基础代谢、食物特殊动力作用和体力活动。能量摄入量与消耗量应保持动态平衡。三大产能营养素占总能量百分比:蛋白质 10%~15%,脂肪 20%~30%,碳水化合物 55%~65%。

5. 维生素 是维持人体正常生理功能、物质和能量代谢所必需的低分子有机化合物。根据其溶解性分为脂溶性维生素和水溶性维生素两大类。几种维生素的缺乏症及食物来源见表 4-1。

6. 无机盐和微量元素 根据其在体内的含量及机体需要量的多少,分为常量元素和微量元素两大类。几种无机盐的缺乏症及食物来源见表 4-2。

表 4-1 几种维生素的缺乏症及食物来源

维生素	主要生理功能	缺乏与过剩	食物来源
维生素 A （又称视黄醇）	参与视网膜内视紫质的合成与再生,维持正常的视觉;参与糖蛋白合成,维持上皮组织结构的完整和功能;促进机体正常生长发育;增加机体抗感染、抗氧化和抗癌作用	缺乏可致暗适应能力降低,甚至夜盲症;皮肤干燥,毛囊角化,儿童发育迟缓,易发生呼吸道感染;过多摄取可引起急、慢性中毒	动物肝、鱼肝油、鱼卵、全奶、奶油、蛋黄等;维生素 A 原的良好来源是深色蔬菜和水果
维生素 D	促进对钙、磷的吸收,调节血钙平衡;促进骨与软骨及牙齿的钙化	婴幼儿缺乏引起佝偻病;成人缺乏发生骨质软化和骨质疏松症;摄入过多可在体内蓄积引起中毒	动物肝、鱼肝油、蛋黄等含量较多。奶类含量不高,故以奶为主食的婴儿,要适量补充

续表

维生素	主要生理功能	缺乏与过剩	食物来源
维生素 B_1（又称硫胺素）	是脱羧辅酶的主要成分,参与碳水化合物代谢;维持神经、肌肉的功能;与心脏活动、食欲、胃肠蠕动、消化液分泌有关	缺乏将引起脚气病,主要损害神经-血管系统,包括湿型脚气病、干型脚气病、混合型脚气病和婴儿脚气病。过量会引起中毒但很罕见	良好来源有全谷类、豆类、坚果类、酵母、蛋类和动物内脏,如肝、肾、心、脑及瘦肉
维生素 B_2（又称核黄素）	参与机体组织呼吸及氧化还原过程,维持蛋白质、脂肪和碳水化合物的正常代谢,还参与维生素 B_6、烟酸与药物代谢,促进正常生长发育,维护皮肤和黏膜的完整性;抗氧化	口腔生殖系综合征;生长迟缓;轻、中度缺铁性贫血;孕期缺乏可致胎儿骨骼畸形	动物心、肝、肾、蛋黄和奶类,其次是豆类和绿叶蔬菜
维生素 C（抗坏血酸）	参与体内氧化还原过程,促进胶原合成,促进伤口愈合;具有防癌、抗癌作用;改善铁、钙和叶酸的利用;清除自由基;增加人体抵抗力,解毒作用	可引起坏血病,牙龈肿胀与出血,皮肤出现瘀点与瘀斑,骨钙化异常;伤口愈合不良,抵抗力低下等。过量可引起结石	新鲜的蔬菜与水果。尤其是绿色蔬菜与带酸味的水果

表 4-2　几种无机盐的缺乏症及食物来源

无机盐	主要生理功能	缺乏与过剩	食物来源
钙	构成骨骼和牙齿的成分;维持神经和肌肉的正常活动;促进体内酶的活动;参与维持体内酸碱平衡及毛细血管渗透压;参与血液凝固;参与激素分泌;对维持生物膜正常通透性有重要作用	钙缺乏主要影响骨骼与牙齿的发育,可导致婴幼儿佝偻病、成人骨软化症及骨质疏松症,可引起手足抽搐。过量钙的摄入会增加肾结石的危险性,可明显抑制铁、镁、磷的吸收及降低锌的生物利用率	奶及奶制品;虾皮、海带、坚果类、芝麻酱;豆类及其制品;某些绿色蔬菜(如花椰菜、甘蓝菜)
铁	血红蛋白与肌红蛋白、细胞色素A及某些呼吸酶的成分,参与体内氧与二氧化碳的转运、交换和组织呼吸过程。催化促进 β-胡萝卜素转化为维生素A;促进嘌呤与胶原的合成、抗体的产生、脂类转运;维持人体免疫系统的正常功能	可引起缺铁性贫血,导致工作、学习能力下降、降低抗感染能力。长期过量摄入铁会损害肝、肺及心脏;还可干扰机体对锌的吸收	动物肝、全血,瘦肉、鱼类。豆类、黑木耳、芝麻酱等
锌	是许多酶的组成成分,在组织呼吸、蛋白质合成、核酸代谢中起重要作用;促进生长发育;促进性器官的发育;促进维生素A的代谢,保护皮肤健康并参与免疫过程等	缺乏:生长发育受阻,侏儒症;性发育迟缓,性功能减退;胎儿畸形;皮肤粗糙;免疫力降低等;可致味觉减退,发生异食癖;创口愈合不良,易于感染等。过量:可导致贫血,引起铜继发性缺乏,胃损伤及免疫功能抑制	海产品、红色肉类、动物内脏是锌极好来源,蛋、奶含量次之。干果类、谷类胚芽和麦麸也富含锌

（三）合理营养与膳食指导

1. 合理营养与平衡膳食 ①合理营养指膳食中提供的能量和营养素种类齐全、数量充足、比例恰当，并能被机体充分地消化、吸收和利用，以满足机体的需要。②平衡膳食又称合理膳食，指膳食中的食物种类齐全、数量充足、营养素之间的比例适当合理，适合人体正常代谢和生长发育需要的膳食，即全面达到人体营养需要的膳食。③合理营养与平衡膳食的要求：合理的膳食调配；科学的加工烹调；良好的膳食制度；保证食物安全。

2. 膳食指南与平衡膳食宝塔 ①膳食指南是根据营养学原理，结合国情制订的用于指导居民实践平衡膳食、合理营养的基本原则。②平衡膳食宝塔是根据中国居民膳食指南的核心内容，结合中国居民膳食的实际情况设计的理想膳食模式，并以直观的宝塔形式表示，膳食宝塔共分5层，包含每日应摄入的主要食物种类及其数量。

（四）特殊人群的营养指导

1. 孕妇与乳母营养 孕妇和乳母的营养不仅要满足自身的营养需求，还要提供满足胎儿生长发育和乳汁分泌所必需的各种营养素和能量。孕妇与乳母的营养原则与膳食指导见表4-3。

表4-3 孕妇与乳母的营养原则与膳食指导

人群	营养原则	膳食指导
孕妇	根据体重变化，适当增加能量；充足的蛋白质，满足孕妇及胎儿生长发育对优质蛋白质的需要；丰富的微量营养素，尤其是钙、铁、锌、碘及维生素	①孕前期：多摄入富含叶酸的食物或补充叶酸；常吃含铁丰富的食物；保证摄入加碘食盐，适当增加海产品的摄入；戒烟、禁酒 ②孕早期：膳食清淡、适口；少食多餐；保证摄入足量富含糖类的食物；多摄入富含叶酸的食物或补充叶酸；戒烟、禁酒 ③孕中、末期：适当增加鱼、禽、蛋、瘦肉、海产品的摄入量；适当增加奶类的摄入；常吃含铁丰富的食物；适量身体活动，维持体重的适宜增长；戒烟、禁酒，少吃刺激性食物
乳母	以泌乳量与母亲体重为依据，保证充足能量；足够的优质蛋白质；适量脂肪，尤其是多不饱和脂肪酸，满足婴儿中枢神经系统发育及脂溶性维生素吸收等的需要；保证钙、铁、锌、碘和多种维生素的供给	增加鱼、禽、蛋、瘦肉及海产品摄入；适当增饮奶类，多喝汤水；产褥期食物多样，不过量；忌烟酒，避免喝浓茶和咖啡；科学活动和锻炼，保持健康体重

2. 婴幼儿及学龄前儿童营养 见表4-4。

表4-4 中国婴幼儿及学龄前儿童膳食指南

年龄	膳食指南
0~6月	纯母乳喂养；产后尽早开奶，初乳营养最好；尽早抱婴儿到户外活动或适当补充维生素D；给新生儿和1~6个月龄婴儿及时补充维生素K；不能用纯母乳喂养时，宜首选婴儿配方食物喂养；定期监测生长发育状况
6~12月	奶类优先，继续母乳喂养；及时合理添加辅食；尝试多种多样的食物，膳食少糖、无盐、不加调味品；逐渐让婴儿自己进食，培养良好的进食行为；定期监测生长发育状况；注意饮食卫生

续表

年龄	膳食指南
1~3岁	继续给予母乳喂养或其他乳制品,逐步过渡到食物多样;选择营养丰富、易消化的食物;采用适宜的烹调方式、单独加工制作膳食;在良好环境下规律进餐,重视良好饮食习惯的培养;鼓励幼儿多做户外游戏与活动,合理安排零食,避免过瘦与肥胖;每日足量饮水,少喝含糖高的饮料;定期监测生长发育状况;确保饮食卫生,严格餐具消毒
学龄前	食物多样,谷类为主;多吃新鲜蔬菜和水果;经常吃适量的鱼、禽、蛋、瘦肉;每日饮奶,常吃大豆及其制品;膳食清淡少盐,正确选择零食,少喝含糖高的饮料;食量与体力活动要平衡,保证正常体重增长;不挑食、不偏食,培养良好饮食习惯;吃清洁卫生、未变质的食物

3. 老年人营养 合理营养可延缓衰老进程、防治各种老年常见病,达到健康长寿和提高生命质量的目的,老年人的生理特点决定老年人营养需求及膳食有其特殊性。

（1）营养原则：①平衡膳食,维持能量摄入与消耗的平衡,饮食饥饱适中,保持理想体重。②荤素合理搭配,优质蛋白质为主,提倡多吃奶类、豆类和鱼类。③食物要粗细搭配,重视膳食纤维和多糖类物质的摄入;烹调要注意色香味、柔软、易消化,不吃油炸、烟熏、腌制的食物。④保证摄入充足的新鲜蔬菜和水果,补充老年人机体所需的抗氧化营养素。⑤重视钙、铁、锌等的补充,适当使用营养素补充剂。⑥少食多餐,不暴饮暴食;饮食清淡少盐;不吸烟,不过量饮酒。

（2）膳食指南：①提高膳食质量,预防营养不良。②粗粮细作,少吃多餐。③膳食清淡,烹调合理。④调整膳食结构,保证微量营养素。⑤适量活动,维持理想的体重。

4. 病人营养 又称临床营养,是研究人体处于各种病理状态下的营养需求和营养输注途径,制订符合疾病不同时期特征的营养治疗方案和膳食配方,以达到治疗、辅助治疗或诊断的目的。医院病人的膳食可分为基本膳食、治疗膳食及试验膳食。医院基本膳食和三种治疗膳食的特点及其适用对象分别见表4-5和表4-6。

表4-5 医院基本膳食的特点及适用对象

膳食	特点	适用对象
普通膳食	达到平衡膳食的要求,与健康人的膳食基本相同	消化道功能正常、无发热、无腹泻病人和产妇以及恢复期病人
软食	含膳食纤维少,便于咀嚼,易于消化	轻度发热、消化不良、肠道疾病恢复期、口腔疾病病人及咀嚼不便的幼儿和老人等
半流质膳食	外观呈半流体状态,易于咀嚼和消化,水分含量多,限量、多餐次的进餐形式	发热较高、消化道疾病、咀嚼吞咽困难、手术前后的病人和身体虚弱的病人及刚分娩的产妇
流质膳食	含水分多,呈液体状态或在口腔中能溶化为液体,含渣少,易消化,易吞咽	高热、急性传染病、消化道出血、吞咽咀嚼极度困难、手术前后或病情危重的病人

表4-6 三种治疗膳食的特点及适用对象

膳食	特点	适用对象
低蛋白膳食	一般每日蛋白质总量在20~40g,尽量选用优质蛋白质,以减少含氮代谢产物,减轻肝、肾负担	急性和慢性肾炎、急性肾衰竭、慢性肾衰竭、肾病综合征、尿毒症及肾透析、肝衰竭及各期肝性脑病

膳食	特点	适用对象
低盐膳食	限制食盐的摄入,调整膳食中的钠盐摄入量,纠正水、钠潴留,以维持机体水、电解质的平衡	高血压病、心力衰竭、急性和慢性肾炎、先兆子痫及肝硬化等各种原因引起的水、钠潴留病人
低嘌呤膳食	限制高/中嘌呤膳食的摄入,降低血清尿酸的水平;增加水分的摄入量,促进尿酸排出体外,防治急性痛风的发作	痛风、高尿酸血症、尿酸性结石病人

(五)营养调查与评价

1. 营养调查与评价的概念　居民营养状况调查,简称营养调查,指运用各种科学的手段准确了解某一人群及个体各种营养指标的水平,以发现其膳食与营养问题,提出改进营养状况措施的重要方法。

营养评价指根据营养调查的结果,结合相应的标准进行全面的营养状况和健康状况评定。

2. 营养调查的内容　完整的营养调查应该包括膳食调查、营养状况体格检查和人体营养水平生化检验(实验室检查)。

(1)膳食调查:是营养调查的重要组成部分,也是进行营养调查的基础。常用的膳食调查方法有称重法、记账法(或查账法)、询问法三种。

(2)营养状况体格检查:包括检查被调查者有无营养缺乏病的体征以及观察身体发育状况。常用的体格检查的指标有体重、身高、皮褶厚度等。

(3)实验室检查:主要是测定被检者的体液或排泄物中所含的各种营养素或代谢产物的量。

营养缺乏症体格检查的检查项目、症状、体征及相应缺乏的营养素见表4-7。

表4-7　营养缺乏体格检查

部位	体征	缺乏的营养素
全身	消瘦或浮肿,发育不良	能量、蛋白质、锌
	贫血	蛋白质,铁,叶酸,维生素 B_2、维生素 B_6、维生素 B_{12}、维生素 C
皮肤	干燥,毛囊角化	维生素 A
	毛囊四周出血点	维生素 C
	癞皮病皮炎	烟酸
	阴囊炎,脂溢性皮炎	维生素 B_2
头发	稀少,失去光泽	蛋白质,维生素 A
眼睛	毕脱氏斑,角膜干燥,夜盲	维生素 A
唇	口角炎,唇炎	维生素 B_2
口腔	齿龈炎,齿龈出血,齿龈松肿,舌炎,舌猩红	维生素 C,维生素 B_2,烟酸,锌
指甲	舟状甲	铁
骨骼	颅骨软化,方颅,鸡胸,串珠肋,O形腿,X形腿	维生素 D,钙
神经	肌肉无力,四肢末端蚁行感,下肢肌肉疼痛	维生素 C,维生素 B_1

［本章重点与难点］

1. 膳食营养素参考摄入量。

2. 中国居民膳食指南与中国居民平衡膳食宝塔。

3. 特殊人群膳食指导。

【复习题】

（一）选择题

A1 型题

1. 不属于营养素的是

    A. 有机盐   B. 蛋白质   C. 矿物质

    D. 脂肪   E. 碳水化合物

2. 膳食营养素参考摄入量不包括

    A. EAR   B. RNI   C. AI

    D. RDA   E. UL

3. 中国居民平衡膳食宝塔（2016）推荐的谷薯类的摄入量是

    A. 250~400g   B. 300~500g   C. 400~600g

    D. 600~800g   E. 以上均不正确

4. 评价蛋白质营养价值高低的主要指标是

    A. 蛋白质的含量

    B. 蛋白质的消化吸收

    C. 蛋白质的利用

    D. 氨基酸模式

    E. 蛋白质含量、氨基酸组成及机体消化吸收利用的程度

5. 目前公认的必需脂肪酸是

    A. 亚麻酸和花生四烯酸   B. 亚油酸

    C. 亚油酸和 α- 亚麻酸   D. α- 亚麻酸

    E. 花生四烯酸

6. 中国营养学会建议孕妇的钙摄入量为

    A. 800~1 000mg/d   B. 1 000~1 500mg/d   C. 1 500~2 000mg/d

    D. 2 000~2 500mg/d   E. 2 500~3 000mg/d

7. 谷类蛋白质的限制氨基酸是

    A. 蛋氨酸   B. 亮氨酸   C. 缬氨酸

    D. 丝氨酸   E. 赖氨酸

8. 奶类含量低的营养素是

    A. 钙   B. 铁   C. 蛋白质

    D. 脂肪   E. 乳糖

9. 为更好地发挥蛋白质的营养作用,应采取的措施有

    A. 供给足够的能量   B. 利用蛋白质的互补作用

    C. 提高蛋白质的消化率   D. 供给更多的蛋白质

    E. 供给大量的维生素

10. 能量消耗包括

    A. 基础代谢消耗

    B. 基础代谢、劳动和活动消耗

    C. 基础代谢、劳动和活动,食物特殊动力消耗

    D. 基础代谢、劳动和活动,食物特殊动力消耗,生长期还包括生长发育所需的能量消耗

    E. 以上都不是

11. 豆类蛋白质的限制性氨基酸为

    A. 赖氨酸　　　　　　　B. 色氨酸　　　　　　　C. 苏氨酸

    D. 蛋氨酸　　　　　　　E. 丝氨酸

12. 蔬菜水果含有较丰富的维生素和无机盐,**除外**

    A. 维生素 D　　　　　　B. 胡萝卜素　　　　　　C. 核黄素

    D. 抗坏血酸　　　　　　E. 钾、钠

13. 蛋黄中铁的含量虽然高,它的吸收率却很低。蛋黄中影响铁吸收最可能的因素是

    A. 蛋黄中钙　　　　　　B. 蛋黄中磷　　　　　　C. 蛋黄中胆固醇

    D. 蛋黄中高磷蛋白　　　E. 蛋黄中维生素 D

14. 老年人在蛋白质供给量方面的要求是

    A. 维持正氮平衡,优质蛋白越多越好　　B. 量少、质优

    C. 应尽量以大豆蛋白为主　　　　　　　D. 维持正氮平衡,补充适量优质蛋白

    E. 尽量以肉制品为主

15. 肥胖发生的主要原因是

    A. 遗传因素　　　　　　B. 内分泌因素　　　　　C. 饮食因素

    D. 体质因素　　　　　　E. 代谢改变

16. 高热、急性消化道疾病、消化道出血、大手术病人适宜吃

    A. 普通饭　　　　　　　B. 软饭　　　　　　　　C. 半流质饭

    D. 流质饭　　　　　　　E. 固体饭

17. 急性肾炎、尿毒症、肝衰竭病人应吃

    A. 高蛋白膳食　　　　　B. 低蛋白膳食　　　　　C. 高能量膳食

    D. 低能量膳食　　　　　E. 高纤维膳食

18. 混合食物的特殊动力作用占基础代谢的百分比是

    A. 4%~5%　　　　　　　B. 5%~6%　　　　　　　C. 10%

    D. 20%　　　　　　　　E. 30%

19. 人体的能量来源于膳食中蛋白质、脂肪和碳水化合物。它们在体内的产热系数分别为

    A. 4kcal/g、9kcal/g、9kcal/g　　　　　B. 4kcal/g、9kcal/g、4kcal/g

    C. 9kcal/g、4kcal/g、4kcal/g　　　　　D. 4kcal/g、4kcal/g、4kcal/g

    E. 4kcal/g、4kcal/g、9kcal/g

20. 食物中维生素 A 含量丰富的是

    A. 鸡肝　　　　　　　　B. 猪肉　　　　　　　　C. 玉米

    D. 山药　　　　　　　　E. 牛奶

21. 脂溶性维生素是

    A. 维生素 D　　　　　　B. 维生素 C　　　　　　C. 维生素 PP

D. 维生素 B_1 E. 维生素 B_2

22. 以玉米为主食的地区易发生
   A. 脂溢性皮炎   B. 癞皮病   C. 脚气病
   D. 佝偻病   E. 夜盲症

23. 米面加工精度过高会导致何种营养素严重损失
   A. 维生素 C   B. 维生素 A   C. 维生素 E
   D. B 族维生素   E. 维生素 D

24. 反复淘洗大米或浸泡加热,损失最多的是
   A. 碳水化合物   B. 脂肪   C. 蛋白质
   D. B 族维生素   E. 无机盐

25. 我国居民能量和蛋白质的主要来源是
   A. 肉类   B. 奶蛋类   C. 大豆
   D. 粮谷类   E. 蔬菜类

26. 成年男性,身高 175cm,体重 70kg。身体体质指数为
   A. $19.8kg/m^2$ B. $22.9kg/m^2$ C. $23.6kg/m^2$
   D. $24.7kg/m^2$ E. $25.5kg/m^2$

27. 食物中蛋白质含量的测定一般使用的方法是
   A. 称量法   B. 凯氏定氮法   C. 灰化法
   D. 系数计算法   E. 以上均不正确

28. 富含维生素 D 的食物有
   A. 花生   B. 玉米   C. 鱼肝油
   D. 豆腐   E. 青菜

29. 中国营养学会建议健康成人每日盐的摄入量应**不超过**
   A. 3g   B. 6g   C. 9g
   D. 10g   E. 12g

30. 中国居民膳食中膳食纤维的重要来源是
   A. 肉类   B. 蛋类   C. 精制米面
   D. 水果蔬菜   E. 油脂

31. 鱼类食品具有预防心脑血管疾病的作用。这是因为鱼类食品中含有较多的
   A. 优质蛋白质   B. 钙   C. 多不饱和脂肪酸
   D. 铁   E. 饱和脂肪酸

32. 在机体通过氧化能够产生能量的营养素是
   A. 维生素   B. 无机盐   C. 膳食纤维
   D. 微量元素   E. 脂肪

33. 植物蛋白质的消化率比动物蛋白质低,是因为
   A. 蛋白质含量低
   B. 蛋白质被纤维包裹,不易与消化酶接触
   C. 蛋白质含量高
   D. 与脂肪含量有关
   E. 蛋白质分子结构不同

34. 限制氨基酸指
    A. 氨基酸分较高的氨基酸　　　　B. 氨基酸分较低的氨基酸
    C. 氨基酸分较高的必需氨基酸　　D. 氨基酸分较低的必需氨基酸
    E. 氨基酸含量最少的氨基酸

35. 适用吞咽困难，**不能**自行经口进食病人的是
    A. 经管营养　　　　B. 软食　　　　C. 半流质膳食
    D. 流质膳食　　　　E. 普通膳食

36. 食物中多不饱和脂肪酸含量较高的是
    A. 鸡肉　　　　B. 猪肉　　　　C. 牛肉
    D. 羊肉　　　　E. 鱼肉

37. 成人摄入混合膳食时，因食物特殊动力作用所消耗的能量约相当于基础代谢的
    A. 5%　　　　B. 10%　　　　C. 15%
    D. 20%　　　　E. 25%

38. 一般成年人三餐能量分配的适宜比例是
    A. 2:4:4　　　　B. 3:4:3　　　　C. 4:4:2
    D. 3:3:4　　　　E. 4:3:3

39. 食物中含钙最少的是
    A. 豆类　　　　B. 芝麻酱　　　　C. 海带
    D. 奶类　　　　E. 猪肉

40. 人体必需微量元素包括
    A. 硫、铁、氯　　　　B. 碘、镁、氟　　　　C. 铁、铬、钴
    D. 钙、锌、碘　　　　E. 钙、氟、铁

41. 有利于非血红素铁吸收的是
    A. 维生素 C　　　　B. 钙　　　　C. 草酸
    D. 膳食纤维　　　　E. 维生素 A

42. 关于铁的良好食物来源，应除外的是
    A. 猪肝　　　　B. 牛奶　　　　C. 猪血
    D. 羊肉　　　　E. 鲫鱼

43. **不属于**钙缺乏表现的是
    A. 骨骼疼痛、易出血　　　　B. 佝偻病　　　　C. 牙齿发育不正常
    D. 骨质疏松症　　　　E. 手足搐搦症

44. 关于维生素，正确的是
    A. 维生素 A、维生素 C、维生素 D、维生素 E 为脂溶性维生素
    B. 水溶性维生素不需每日供给
    C. 大量摄入水溶性维生素一般不会引起中毒
    D. 缺乏水溶性维生素时，症状不明显
    E. 大量摄入维生素 E、维生素 A 一般不会引起中毒

45. 判断机体肥胖最常用且最简便的指标是
    A. 理想体重　　　　B. BMI　　　　C. 皮褶厚度
    D. 体脂含量　　　　E. 瘦体重

46. 被世界卫生组织列为营养调查中必测项目的三项指标是

    A. 坐高、身高、头围　　　　B. 体重、身高、头围　　　　C. 胸围、头围、体重

    D. 体重、身高、皮褶厚度　　E. 身高、胸围、坐高

47. 孕妇摄入的营养素中与新生儿先天畸形有关的是

    A. 叶酸、维生素 B_6、铁　　　　　　B. 维生素 A、碘、钙

    C. 维生素 C、锌、碘　　　　　　　　D. 锌、叶酸、维生素 A

    E. 镁、维生素 B_1、维生素 E

48. 出生 4~6 个月的婴儿应开始补充

    A. 铁　　　　　　　　　　B. 钙　　　　　　　　　　C. 淀粉

    D. 脂肪　　　　　　　　　E. 蛋白质

49. 大豆蛋白质中含有较高的某氨基酸,可以和谷类蛋白质互补。该氨基酸是

    A. 组氨酸　　　　　　　　B. 赖氨酸　　　　　　　　C. 缬氨酸

    D. 色氨酸　　　　　　　　E. 苏氨酸

50. 6 个月的婴儿开始添加辅食,正确的做法是

    A. 同时添加几种食物　　　　B. 首先添加蛋清或肉末

    C. 首先添加块状固体食物　　D. 单独制作,一般不用调味品

    E. 加调味品,一般不单独制作

51. 老年人保证充足的维生素 E 供给量是为了

    A. 抗疲劳　　　　　　　　　　B. 增进食欲

    C. 增强机体的抗氧化功能　　　D. 降低胆固醇

    E. 防止便秘

52. 与老年人容易发生的腰背酸痛有较密切关系的营养素是

    A. 钠　　　　　　　　　　B. 钙　　　　　　　　　　C. 铜

    D. 维生素 A　　　　　　　E. 铁

53. 治疗时应适当增加膳食纤维摄入的疾病是

    A. 高脂血症　　　　　　　B. 骨质疏松症　　　　　　C. 缺铁性贫血

    D. 生长发育迟缓　　　　　E. 锌缺乏症

54. 治疗营养性肥胖的首选疗法是

    A. 控制饮食　　　　　　　B. 手术疗法　　　　　　　C. 控制饮食 + 运动疗法

    D. 药物治疗　　　　　　　E. 运动疗法

55. **不符合**食物互补原则的是

    A. 不新鲜的食物与新鲜的食物搭配食用

    B. 食物的种类越多越好

    C. 不同种类食物尽量同时食用

    D. 荤素搭配

    E. 粗细粮搭配

56. AI 是

    A. 推荐摄入量　　　　　　B. 适宜摄入量　　　　　　C. 参考摄入量

    D. 可耐受最高摄入量　　　E. 最高允许限量

57. 由于种种原因不能用母乳喂养的婴儿应首选

A. 大豆蛋白粉 B. 纯豆浆 C. 婴儿配方奶粉

D. 新鲜牛奶 E. 成人奶粉

58. 米、面制作中加碱或油炸,而使营养素损失最大的是

A. 硫铵素 B. 核黄素 C. 尼克酸

D. 视黄醇 E. 蛋白质

59. 炒菜时损失较多的营养素是

A. 铁 B. 钙 C. 胡萝卜素

D. 维生素 C E. 锌

60. 影响成年人能量消耗最主要的因素为

A. 体表面积 B. 气候 C. 劳动强度

D. 饮食 E. 食物的热效应

A2 型题

1. 某成年女性,轻体力劳动,每日需能量 2 100kcal。若按碳水化合物供能 60% 计算,每日需碳水化合物

A. 300g B. 315g C. 355g

D. 385g E. 422g

2. 某从事轻体力劳动的健康成年男子,能量推荐摄入量为 2 400kcal/d。编制此男子一日食谱时,动物蛋白质和大豆蛋白质所提供的能量应**不少于**

A. 240kcal B. 360kcal C. 72kcal

D. 720kcal E. 800kcal

3. 一名 6 岁儿童,生长发育迟缓、智力发育障碍、消瘦、体重过轻,伴有食欲不佳、味觉减退、伤口愈合缓慢。最可能的原因是

A. 能量不足 B. 蛋白质营养不良 C. 脂肪摄入不足

D. 锌缺乏 E. 铁缺乏

4. 某成年男性,因眼睛不适就诊。检查发现其暗适应能力下降,角膜干燥、发炎,球结膜出现泡状灰色斑点。此时应给病人补充

A. 维生素 C B. 维生素 A C. 维生素 E

D. 维生素 B$_2$ E. 维生素 B$_1$

5. 一位母亲给 2 岁孩子口服钙片 4 片、浓鱼肝油 3 粒,每日 3 次。数日后孩子出现厌食、烦躁、肝大、皮肤瘙痒,且日渐消瘦。其原因为

A. 维生素 D 供给不足 B. 维生素 A 供给不足 C. 钙供给过多

D. 维生素 D 补充过多 E. 维生素 A 补充过多

6. 某孕妇近日衰弱、苍白、健忘、精神萎靡、胃肠功能紊乱。经血液检查,被诊断为巨幼红细胞贫血。该孕妇主要缺乏

A. 铁 B. 核黄素 C. 叶酸

D. 烟酸 E. 钙

7. 某病人,长期食用精白米面,缺少副食品,自诉疲乏、食欲缺乏、恶心、指趾麻木、肌肉酸痛和压痛,尤以腓肠肌为甚。此病人可能患有

A. 类风湿病 B. 痛风 C. 干性脚气病

D. 湿性脚气病 E. 神经官能症

8. 某孕妇，孕期反应强烈，只能吃水果和少量谷类食物。至孕中期，该孕妇感到手脚麻木、关节痛，并有"抽筋"现象。产生抽筋现象最可能的原因是

    A. 血清铁降低   B. 血清锌降低   C. 血清钙降低

    D. 血清磷降低   E. 血清钠降低

9. 11 个月婴儿，出生后一直人工喂养鲜牛奶，第 3 个月时开始添加鸡蛋黄，极少户外活动。婴儿消瘦、生长缓慢，且出现鸡胸等骨骼异常。该婴儿最可能缺乏的营养素是

    A. 维生素 A   B. 维生素 D   C. 铁

    D. 钙   E. 磷

10. 一名儿童，临床表现为水肿，尤以下肢水肿显著，虚弱、表情淡漠、生长滞缓，头发变色、变脆和易脱落，易感染等。临床诊断这名儿童可能患有

    A. 佝偻病   B. 锌缺乏病   C. 缺铁性贫血

    D. 坏血病   E. 蛋白质 – 能量营养不良

11. 某贫困地区，终年食用玉米，皮炎、舌炎、腹泻及周围神经炎病人较多，痴呆发病率远高于其他地区。从营养角度分析，该地饮食可能缺乏

    A. 维生素 A   B. 维生素 B_1 C. 维生素 B_2

    D. 维生素 PP   E. 维生素 C

12. 男性，15 岁，最近出现视物不清，且逐渐加重，全身皮肤干燥，脱屑。该男性肯定缺乏

    A. 钙   B. 维生素 A   C. 核黄素

    D. 维生素 PP   E. 维生素 C

B1 型题

（1~4 题共用备选答案）

    A. 夜盲症

    B. 坏血病

    C. 佝偻病

    D. 贫血

    E. 脚气病

1. 长期缺乏维生素 A 引起的疾病是

2. 长期缺乏维生素 C 引起的疾病是

3. 长期缺乏维生素 D 引起的疾病是

4. 长期缺乏维生素 B_1 引起的疾病是

（5~8 题共用备选答案）

    A. 粮谷类

    B. 豆类

    C. 动物肝

    D. 奶及奶制品

    E. 蔬菜、水果

5. 钙的最好来源是

6. 优质蛋白的最好来源是

7. 维生素 C 的最好来源是

8. 我国居民膳食中能量的主要来源是

（9~12 题共用备选答案）

 A. 烟酸

 B. 叶酸

 C. 维生素 A

 D. 硫胺素

 E. 核黄素

9. 可预防神经管畸形儿再发的是

10. 过量可能导致先天畸形的是

11. 与婴儿脚气病相关的是

12. 与儿童缺铁性贫血有关的是

（13~15 题共用备选答案）

 A. 15mg

 B. 20mg

 C. 25mg

 D. 30mg

 E. 35mg

13. 孕初期，每日铁的适宜摄入量

14. 孕中期，每日铁的适宜摄入量

15. 孕后期，每日铁的适宜摄入量

（16~19 题共用备选答案）

 A. 乳糖

 B. 膳食纤维

 C. 维生素 C

 D. 维生素 A

 E. 维生素 B_1

16. 促进铁吸收的因素是

17. 影响铁吸收的因素是

18. 促进钙吸收的因素是

19. 影响钙吸收的因素是

（20~24 题共用备选答案）

 A. 维生素 B_1 缺乏

 B. 维生素 B_2 缺乏

 C. 维生素 A 缺乏

 D. 维生素 C 缺乏

 E. 维生素 PP 缺乏

20. 干眼病为

21. 口腔 – 生殖综合征为

22. 坏血病为

23. 脚气病为

24. 癞皮病为

（25~28 题共用备选答案）

   A. 脂肪

   B. 蛋白质

   C. 维生素

   D. 无机盐

   E. 碳水化合物

25. 人体唯一的氮来源是

26. 既不提供能量也不构成机体组织,但人体必不可缺的是

27. 生热系数最大的是

28. 我国居民膳食中主要能量来源是

（29~33 题共用备选答案）

   A. 普通膳食

   B. 软食

   C. 半流质

   D. 流质

   E. 静脉营养

29. 正常产后的妇女选择

30. 咀嚼不便的幼儿选择

31. 腹部手术后的病人选择

32. 肠梗阻病人选择

33. 体温稍高、身体较弱的病人选择

（34~36 题共用备选答案）

   A. 高蛋白膳食

   B. 低蛋白膳食

   C. 高能量膳食

   D. 低盐膳食

   E. 低胆固醇膳食

34. 每日 20~40g 蛋白质以减轻肝、肾负担的膳食是

35. 不用动物内脏、蛋黄,每日摄入胆固醇 300mg 以下的膳食是

36. 禁用腌制食物,每日食盐量 2~4g 的膳食是

（37~38 题共用备选答案）

   A. 维生素 E

   B. 维生素 D

   C. 维生素 B_1

   D. 铁

   E. 磷

37. 具有抗油脂氧化作用的营养素是

38. 具有促进油脂氧化作用的营养素是

（39~40 题共用备选答案）

   A. 动物肝、肾、牛奶

B. 绿叶菜

C. 干豆、花生

D. 酱菜类

E. 粮谷类

39. 膳食中维生素 A 的主要来源是

40. 膳食中维生素 B_1 的主要来源是

A3/A4 型题

（1~2 题共用题干）

某病人，平时经常吃瘦肉、鸡蛋、牛奶，不吃蔬菜、水果、粗粮。

1. 该病人最可能出现的主要症状是

    A. 贫血　　　　　　　　B. 记忆力减退　　　　　　C. 便秘

    D. 消瘦　　　　　　　　E. 乏力

2. 最有效的防治措施是

    A. 改变饮食习惯，多摄入蔬菜、水果、富含膳食纤维的食品

    B. 改变饮食习惯，多摄入动物内脏

    C. 改变饮食习惯，多吃富含脂肪的食品

    D. 改变饮食习惯，多吃富含蛋白质的食品

    E. 改变饮食习惯，多摄入粮谷类食品

（3~5 题共用题干）

一北方牧民，男，28 岁，平素饮食以肉类为主，平日反复牙龈出血、鼻衄、皮下出血。

3. 从营养学角度考虑可能缺乏的营养素是

    A. 维生素 C　　　　　　B. 碳水化合物　　　　　　C. 锌

    D. 维生素 B_2　　　　　E. 叶酸

4. 如果考虑药物治疗，首选

    A. 叶酸制剂　　　　　　B. 硫酸亚铁制剂　　　　　C. 维生素 K 制剂

    D. 维生素 B_{12} 制剂　　E. 维生素 C 制剂

5. 健康教育指导时建议其多食用哪类食物

    A. 粮谷类　　　　　　　B. 豆类及其制品　　　　　C. 蛋类

    D. 海产品　　　　　　　E. 新鲜蔬菜和水果

（二）思考题

1. 简述膳食纤维的生理功能。

2. 简述食物蛋白质营养价值评价的主要内容。

3. 简述平衡膳食的基本要求。

4. 一般人群膳食指南的主要内容有哪些？

5. 平衡膳食宝塔分几层？怎样正确应用平衡膳食宝塔？

6. 简述孕妇的膳食营养原则。

7. 婴儿添加辅食的基本原则有哪些？

8. 简述老年人合理膳食的原则。

（三）案例分析

1. 王某，女，58 岁，身高 158cm，体重 66kg，高血压病史 10 余年，时有头晕、头痛等不适，一

直服用降压药,化验检查有血清胆固醇升高。请回答:

（1）该病人的营养治疗应注意什么问题?

（2）该病人应选用哪种类型的治疗膳食?

2. 王某,女,48 岁,体重 68kg,身高 160cm,血甘油三酯 4.5mmol/L（参考值 0.56~1.7mmol/L）、血胆固醇 5.1mmol/L（参考值 2.33~5.7mmol/L）,血压 135/83mmHg。请回答:

（1）该女性体重是否正常?

（2）饮食治疗时应注意哪些问题?

【参考答案】

（一）选择题

A1 型题

1. A	2. D	3. A	4. E	5. C	6. B	7. E	8. B	9. B	10. D
11. D	12. A	13. D	14. D	15. C	16. D	17. B	18. C	19. B	20. A
21. A	22. B	23. D	24. C	25. D	26. B	27. B	28. C	29. B	30. D
31. C	32. E	33. B	34. B	35. A	36. E	37. B	38. B	39. E	40. C
41. A	42. B	43. A	44. C	45. A	46. D	47. D	48. A	49. B	50. D
51. C	52. B	53. A	54. C	55. A	56. B	57. C	58. A	59. B	60. C

A2 型题

1. B	2. C	3. D	4. B	5. E	6. C	7. C	8. C	9. B	10. E
11. D	12. B								

B1 型题

1. A	2. B	3. C	4. E	5. D	6. B	7. E	8. A	9. B	10. A
11. D	12. E	13. A	14. C	15. B	16. C	17. B	18. A	19. B	20. C
21. B	22. D	23. A	24. E	25. B	26. C	27. A	28. E	29. A	30. B
31. D	32. E	33. B	34. B	35. B	36. D	37. A	38. D	39. A	40. E

A3/A4 型题

1. C	2. A	3. A	4. E	5. E

（二）思考题（略）

（三）案例分析答题要点

1. 答题要点

（1）限制钠盐的摄入量;增加新鲜蔬菜瓜果的摄入,补充钾、镁离子;戒烟限酒;减轻体重;适度的体力活动。

（2）低脂膳食:限制总能量,减少脂肪、饱和脂肪和胆固醇的摄入。注意单不饱和脂肪少和多不饱和脂肪酸的比例适当。

2. 答题要点

（1）BMI=26.56kg/m^2,为超重。

（2）严格控制总能量和脂肪的摄入,多食用富含维生素 C、膳食纤维、优质蛋白和 n-3 多不饱和脂肪酸的食物;少吃动物内脏、肥肉、高胆固醇食物、甜食和精制糖类食物;少饮酒,适当减少食盐的摄入。

（张　谦）

第五章 健康管理与临床预防服务

【学习要点】

1. 健康管理的定义、意义、服务流程及基本策略。
2. 临床预防服务的定义、意义、服务内容及实施原则。
3. 健康危险因素评估,健康维护计划的制订与实施。
4. 健康教育与健康促进概念。
5. 临床场所行为干预的基本模式——5A模式、健康咨询的原则。
6. 烟草使用的行为干预:烟草使用和二手烟的概念及其危害、烟草依赖疾病的概念、临床戒烟指导、常用戒烟药物。

【内容要点】

[教材知识点]

(一)健康管理概述

1. 健康管理的概念与特点

(1)健康管理的概念:健康管理指对个体和群体的健康状况进行全面监测、分析、评估,提供有针对性的健康咨询和指导,并制订相应的健康管理计划,协调个人、组织和社会的行动,针对各种健康危险因素进行干预和管理的全过程。健康管理的目的是调动个体、群体及整个社会的积极性,有效地利用有限的资源达到最优的健康效果。

(2)健康管理的特点:①标准化。②可量化。③个体化。④系统化。

2. 健康管理的意义 ①有助于控制慢性病和减少医疗费用。②有助于延长健康寿命和提高生命质量。③有助于解决卫生服务面临的矛盾和挑战。

3. 健康管理的常用服务流程 ①健康监测。②健康评估。③个人健康管理咨询。④个人健康管理后续服务。⑤专项的健康及疾病管理服务。

4. 健康管理的基本策略 ①生活方式管理。②需求管理。③疾病管理。④灾难性病伤管理。⑤因工残疾管理。⑥综合的群体健康管理。

5. 临床预防服务与健康管理实施的原则 ①收集个人健康相关信息要全面翔实。②服务对象参与制订临床预防服务和健康管理计划。③突出健康教育和健康咨询的先导作用。④强化个体健康自我管理意识。⑤临床预防服务和健康管理服务要具有针对性。

(二)临床预防服务

1. 临床预防服务的定义与意义

(1)临床预防服务的定义:临床预防服务指医务人员在临床场所对健康者和无症状"病人"的病伤健康危险因素进行评估,实施个性化预防措施来预防疾病和促进健康。

(2)临床预防服务的意义:①临床医务人员占整个卫生队伍的多数,如果他们都能在健康促进和疾病预防中发挥作用,其收益将很大。②医生以其特殊的方式与病人接触,会比其他的医务人员能直接接触更多的个体,并能通过随访了解病人健康状况和行为与生活方式改变的情况,及时提出针对性地预防保健建议。③病人对医生的建议或忠告有较大的依从性,例如求医者决定戒烟、进行乳腺检查等常常是在医生的鼓励下作出的。④许多预防服务,如宫颈脱落细胞涂片、乙状结肠镜检查、雌激素替代疗法等,只有临床医生才能开展。

2. 临床预防服务的内容　①求医者的健康咨询。②健康筛检。③免疫接种。④化学预防。⑤预防性治疗。

3. 临床预防服务实施的原则　①收集个人健康相关信息要全面翔实。②服务对象参与制订临床预防服务计划。③突出健康教育和健康咨询的先导作用。④强化个体健康自我管理意识。⑤临床预防服务要具有针对性。

4. 健康危险因素评估

（1）健康危险因素的概念及其分类:健康危险因素指能使疾病和死亡发生的可能性增加的因素,或者是使健康不良后果发生概率增加的因素,包括环境危险因素、行为危险因素、生物遗传危险因素、医疗卫生服务中的危险因素。

（2）健康危险因素的作用特点:潜伏期长、联合作用明显、特异性弱、广泛存在。

（3）健康危险因素评估的优先顺序:健康危险因素评估是研究危险因素与慢性病发病及死亡之间数量依存关系及其规律性的一种技术方法。它研究人们生活在有危险因素的环境中发生死亡的概率,以及当改变不良行为、消除或降低危险因素时,可能延长的寿命。

在确定健康危险因素评估的优先顺序时,应从以下几方面综合考虑:①危险因素所致特定疾病的严重性。②危险因素的危险程度。③危险因素的分布情况。④危险因素实施干预措施后的效果。⑤危险因素与个体其他健康问题综合比较。

（4）健康危险因素收集:危险因素询问的主要内容、危险因素询问的主要技巧。

（5）健康危险度评估:是综合分析服务对象存在的危险因素,包括个人特征、生理参数、症状或亚临床疾病状态等,采用定性或定量的方法估算这些危险因素对个体健康的影响程度。评估的基本步骤为采集服务对象健康相关信息、计算健康危险度评分、结果评价。

5. 健康维护计划的制订与实施　健康维护计划指在特定的时期内,依据服务对象的年龄、性别以及具体的危险因素等而计划进行的一系列干预措施。计划应明确服务的内容和起止时间。

（1）健康维护计划的制订:①选择适宜的干预措施。根据服务对象的性别、年龄、健康危险度评估结果等信息,确定具体的干预措施,包括健康咨询指导、疾病的早期筛查、免疫接种、慢性病管理以及随访等。②确定干预和随访的频率。

（2）健康维护计划的实施:①建立流程表,包括健康指导、疾病筛检、免疫接种。②单项健康危险因素干预计划,如静坐生活方式者的体力活动促进计划、吸烟者的戒烟计划、肥胖者的体重控制计划等。

（三）健康相关行为干预

1. 行为与健康　行为是个体对内在刺激和外部条件的响应或反应。按行为对行为者自身和他人健康的影响,健康相关行为分为两类,即促进健康的行为和危害健康的行为。

（1）促进健康的行为:个体或群体表现出的、客观上有益于自身和他人健康的一组行为,可分为基本健康行为、戒除不良嗜好行为、预警行为、避开环境危害行为、合理利用卫生服务行为。

（2）危害健康的行为:偏离个人和他人乃至社会的健康期望,客观上不利于健康的一组行为,可分为不良生活方式与习惯、致病行为模式、不良疾病行为、违反社会法律、道德的危害健康行为。

2. 健康教育与健康促进

（1）健康教育与健康促进的概念:健康教育指通过有计划、有组织的社会和教育活动,以促使人们自觉地采纳有益于健康的行为和生活方式,消除或减轻影响健康的危险因素,预防疾病、促进健康和提高生活质量。健康促进是促使人们提高、维护和改善他们自身健康的过程,是协调人类与环境的战略,它规定个人与社会对健康各自所负的责任。

（2）健康促进的实施

1）健康促进实施的场所:包括社区、学校、医院、工作场所、公共场所及居民家庭。

2）健康促进的主要途径:包括信息传播、行为互动和技能培训等具体活动。

3）人生三个阶段的健康促进:①生命培育阶段的健康促进。②生命保护阶段的健康促进。③晚年生活质量阶段的健康促进。

（3）健康咨询的基本模式与原则:健康咨询是帮助个体及家庭改变不良行为最常用的一种健康教育方式,可帮助人们了解到自己可通过哪些努力来避免疾病的发生和提高生活质量。

1）健康咨询的基本模式——5A模式:评估、劝告、达成共识、协助、安排随访。

2）健康咨询的原则:建立良好关系原则、针对性原则、情感中立原则、保密性原则、参与适度原则。

3. 烟草使用的行为干预

（1）烟草使用、二手烟和烟草依赖的概念:①烟草使用指通过口吸、咀嚼和鼻吸等方式使用烟草制品,主要指口吸烟草（吸烟）。按照吸食过程是否产生烟雾,烟草制品可分为两大类,即有烟烟草和无烟烟草。②二手烟指从卷烟或其他烟草制品燃烧端散发的烟雾,且通常与吸烟者散发的烟雾混杂在一起。③烟草依赖是一种慢性高复发性和成瘾性疾病,指带有强迫性的使用与觅求烟草,并在戒断后不断产生再次使用倾向的行为方式,其本质是尼古丁依赖。WHO已将烟草依赖作为一种疾病列入国际疾病分类（ICD-10,F17.2）。

（2）烟草使用的危害:①导致烟草依赖。卷烟、雪茄、烟斗燃烧所产生的烟雾以及无烟烟草中均含有尼古丁,吸烟是将尼古丁摄入身体的迅速、有效的方式。吸烟者对尼古丁产生依赖后,躯体上表现为耐受性增加和戒断症状,行为上表现为失去控制。②导致失能和早死。吸烟是导致成人失能和早死的主要原因,世界前八位致死疾病中有六种疾病（缺血性心脏病、脑血管病、下呼吸道感染、慢性阻塞性肺疾病、结核和肺癌）与吸烟有关。吸烟导致发病率上升,有效工作日减少,医疗需求增加。吸烟量越大、起始吸烟年龄越小、吸烟的烟龄越长,对健康的危害越大。吸烟不仅使本人受害,还危及他人及全社会的健康。③二手烟可使成人和儿童患多种疾病;胎儿期母亲吸烟或吸二手烟以及婴儿出生后吸二手烟均能使婴幼儿患多种疾病。在公众场所弥漫的烟雾是许多重金属污染物、多环芳烃、亚硝胺等有害物质的载体,引起被动吸烟者血氧含量下降、免疫机能改变,诱发癌症。

（3）控烟策略与措施:执行有关政策和创建控烟的社区环境;加强健康教育;改变个人行为和提高个人技能;开展社区活动,争取政府和非政府组织支持,争取具有一定影响力的人士的广泛支持和参与,开展无烟家庭、无烟单位、无烟场所、世界无烟日活动。

（4）临床场所戒烟策略与措施:①对于暂时无戒烟意愿的吸烟者,采取"5R"干预措施（即相关、危害、益处、障碍、反复）增强其戒烟动机。②对于有戒烟意愿的吸烟者,一般采取快速干预和强化干预的策略及措施。前者主要是遵循健康咨询"5A模式"的"5A戒烟法";后者包括咨询及行为干预、药物治疗。

（5）常用戒烟药物:一线临床戒烟用药,包括两种尼古丁替代疗法的戒烟药（尼古丁咀嚼胶、尼古丁贴片）和两种非尼古丁类戒烟药（盐酸安非他酮缓释片、伐尼克兰）。二线戒烟药物,包括可乐定和去甲替林,目前这两种药在临床上很少应用。在条件允许的情况下,应同时使用戒烟药物治疗及戒烟劝导和咨询措施。

（6）常用戒烟技巧：①推迟。若戒烟者有吸烟的想法，尽可能推迟吸烟的时间。②躲避。看到别人吸烟时，尽可能避开。③回避。回避吸烟的动机。④分散。分散注意力。⑤支持。争取周围同事、朋友、家庭和社会的支持。

4. 酗酒行为的干预

（1）酗酒的危害：酗酒对健康的危害分为急性和慢性两类。急性危害可导致酒精中毒、损伤、车祸、斗殴和意外死亡等；慢性危害有酒精慢性中毒综合征、肝硬化、心血管病和神经精神疾病等。酗酒者的病态行为是构成社会治安恶化、家庭暴力、违法乱纪、交通事故的重要原因。

（2）酗酒的预防：充分利用多种媒体，广泛宣传酗酒的危害；改变饮酒的态度和不良习惯；如果不能避免饮酒，则尽可能坚持"低危饮酒标准"；为减少酒精所产生的危害，建议饮用低度酒。

5. 吸毒行为的干预

（1）吸毒的危害：①严重损害吸毒者的健康。②吸毒是艾滋病、乙型肝炎等传染性疾病的重要传播途径。

（2）禁止和预防吸毒：吸毒在我国是明令禁止的违法行为。我国不断完善禁毒政策和法律，加强国际合作，坚持禁吸、禁贩、禁种、禁制，从根本上解决毒品问题。同时强化"三级预防"措施，有效预防和控制吸毒的发生及复吸。

6. 静坐生活方式的干预

（1）静坐生活方式的危害：①静坐生活方式者如果同时又进食高脂肪膳食，最直接的后果就是引起体重增加和代谢紊乱，进而导致肥胖、高胆固醇血症及血糖升高，后者作为主要危险因素明显增加心脑血管疾病、糖尿病、乳腺癌、结肠癌等慢性病的发生风险。②缺乏体力活动还会导致骨质疏松、情绪低落、关节炎等疾病，也会引起生活质量下降、缩短寿命等。

（2）体力活动促进的策略与措施

1）信息策略及措施：①开展全社区信息宣传运动。②在楼梯口、电梯旁定点宣传，鼓励人们爬楼梯。

2）行为与社会策略及措施：①加强学校体育课程。②社区内建立社会支持干预（如建立锻炼小组或彼此签订锻炼合约来完成一定量的体力活动）。③个体化的健康行为改变。

3）环境、政策干预：创造或促使人们能方便使用体力活动场所及获得相关信息。

［本章重点与难点］

1. 健康管理和临床预防服务的概念、二者的联系与区别，健康危险度评估。
2. 健康教育与健康促进的概念、二者的区别与联系。
3. 健康咨询的基本模式——5A 模式。
4. 控烟的策略及措施。
5. 体力活动促进的策略与措施。

【复习题】

（一）选择题

A1 型题

1. 以下对临床预防服务的叙述最准确的是

    A. 一种临床治疗服务

B. 一种基层卫生服务

C. 在临床场所实施第一级和第二级预防结合的服务

D. 在临床场所实施第三级预防服务

E. 在社区中实施的治疗服务

2. 临床预防服务的对象是

A. 健康人
B. 病人

C. 无症状"病人"
D. 健康人和无症状"病人"

E. 病人和无症状"病人"

3. 采用化学预防的对象主要是

A. 已出现症状的病人
B. 有既往病史的人

C. 正在治疗的人
D. 正在康复的人

E. 无症状的人

4. 临床预防服务的第一步通常是

A. 收集健康信息
B. 疾病危险性评价

C. 健康维护计划制订
D. 健康维护计划制订的实施

E. 疾病风险预测

5. 以下**不属于**健康危险因素的是

A. 长期吸烟
B. 糖尿病家族史

C. 血清胆固醇浓度过高
D. 肥胖

E. 适度锻炼

6. 临床预防服务内容中成本效益最好的是

A. 健康咨询与教育
B. 健康筛检
C. 免疫接种

D. 化学预防
E. 以上都不正确

7. 有性生活的妇女进行脱落细胞涂片检查的适宜频率是

A. 每年 1 次
B. 每年 2 次
C. 每 2 年 1 次

D. 每 1~2 年 1 次
E. 每 1~3 年 1 次

8. 临床预防服务的内容**不包括**

A. 求医者的健康咨询
B. 健康筛检
C. 免疫接种

D. 急性疾病治疗
E. 化学预防

9. 健康管理的基本策略**不包括**

A. 生活方式管理
B. 需求管理
C. 疾病管理

D. 残疾管理
E. 以上都不是

10. 健康管理的特点**不包括**

A. 系统化
B. 标准化
C. 封闭化

D. 个体化
E. 可量化

11. **不是**化学预防的是

A. 绝经后妇女使用雌激素预防骨质疏松

B. 服用维生素 C 治疗坏血病

C. 幼儿补充含铁物质降低罹患缺铁性贫血的危险

D. 孕期妇女补充叶酸降低神经管缺陷婴儿出生的危险

E. 补充氟化物降低龋齿患病率

12. 健康危险因素作用的特点**不包括**

    A. 潜伏期长　　　　　　　　B. 联合作用明显　　　　　　C. 特异性强

    D. 特异性弱　　　　　　　　E. 广泛存在

13. 健康维护计划执行一定时间后就需要进行定期随访,该时间是

    A. 1 个月　　　　　　　　　B. 2 个月　　　　　　　　　C. 3 个月

    D. 4 个月　　　　　　　　　E. 5 个月

14. 对于有戒烟意愿的吸烟者,临床医生应该立即采取的措施是

    A. 提供强化干预服务　　　　　　　　B. 帮助确定戒烟日期

    C. 帮助确定随访时间　　　　　　　　D. 宣传戒烟的好处

    E. 提供戒烟药物

15. 健康教育的核心是

    A. 开展个体或群体的病因预防

    B. 疾病的早期发现、早期诊断、早期治疗

    C. 防止并发症,促进康复

    D. 促进个体或群体改变不良行为与生活方式

    E. 积极治疗,促进康复

16. **不属于**健康危险因素的是

    A. 喜食腌制食品　　　　　　B. 经常食用油炸食品　　　　C. 高血压家族史

    D. 保持心理平衡　　　　　　E. 大量饮酒

17. 进行健康教育效果最好、时机最佳的理想场所是

    A. 社区　　　　　　　　　　B. 工作场所　　　　　　　　C. 公共场所

    D. 居民家庭　　　　　　　　E. 学校

18. 导致成人失能和早死的主要原因是

    A. 吸烟　　　　　　　　　　B. 酗酒　　　　　　　　　　C. 吸毒

    D. 性乱　　　　　　　　　　E. 网络成瘾

19. 危害健康的 4 类行为通常是

    A. 不良生活方式与习惯、致病行为模式、不良疾病行为、过多接触有害环境行为

    B. 高危险行为、致病行为模式、预警行为、日常危害健康行为

    C. 不良生活方式、预警行为、致病行为模式、不良疾病行为

    D. 不良疾病行为、违法乱纪行为、预警行为、致病行为模式

    E. 不良生活方式与习惯、致病行为模式、不良疾病行为、违反社会法律与道德的行为

20. **不宜**进行筛检的是

    A. 血液检查　　　　　　　　B. 测量血压　　　　　　　　C. 乳房检查

    D. 直肠指检　　　　　　　　E. 口腔检查

A2 型题

1. 张女士,从孕期开始就补充含铁食品。她说自己的小孩出生后要及时添加辅食,特别要补充含铁丰富的食品。她的这种做法属于

    A. 健康咨询　　　　　　　　B. 疾病观察　　　　　　　　C. 化学预防

    D. 疾病筛查　　　　　　　　E. 免疫接种

2. 张某,对自己和同事都严格要求,遇事易激动,血压高,有冠心病。他属于

　　A. 不良疾病行为　　　　　B. 违规行为　　　　　　　C. A 型行为

　　D. C 型行为　　　　　　　E. 不良习惯

3. 王某,开车时总是系好安全带。他的行为表现是

　　A. 良好的生活方式与习惯　　　　　B. 基本健康行为

　　C. 预警行为　　　　　　　　　　　D. 避开环境危害

　　E. 合理利用卫生服务

4. 李医生是某社区卫生服务中心医生,他在给一名前来就诊的体重超重且患有感冒的老年人进行健康咨询,询问家庭情况,提出防治感冒的措施,同时为其测量血压、称体重,嘱老年人要有规律地进行体力活动、控制体重。该医生的做法属于

　　A. 医疗卫生服务　　　　　B. 临床治疗服务　　　　　C. 三级预防服务

　　D. 临床预防服务　　　　　E. 健康危险度评估

B1 型题

（1~5 题共用备选答案）

　　A. 每年 1 次

　　B. 每 2 年 1 次

　　C. 每 1~3 年 1 次

　　D. 每 4 年 1 次

　　E. 每 5 年 1 次

1. 18 岁以上成年人既往血压在 130/85mmHg 以下者,测量血压频率应为

2. 18 岁以上成年人既往血压在 130~139/85~89mmHg 者,测量血压频率为

3. 子宫颈癌筛查,65 岁之前有性生活妇女进行脱落细胞涂片检查,应为

4. 肠癌筛查,所有 50 岁以上者大便隐血试验,应为

5. 乳腺癌筛查,有条件时 50~75 岁妇女 X 线检查,应为

（6~10 题共用备选答案）

　　A. 基本健康行为

　　B. 戒除不良嗜好行为

　　C. 预警行为

　　D. 避开环境危害

　　E. 合理利用卫生服务

6. 预防接种、定期健康查体、遵从医嘱是

7. 适度运动、适量睡眠、合理营养、平衡膳食是

8. 戒烟、戒酒是

9. 避免吃农药残留超标的蔬菜、不吃未煮熟的鱼虾是

10. 驾车系安全带、遇险后自救和他救是

（11~14 题共用备选答案）

　　A. 不良生活方式与习惯

　　B. 致病行为模式

　　C. 不良疾病行为

　　D. 违反社会法律、道德的行为

E. 违背社会潮流的行为

11. 疑病、瞒病、讳疾忌医、不及时就诊、不遵从医嘱属于

12. 吸毒成瘾、性乱感染性病或艾滋病等属于

13. 与冠心病密切相关的 A 型行为、与肿瘤发生有关的 C 型行为属于

14. 高脂高盐饮食、缺乏运动、吸烟、酗酒、吃饭过饱等属于

（15~19 题共用备选答案）

    A. 建立良好关系原则

    B. 针对性原则

    C. 情感中立原则

    D. 保密性原则

    E. 参与适度原则

15. 健康咨询人员从当事人角度去看待问题，但不能使自己的情绪随着来访者而转移，属于

16. 健康咨询人员根据来访者的健康信息，查找危险因素，帮助和鼓励人们找出最适合他们自己的解决问题的办法，属于

17. 健康咨询人员对寻求咨询的对象表示出关心和爱护，使来访者感到咨询人员可以信赖，属于

18. 健康咨询人员尊重来访者的隐私，属于

19. 健康咨询人员要根据来访者的具体情况，了解问题的背景，采用合适的咨询方法，属于

（20~24 题共用备选答案）

    A. 传染病预防与控制

    B. 健康教育和健康管理

    C. 慢性非传染性疾病管理

    D. 生命统计

    E. 妇幼保健

20. 婴儿死亡复核调查是

21. 优生优育咨询指导、性病防治、母乳喂养指导、产后家庭访视是

22. 预防接种、结核病防治、性病及艾滋病防治、地方病及寄生虫病防治、病媒消毒属于

23. 对 35 岁以上人群首诊测量血压，对高血压、糖尿病等重点疾病定期筛查属于

24. 对社区的妇女、儿童、青少年、老年人、流动人群及重点疾病高危人群开展针对性健康教育是

（25~28 题共用备选答案）

    A. 疾病管理

    B. 需求管理

    C. 残疾管理

    D. 病例管理

    E. 健康维护计划

25. "综合运用各种医学和社会康复管理措施最大限度地减少在工作和生活环境中由伤害或疾病导致的残疾所带来的不利影响"是

26. "一个针对疾病人群的卫生保健干预和交流活动的协调系统，强调利用循证医学指导和增强病人自我照护能力的策略来防止疾病恶化和预防并发症"是

27. "以人群为基础、通过帮助被管理者维护健康以及寻求适当的医疗保健来控制健康消费的支出和改善对医疗保健服务的利用"是

28. "在特定的时期内,依据病人的年龄、性别以及具体的危险因素等而计划进行的一系列干预措施"是

（二）思考题

1. 在确定健康危险因素评估的优先顺序时,应从哪些方面综合考虑?

2. 简述健康教育与健康促进的区别。

3. 简述健康咨询的基本模式及其遵循的原则。

4. 简述促进健康的行为和危害健康的行为。

5. 简述吸烟的主要危害、控烟的有效策略及措施。

（三）案例分析

1. 王某,女,34 岁,职业经理,性生活活跃,初次性交 18 岁,社会活动及各种应酬频繁,经常饮酒,吸烟量 3 包 / 周。本次来访目的是咨询避孕方法。请回答:

临床医生应如何对来访者进行健康指导?

2. 李某,男,40 岁,大学讲师,在一次常规体检时发现身体多处淋巴结肿大、无痛感。其母亲曾于 46 岁被诊断为乙状结肠癌,并在 48 岁时因该病去世;其兄曾于 42 岁时被诊断为直肠癌,手术治疗后进行化疗,目前病情稳定。李某否认其他系统疾病史,无药物过敏史;吸烟史 17 年,每日约 15 支;饮酒史 20 年,每日约 2 两白酒（100g）或 1 瓶啤酒;喜欢吃肥肉;体重超标,不爱运动。请回答:

（1）对于该教师如何选择主要的筛查项目?

（2）按健康维护计划制订的原则,为该教师制订健康维护计划的近期目标。

3. 中国石化某炼油化工股份有限公司化肥厂,共有职工 662 名,其中男职工 447 人,占 67.5%,女职工 215 人,占 32.8%。1998 年前,该厂吸烟问题严重,男女总吸烟率高达 36.20%。单位没有控烟健康教育,没有建立有力的健康促进组织和相应控烟的规章制度,职工控烟意识薄弱,缺乏自我保健意识。1998 年开始落实《健康促进三年规划》,实施团体干预法,对全厂吸烟人群的吸烟行为进行干预。

2001 年对干预效果进行了检查验收评估:该化肥厂吸烟率从《健康促进三年规划》实施前的男女总吸烟率 36.20% 下降至 24.62%,3 年吸烟率下降了 11.58%,完成并超过了控烟指标（吸烟率下降 7.5%）。其中,电气车间吸烟率更是从 1998 年的 42.00%,下降到 2001 年的 18.66%,≤19 岁和≥30 岁的职工吸烟率均有显著性下降。男性吸烟率从 47.18% 下降至 36.47%,实现了女性零吸烟的目标。请回答:

（1）本案例的主题内容是什么?

（2）本案例的结论与启示是什么?

4. 张先生,男,45 岁,个体经营者。主诉:反复出现上腹部烧灼感 6 周,进食后加重,服抗酸药可以减轻;无恶心、呕吐、腹泻、便秘;类似情况以往也曾发生过,但以 2 个月前离婚后更为加剧;近日睡眠不好,有时靠安眠药入睡;每日吸烟 20 支,每日饮咖啡 4~5 杯。30 岁时张先生曾查出乙肝表面抗原阳性。其父亲 75 岁时死于大肠癌。查体:病人表现为紧张、焦虑,腹软,上腹部有轻压痛,无包块,大便隐血试验阳性。请回答:

（1）如何进行健康评估?

（2）如何制订健康维护计划?

【参考答案】

（一）选择题

A1 型题

| 1. C | 2. D | 3. E | 4. A | 5. E | 6. A | 7. E | 8. D | 9. E | 10. C |
| 11. B | 12. C | 13. C | 14. B | 15. D | 16. D | 17. E | 18. A | 19. E | 20. A |

A2 型题

| 1. C | 2. C | 3. C | 4. D |

B1 型题

1. B	2. A	3. C	4. A	5. C	6. E	7. A	8. B	9. D	10. C
11. C	12. D	13. B	14. 15.	15. C	16. C	17. A	18. D	19. B	20. D
21. E	22. A	23. C	24. B	25. C	26. A	27. B	28. E

（二）思考题（略）

（三）案例分析答题要点

1. 临床医生不仅应针对来访者咨询避孕方法给予指导,同时应提供个性化的临床预防服务。①避孕指导:上不带尾丝的节育环。如果反应较大,出现副作用,可选用避孕药,按照适应证服用。②劝其戒烟、限酒,并为其制订戒烟计划和限酒计划,提醒并告知其定期与医生沟通,监督其完成计划,发现问题及时调整,最后考核戒烟、限酒效果。③为来访者测量血压,并告知其在 50 岁之前,每两年测量 1 次血压,如有血压异常,要认真处理。④建议其检查乳房并进行 X 线检查。⑤为来访者行宫颈癌筛查,告知其筛查方式以及筛查频率和时间。因其年龄 34 岁、性生活活跃,故应每年做 1 次宫颈脱落细胞涂片检查,连续做 3 年,如果均为阴性,则可以每 3 年检查 1 次。

2. 首先应做淋巴结活组织病理检查,判断其疾病特征。如果为炎症,则进行抗炎治疗;如果为癌性淋巴结肿大,必须追踪原发病变组织。根据其直系亲属有两人患肠道肿瘤的家族史,应做大便隐血试验,同时做乙状结肠镜检查,筛查肠道肿瘤。同时,测量血压、身高、体重和腰围,测定血清高密度脂蛋白和总胆固醇,以筛查高血压、高胆固醇血症及肥胖。

健康维护计划:近期目标从每日减少 2 支烟、少喝半瓶啤酒或 1 两（50g）白酒开始,坚持不吃或少吃肥肉,坚持每日连续有氧运动 30min。

3. 本案例是工作场所的健康促进的具体落实,以控烟为切入点,创建健康促进工厂,即运用吸烟行为的团体干预法创建无烟工厂。

本案例是运用社区预防服务的团体干预法,对中国石化某炼油化工股份有限公司化肥厂吸烟人群进行吸烟行为干预,3 年后,对于干预效果进行评价,其结果是总吸烟率从规划实施前的 36.2% 下降到规划实施后的 24.6%。

结论:吸烟行为的团体干预法是一种行之有效的控烟方法,值得推广应用。

4. 健康评估,主要健康问题,初步诊断为胃溃疡。

健康危险因素:①吸烟、饮咖啡等刺激性饮料加重了胃溃疡症状。②离婚作为大的生活事件,增加了胃溃疡等身心疾病的发作机会。③有肠癌的家族史,隐血试验阳性,病人应予以注意。必要时进行结肠镜检查。肝功能也需定期复查。

健康维护计划:①做大便隐血试验。②劝病人戒烟。③嘱病人少饮或不饮咖啡。④进行吸烟危害的健康教育。⑤按照病人年龄,进行胆固醇、肿瘤、牙齿等检查。⑥进行心理咨询和疏导。

（刘明清）

第六章 人群健康与社区公共卫生服务

【学习要点】

1. 人群健康与社区卫生的基本概念。
2. 社区公共卫生服务的概念、特点及目的。
3. 社区公共卫生服务项目实施与管理。
4. 社区基本公共卫生服务的主要内容。
5. 居民健康档案管理。

【内容要点】

[教材知识点]

(一) 人群健康与社区卫生

人群健康指的是受社会、经济、环境、个体行为和生物遗传等因素决定的,可以量化的整个人群的健康。

人群健康策略强调两点:①注重分析在生命全程中影响人群健康的全部的决定因素,而不仅仅重视与特定疾病相关的危险因素或临床病因。②重视促进全体人群的健康,而不仅仅关注那些患病者或高危个体。

促进人群健康的八大要素:①关注全体人群的健康。②分析健康的各种决定因素及它们之间的相互作用。③强调循证决策。④增强对上游领域的投资。⑤采用多元健康促进策略。⑥加强部门和组织间的合作。⑦调动公众的广泛参与。⑧建立人群健康改善的责任制。

社区指若干社会群体(家庭、氏族)或社会组织(机关、团体)聚集在某一地域里所形成的一个生活上相互关联的大集体。是具有很多共同特质、生活在一定区域内的人群。社区卫生是人群健康的策略和原则在社区水平上的具体应用,即强调了解社区全体居民的健康和疾病,通过确定优先项目、消除不同群体间健康的不平等来促进健康和提高生活质量。

开展社区卫生工作,要遵循以下原则:①以健康为中心。②以人群为对象。③以需求为导向。④多部门合作。⑤人人参与。

(二) 社区公共卫生服务

社区公共卫生服务是以健康为中心、社区为范围、全人群为对象的综合性健康促进与疾病预防服务。它是人群健康落实到社区卫生工作的具体体现,所以又称为社区预防服务。其特点是以社区全人群而不是以个体为服务对象,强调社区内多部门的合作和社区的参与,目的是促进健康、预防伤害、疾病、失能和早逝。

(三) 社区基本公共卫生服务基本知识

国家基本公共卫生服务项目指国家根据居民的主要健康问题及其危险因素,按照干预措施的投入产出比、经济社会发展状况和国家财力等来筛选确定的、主要通过城乡基层医疗卫生机构向全体居民提供的公共卫生服务项目。基本公共卫生服务均等化有三方面含义:①城乡居民,无论年龄、性别、职业、地域、收入等,都享有同等权利。②服务内容将根据国力改善、财

119

政支出增加而不断扩大。③以预防为主的服务原则与核心理念。

2017 年国家基本公共卫生服务项目的主要类别、服务对象和项目内容：

1. 建立居民健康档案　服务对象为辖区内常住居民,包括居住半年以上的户籍及非户籍居民。项目内容包括建立健康档案、对健康档案的维护管理。

2. 健康教育　服务对象为辖区内常住居民。项目内容包括提供健康教育资料、设置健康教育宣传栏、开展公众健康咨询服务、举办健康知识讲座、开展个体化健康教育。

3. 预防接种　服务对象为辖区内 0~6 岁儿童和其他重点人群。项目内容包括预防接种管理、预防接种、疑似预防接种异常反应处理。

4. 儿童健康管理　服务对象为辖区内常住的 0~6 岁儿童。项目内容包括新生儿家庭访视、新生儿满月健康管理、婴幼儿健康管理、学龄前儿童健康管理。

5. 孕产妇健康管理　服务对象为辖区内常住的孕产妇。项目内容包括孕早期健康管理、孕中期健康管理、孕晚期健康管理、产后访视、产后 42d 健康检查。

6. 老年人健康管理　服务对象为辖区内 65 岁及以上常住居民。项目内容包括生活方式和健康状况评估、体格检查、辅助检查、健康指导。

7. 慢性病病人健康管理（高血压/2 型糖尿病）　服务对象为辖区内 35 岁及以上常住居民中原发性高血压病人 / 辖区内 35 岁及以上常住居民中 2 型糖尿病病人。项目内容包括检查发现、随访评估和分类干预、健康体检。

8. 严重精神障碍病人管理　服务对象为辖区内常住居民中诊断明确、在家居住的严重精神障碍病人。项目内容包括病人信息管理、随访评估和分类干预、健康体检。

9. 结核病病人健康管理　服务对象为辖区内确诊的常住肺结核病人。项目内容包括筛查及推介转诊、第一次入户随访、督导服药和随访管理、结案评估。

10. 中医药健康管理　服务对象为辖区内 65 岁及以上常住居民和 0~36 个月儿童。项目内容包括老年人中医体质辨识、儿童中医调养。

11. 传染病和突发公共卫生事件报告和处理　服务对象为辖区内服务人口。项目内容包括传染病疫情和突发公共卫生事件风险管理、传染病和突发公共卫生事件的发现和登记、传染病和突发公共卫生事件相关信息报告、传染病和突发公共卫生事件的处理。

12. 卫生计生监督协管　服务对象为辖区内居民。项目内容包括食源性疾病及相关信息报告、饮用水卫生安全巡查、学校卫生服务、非法行医和非法采供血信息报告、计划生育相关信息报告。

13. 免费提供避孕药具　项目内容包括省级卫生计生部门作为本地区免费避孕药具采购主体依法实施避孕药具采购,省、地市、县级计划生育药具管理机构负责免费避孕药具存储、调拨等工作。

14. 健康素养促进行动　项目内容包括健康促进县（区）建设、健康科普、健康促进医院和戒烟门诊建设、健康素养和烟草流行监测、"12320"热线咨询服务、重点疾病、重点领域和重点人群的健康教育。

（四）社区公共卫生服务的实施与管理

社区公共卫生服务是根据以需求为导向的原则,强调社区要根据各自居民的需求来确定重点的健康问题,寻求解决问题的方法,并根据自己所拥有的资源制订适合于自己社区特点的服务项目,在执行项目过程中加强监测和评价。无论拟开展的社区公共卫生服务项目的大小如何,其计划制订与实施的基本步骤、过程、基本要求、基本理念都是一致的,都包括了从"社区动员""社区诊断""服务计划的制订""计划实施"到"监测与评价"五个连续的步骤／阶段。这其中任何步骤／阶段都离不开"社区参与",它贯穿于社区公共卫生服务计划的始终。

1. 社区动员　指通过发动社区群众的广泛参与,让他们依靠自己的力量实现特定社区健康发展目标的群众性运动。

2. 社区诊断　指社区卫生工作者通过一定的定性与定量的调查研究方法,收集必要的资料,通过科学、客观地分析确定并得到社区人群认可的该社区主要的公共卫生问题及社区现有资源状况,为社区公共卫生服务计划的制订提供科学依据。

3. 制订社区公共卫生服务计划　是以社区诊断所获得的信息为基础,先确定其中需优先解决的健康问题,然后设定出解决优先问题的目标、策略和方法。

（1）明确社区重要问题及优先顺序:①重要性,问题对居民健康危害的严重性。②普遍性,问题越普遍解决起来成效越明显。③紧迫性,人群或政府越关注的问题,其紧迫性就越强。④可干预性,根据问题能否被人为干预或被干预的程度进行判断。⑤效益性,从卫生经济学的角度考虑解决问题的投入－产出之间的关系,其中的产出主要指的是人群获得的健康的量（可以从一些健康指标体现,如发病率、病死率、期望寿命等）。

（2）设定服务目标。

（3）找出实现目标的策略和措施。策略是为实现既定的目标而采取一系列措施的原则。

4. 社区公共卫生服务计划的实施。

5. 社区公共卫生服务的评价

（1）形成评价:关注正在设计中的服务项目。

（2）过程评价:关注的是已在实施的项目。

（3）总结评价:关注的是正在实施或已经完成了的项目,可分为影响评价和结局评价。

（五）建立健康档案的目的

一般健康档案由三部分组成,即个人健康档案、家庭健康档案、社区健康档案。社区医生建立健康档案,目的主要在于:①掌握居民的基本情况和健康现状。②提供合理配置医疗资源的依据。③为医学教育和科研提供信息资料。④评价社区卫生服务质量与水平。⑤有利于社区实施预防医学措施。

（六）社区居民健康档案的主要内容

两种记录方式在建立个人健康档案中的应用不同。

1. 以问题或病人为导向的记录方式（POMR）　在社区医疗中,不仅用于个人健康档案,也用于家庭健康档案。POMR 的一般内容包括病人的基础资料、问题目录、问题描述、病程流程表等。其中问题目录和问题描述是以问题为导向记录模式最主要的内容。

（1）病人的基础资料:①人口学资料。②健康行为资料。③临床资料。

（2）问题目录:指需要诊断或处理的任何健康问题、病人的任何不适或病人感受到会干扰其生活质量的事情。

问题目录可以按照问题的性质,分为主要问题目录、暂时性问题目录和长期用药清单;也有将问题目录分为慢性问题（病）和急性问题（病）。目前多采用前一种。

（3）问题描述:也称接诊记录,指将问题目录里所列的问题或新接诊的问题,依问题的编号逐一针对该问题进行描述,所采用的形式为 SOAP。

SOAP 中的四个字母分别代表不同的含义:S 代表主观资料、O 代表客观资料、A 代表对健康问题的评价、P 代表问题处理计划。这是 POMR 的核心部分,社区医生在每一次接诊的过程中都应采用该形式对病人的就诊过程进行记录。

S 即主观资料：主观资料是由就医者所提供的主诉、症状、病人对不适的主观感觉、疾病史等。医生对以上情况的描述要求尽量贴近病人对问题的表述，避免将医疗者的看法加诸其中。

O 即客观资料：观察者（一般指医生）用各种方法获得的各种真实的资料，包括体检发现、生理学方面的资料、实验室检查结果、心理行为测量结果，以及医生观察到的病人的态度、行为等。

A 即评价：一个完整的评价应包括诊断、鉴别、问题的轻重程度及预后等。"评价"不同于以往的以疾病为中心的诊断，其内容可以是生理上的疾病、心理问题、社会问题，未明确原因的症状和 / 或主诉。所评价问题的名称须按统一使用的分类系统来命名。最好采用世界家庭医生学会（WONCA）于 1997 年修订的"基层医疗国际分类（ICPC）"系统或"基层医疗中健康问题的国际分类（ICHPPC2）"中的问题名称。

P 即计划：处理计划是针对问题而提出的，体现以病人为中心、预防为导向，以及生物 – 心理 – 社会医学模式的全方位考虑，而不仅限于开出药方。计划内容一般应包括诊断计划、治疗策略、对病人的教育等预防措施。

（4）病情流程表：是对某一健康问题的进展情况进行跟踪的动态记录，多用于慢性病人的病情记录。它是将病人长期追踪的一个或多个问题、检查结果或治疗指标制成一张表格的形式。

2. 以疾病或医生为导向的记录方式（DOS）　是传统上最常用的医疗记录方式，这样的记录方式使得病历上所记录的资料是依不同的来源分开记录，造成针对某一个健康问题的资料比较分散。在实际工作中常暴露以下缺点：①病历内容繁杂，不容易迅速掌握病人的病情。②资料分散，不容易集中考虑和判断个别问题。③无一定格式和规范，不同医师间难以相互理解其内容和思维方式，造成同行交流困难。

（七）社区居民健康档案管理的要求

1. 书写适当、准确、真实，而且这些记录资料必须能够被其他医生或相关医疗照顾者读懂。

2. 对健康档案中一些内容进行定期的总结和整理，如转会诊、住院、手术、首次诊断的慢性病等。

3. 任何医疗记录必须保证具有法律效力。

4. 社区医疗健康档案由专人保管。特别强调健康档案保管的可靠性。社区医生应按照当地居民的实际就医情况为居民建立个人和家庭健康档案。

5. 如果使用电子病历系统，必须设置审计跟踪功能，使所有进入和对资料更改的操作者进行记录或认可。电子病历易于被修改和泄露，一定要尽可能做到对病人隐私的保护。

[**本章重点与难点**]

1. 社区公共卫生服务与国家基本公共卫生服务项目之间的关系。

2. 居民健康档案管理要求。

3. 居民健康问题的记录方式（POMR）和描述方法（SOAP）。

4. 社区卫生实施的原则。

5. 社区健康问题的优先性判断标准。

【复习题】

（一）选择题

A1 型题

1. 在健康档案的 POMR 记录中,主要体现以问题为导向记录模式的内容是
   A. 病人的基础资料和问题目录
   B. 问题描述和病程流程
   C. 以 SOAP 形式的问题描述
   D. 问题目录和以 SOAP 形式的问题描述
   E. 对问题的处理计划

2. 人的健康与长寿,主要取决于
   A. 人的遗传基因
   B. 人的心理因素
   C. 人的生活方式和行为嗜好
   D. 家庭的影响
   E. 人的社会因素

3. **不属于**社区公共卫生服务的评价的类型的是
   A. 形成评价
   B. 过程评价
   C. 影响评价
   D. 结局评价
   E. 阶段评价

4. 健康档案与其他专科病历相比,相似之处在于
   A. 对病人基础资料记录的全面性和翔实性
   B. 记录的形式
   C. 对健康问题记录的连续性
   D. 临床体征的描述
   E. 对病人健康问题的处理计划

5. **不是**社区卫生服务实施过程中应遵循的原则的是
   A. 以健康为中心
   B. 以个人为对象
   C. 以需求为导向
   D. 多部门合作
   E. 人人参与

6. 1948 年世界卫生组织将健康定义为
   A. 健康指躯体方面、精神方面、社会适应方面没有疾病
   B. 健康指躯体、精神、社会适应等方面没有疾病或虚弱
   C. 健康不仅仅是没有疾病或虚弱,而且包括在躯体、精神和社会适应方面的完好状态
   D. 健康指躯体没有疾病或虚弱,处于完好状态
   E. 健康指躯体整体结构和功能的良好状况

7. 发展中国家,卫生资源有限,更应突出
   A. 提高人均寿命
   B. 增加医院
   C. 增加医疗设备
   D. 发展社区卫生服务
   E. 重视延年益寿研究

8. 建立居民健康档案的重点人群**不包括**
   A. 0~6 岁儿童
   B. 孕产妇

C. 残疾人　　　　　　　　　　　　D. 慢性病病人和重性精神疾病病人

E. 老年人

9. 以下**不是**确定优先解决问题的原则的是

A. 问题的严重性　　　　　　　　　B. 问题的普遍性

C. 符合成本效益　　　　　　　　　D. 解决的可行性

E. 问题的综合性

10. **不属于**以 SOAP 形式进行健康问题描述内容的是

A. 主观资料　　　　　　　　　　　B. 客观资料

C. 完整的流行病学调查资料　　　　D. 健康问题的评价

E. 处理计划

（二）思考题

1. 居民健康档案管理的目的包括哪些？

2. 社区卫生的项目实施与管理的步骤有哪些？

3. 社区诊断的目的是什么？

4. 简述 SOAP 的主要内容。

5. 判断社区问题优先顺序的原则有哪些？

【参考答案】

（一）选择题

A1 型题

　1. D　　2. C　　3. E　　4. D　　5. B　　6. C　　7. C　　8. C　　9. E　　10. C

（二）思考题

1. 掌握居民的基本情况和健康现状。提供合理配置医疗资源的依据。为医学教育和科研提供信息资料。评价社区卫生服务质量与水平。有利于社区实施预防医学措施。

2. 社区动员、社区诊断、服务计划的制订、计划实施、监测与评价，五个连续的步骤。

3. 确定社区的主要公共卫生问题；寻找造成这些公共卫生问题的可能原因和影响因素；确定本社区公共卫生服务要解决的健康优先问题与干预重点人群及因素；为社区公共卫生服务效果的评价提供基线数据；为社区其他工作打下基础。

4. S 代表主观资料、O 代表客观资料、A 代表对健康问题的评价、P 代表问题处理计划。这是 POMR 的核心部分。

5. 重要性、普遍性、紧迫性、可干预性、效益性。

（李彦国）

第七章　疾病的预防与控制

【学习要点】

1. 传染病预防控制的策略与措施。

2. 计划免疫的定义、预防接种的种类、免疫规划程序，常见接种异常反应及处理。

3. 慢性非传染性疾病的流行现状及防治策略。

4. 疾病的管理概念,慢性非传染性疾病管理的原则,慢性病自我管理。

【内容要点】

[教材知识点]

（一）传染病的流行过程

传染病指由病原体感染人体后产生的具有传染性,在一定条件下可在人群中传播的疾病。传染病的流行过程指传染病在人群中发生、发展和结束的过程,表现为群体发病的特点。

1. 传染病发生的基本条件　包括病原体、宿主、感染过程及感染谱。

（1）病原体:指能够引起宿主致病的各种生物体,包括细菌、病毒、真菌和寄生虫等。病原体侵入人体后能否致病,主要取决于病原体的特征、数量、变异及侵入门户等因素。

（2）宿主:指在自然条件下被病原体寄生的人或动物。宿主的抵抗力和免疫力与传染病的发生密切相关。

（3）感染过程及感染谱:指传染病在个体或群体中发生的表现形式。

2. 传染病流行过程的三个环节　包括传染源、传播途径和易感人群。

（1）传染源:指体内有病原体生长繁殖,并能排出病原体的人或动物,包括病人、隐性感染者、病原携带者和受感染的动物等。

（2）传播途径:指病原体由传染源排出后,侵入新的易感宿主之前,在外环境中所经历的全部过程。主要有经空气传播、经水传播、经食物传播、接触传播、经媒介节肢动物传播、经土壤传播、医源性传播、垂直传播等。

（3）易感人群:指有可能发生传染病感染的人群。人群作为一个整体对传染病的易感程度称为人群易感性。人群易感性的高低取决于该人群中易感人口（非免疫人口）所占的比例。

3. 影响传染病流行过程的因素　包括自然因素和社会因素,在这两种因素的作用下,传染病流行过程的三个环节相互联系影响传染病的流行。

（二）传染病预防控制的策略与措施

1. 传染病的预防控制策略　预防为主与社会预防;加强传染病监测;建立传染病预警制度;传染病的全球化控制。

2. 传染病的预防控制措施　包括传染病报告和针对传染源、传播途径、易感人群采取的多种预防措施。

（1）传染病报告:是国家的法定制度,是监测、控制和消除传染病的重要措施,也称为疫情报告。随着新的传染性疾病的出现和流行,法定报告传染病病种也在不断调整。

（2）针对传染源的措施:包括针对病人、病原携带者、接触者和动物传染源的措施。①病人,要做到“五早”,即早发现、早诊断、早报告、早隔离、早治疗,诊断为传染病或疑似传染病者,应按照有关规定实行分级管理。②病原携带者,要进行登记并管理,定期随访直至其病原体检查 3 次阴性后,可解除管理。③接触者,应接受检疫,具体措施包括留验、医学观察、应急接种、药物预防等。④动物传染源,根据经济价值及危害予以消灭、捕杀或隔离治疗,同时要做好家畜、家禽及宠物的预防接种和检疫。

（3）针对传播途径的措施:主要是针对传染源污染的环境采取有效的措施,去除和杀灭病原体。采取的措施主要有消毒、杀虫和灭鼠。

（4）针对易感者的措施：包括免疫预防、药物预防和个人防护，其中免疫预防可分为主动免疫和被动免疫。

（三）计划免疫

1. 计划免疫的概念

（1）计划免疫：是根据传染病疫情监测和人群免疫状况分析，按照科学的免疫程序，有计划地对特定人群进行预防接种，从而达到提高人群免疫水平，预防、控制乃至最终消灭相应传染病的目的。

（2）预防接种：又称人工免疫，指利用人工制备的抗原或抗体通过适宜的途径注入机体，使人体获得对某些传染病的特异性免疫力，从而保护易感人群、预防传染病的发生和流行。用于预防接种的生物制品通称为免疫制剂。

2. 预防接种的种类　包括人工主动免疫、人工被动免疫和被动自动免疫。

3. 免疫规划程序

（1）扩大免疫规划：指 EPI。其中心内容：①不断扩大免疫接种的覆盖面，使每个儿童在出生后都有获得免疫接种的机会。②不断扩大免疫接种疫苗种类。

（2）我国的计划免疫程序：对适龄儿童及重点人群进行疫苗接种，预防乙型肝炎、结核病、脊髓灰质炎、百日咳、白喉、破伤风、麻疹、甲型肝炎、流行性脑脊髓膜炎、流行性乙型脑炎、风疹、流行性腮腺炎、流行性出血热、炭疽和钩端螺旋体病等传染病。

4. 疫苗的效果评价

（1）疫苗效果评价指标：包括免疫学效果指标流行病学效果指标。①免疫学效果指标主要是通过测定接种后人群的抗体阳转率、抗体平均滴度和抗体持续时间来评价。②流行病学效果指标主要采用随机对照双盲的现场试验，计算疫苗保护率和效果指数。

（2）计划免疫工作考核指标：主要有建卡率、接种率、N 苗覆盖率和冷链设备完好率等。

5. 常见预防接种异常反应及处理　指合格的疫苗在实施规范接种过程中或者实施规范接种后造成受种者机体组织器官、功能损害，相关各方均无过错的药品不良反应。

（1）预防接种异常反应的诊断：①任何医疗单位或个人均不得作出预防接种异常反应诊断。②与预防接种异常反应相关的诊断，必须由县级以上预防接种异常反应诊断小组作出。③预防接种异常反应的鉴定按照原卫生部、原国家药品监督管理局制订的《预防接种异常反应鉴定办法》规定执行。④因预防接种异常反应造成受种者死亡、严重残疾或者器官组织损伤的，应根据有关规定给予补偿。

（2）常见的预防接种异常反应：包括过敏反应、无菌性脓肿、热性惊厥、多发性神经炎及脑炎和脑膜炎等，其中过敏反应最为常见。

（四）慢性非传染性疾病的流行现状

慢性非传染性疾病，简称慢性病，不是特指某种疾病，而指以生活方式、环境危险因素为主的多种因素作用于机体引起的、发病过程缓慢、病程较长的非传染性疾病的概括性总称。

1. 全球慢性非传染性疾病现状与趋势　慢性非传染性疾病已成为全球范围内的重要致死原因，由其导致的负担在世界范围内迅速增加。慢性非传染性疾病在不同收入等级国家的致死率分布呈现出一定的趋势。随着人的平均寿命不断延长，老龄人口持续增加，慢性病的流行趋势将越来越严峻。

2. 我国慢性非传染性疾病的流行概况　慢性病已成为我国重大的公共卫生问题。常见的慢性非传染性疾病主要有心脑血管疾病、糖尿病、恶性肿瘤、慢性呼吸系统疾病等。①慢性病已成为影响城乡居民健康和死亡的首要原因。②慢性病患病人数不断增多,相关危险因素普遍存在。③造成严重的疾病负担。慢性病造成的疾病负担占我国总疾病负担的主要部分。④存在某些共同危险因素。慢性非传染性疾病的病因复杂,具有多因多果的特点。危险因素的暴露水平高,且吸烟、饮酒、肥胖、静坐生活方式等危险因素在我国的流行状况不容乐观。

（五）慢性非传染性疾病的防治策略

1. 加强健康教育,提升全民健康素质

（1）开展慢性病防治全民教育

（2）倡导健康文明的生活方式

2. 实施早诊早治,降低高危人群发病风险

（1）促进慢性病早期发现

（2）开展个性化健康干预

3. 强化规范诊疗,提高治疗效果

（1）落实分级诊疗制度

（2）提高诊疗服务质量

4. 促进医防协同,实现全流程健康管理

（1）加强慢性病防治机构和队伍能力建设

（2）构建慢性病防治结合工作机制

（3）建立健康管理长效工作机制

5. 完善保障政策,切实减轻群众就医负担

（1）完善医保和救助政策

（2）保障药品生产供应

6. 控制危险因素,营造健康支持性环境

（1）建设健康的生产生活环境

（2）完善政策环

（3）推动慢性病综合防控示范区创新发展

7. 统筹社会资源,创新驱动健康服务业发展

（1）动员社会力量开展防治服务

（2）促进医养融合发展

（3）推动互联网创新成果应用

8. 增强科技支撑,促进监测评价和研发创新

（1）完善监测评估体系

（2）推动科技成果转化和适宜技术应用

（六）慢性非传染性疾病的管理

1. 疾病管理的概念　是协调医疗保健干预和与病人沟通的系统,强调病人自我保健的重要性,支撑医患关系和保健计划,运用循证医学和增强个人能力的策略来预防疾病的恶化,以持续性地改善个体或人群健康为基准来评估临床、人文和经济方面的效果。

2. 常见慢性病的预防与控制　慢性病的防治工作,应贯彻三级预防的观念,坚持防治结

合,以城乡全体居民为服务对象,以控制慢性病危险因素为干预重点,以健康教育、健康促进为主要手段,采取综合措施,促进预防、干预、治疗的有机结合。

（1）心脑血管疾病的预防与控制

第一级预防:消除或减少致病的危险因素,主要措施是积极开展健康教育;提倡合理膳食,适量运动,防止超重和肥胖;禁烟限酒;保持心理平衡。

第二级预防:通过普查、筛检、定期健康体检、高危人群重点项目检查以及设立专科门诊,早期发现心血管疾病,使用科学规范化诊疗技术,防止或减少病情发展或急性复发以及并发症的发生。及时治疗与心血管疾病有关的其他疾病(糖尿病等),以减少诱发因素。

第三级预防:主要是重症抢救,合理、适当的康复治疗,预防严重并发症,降低复发率与病死率,防止伤残及促进康复。

（2）糖尿病的预防与控制

第一级预防:针对一般人群,预防和延缓易感高危人群和高危社区发生糖尿病。积极开展健康教育和健康促进,以提高对糖尿病危害的认识;养成健康的生活方式,加强体育锻炼和体力活动;摄入平衡膳食,多吃新鲜蔬菜和水果,防止能量的过度摄入;戒烟限酒、限盐;预防和控制超重与肥胖;治疗高血压,改善血脂异常。

第二级预防:针对高危人群,通过筛检及早发现 IGT 和糖尿病病例,进行积极的饮食、药物和心理治疗,预防糖尿病及其并发症的发生和发展。

第三级预防:针对已诊断的糖尿病病人进行管理,除了控制血糖,同时还要控制心血管疾病的其他危险因素,如血压、血脂等。病人应进行血糖的自我监测,通过规范的治疗控制血糖,减少并发症,提高生命质量。对于已发生并发症的病人采取对症和康复治疗,防止病情恶化和伤残,降低糖尿病的死亡率、病死率。

（3）恶性肿瘤的预防与控制

第一级预防:加强防癌健康教育,改变不良的行为和生活方式,鼓励戒烟限酒,以达到减少致癌危险因素的目的。提倡合理膳食,多吃新鲜蔬菜及富含维生素 A、维生素 E、维生素 C 和膳食纤维的食物;减少食物中的脂肪含量;控制盐腌、烟熏和亚硝酸盐处理的食物;不食霉变、烧焦或过热的食品。控制环境污染、加强职业性致癌因素的控制与消除。控制感染,对于与生物因素有关的恶性肿瘤,可采用接种疫苗预防感染的措施。如接种乙肝疫苗,对控制肝癌的发病具有重要意义。

第二级预防:应用简便可靠的筛检和诊断方法,对高危人群进行预防性筛检,积极治疗癌前病变,阻断癌变发生,做到"三早"。早期筛检是达到早期检出的有效手段。国际公认的比较有效的筛检包括宫颈脱落细胞涂片筛检宫颈癌;乳腺自检、临床检查及 X 线摄影检查乳腺癌;大便潜血、肛门指诊、乙状结肠镜和结肠镜检查结肠直肠癌;血清前列腺特异性抗原检测前列腺癌。对经常接触职业致癌因素的职工,要定期体检,及时诊治;开展防癌宣传,警惕癌前症状。

第三级预防:对于恶性肿瘤病人,要提供规范化诊治方案和康复指导,通过综合治疗,防止手术后残疾和肿瘤细胞的转移,并尽可能解除病人痛苦,延长病人生命,提高生存率和生存质量,对晚期病人施行止痛和临终关怀。

（4）慢性阻塞性肺部疾病的预防与控制

第一级预防:加强防治 COPD 的健康教育,劝告人们改变不良的行为和生活方式,以达到减少 COPD 危险因素的目的。戒烟是最有效、成本效益最佳的降低发生 COPD 风险并延缓其进展的干预措施。同时,要消除大气污染,加强职业性危险因素的控制与管理,注意改善室内居住条件,减少室内空气污染。平时注意加强耐寒锻炼和运动,以增强体质。

第二级预防:早发现、早诊断并积极治疗早期 COPD 是防治的关键。

第三级预防:指导 COPD 病人积极防治上呼吸道感染,对易感者注射流感疫苗,避免与呼吸道感染病人接触,提高抗病能力和预防复发。通过综合治疗,达到延缓疾病的进展、提高自理能力、改善生命质量和延长寿命的目的。

3. 慢性病自我管理　指在卫生保健专业人员的协助下,个人承担一些预防性或治疗性的卫生保健活动,达到控制慢性病的目的。

（1）慢性病自我管理的任务:包括医疗或行为的管理、角色任务的管理以及情绪上的控制。

（2）慢性病自我管理的基本技能:包括解决问题的技能、决策技能、建立良好医患关系的技能、获取信息资源的技能以及设定目标与采取行动的技能。

［本章重点与难点］

1. 传染病报告的类别、责任疫情报告人、报告时限及方式。
2. 预防接种的种类、计划免疫程序、疫苗的效果评价。
3. 常见预防接种异常反应及处理原则。
4. 慢性非传染性疾病的防制策略。
5. 慢性病自我管理的任务和基本技能。

【复习题】

（一）选择题

A1 型题

1. 病原携带者作为传染源的意义大小,最重要的是
    A. 携带病原体的时间
    B. 携带病原体的数量
    C. 接触携带者的易感人口数
    D. 携带者的家庭人口数
    E. 携带者的职业、社会活动范围、个人卫生习惯和卫生防疫措施

2. 传播途径指
    A. 传染病在人群群体或个体间的传播
    B. 病原体与机体相互作用、相互斗争的过程
    C. 病原体由母体到后代的传播
    D. 病原体更换宿主在外环境所经历的途径
    E. 传染病在人群中发生的过程

3. 消毒指消灭清除停留在环境中的
    A. 细菌
    B. 病毒
    C. 芽孢
    D. 病原体
    E. 病毒 + 细菌

4. 影响人群易感性升高的主要因素有
    A. 流行后免疫人口增加
    B. 隐性感染后免疫人口增加

C. 免疫人口的进入　　　　　　D. 有计划地开展预防接种工作

E. 非免疫人口比例增加

5. 经间接接触传播的传染病**不具有**的流行特征是

　　A. 多呈暴发或局部流行　　　　B. 流行过程缓慢,四季均可发病

　　C. 一般呈散发　　　　　　　　D. 可呈现家庭或同室聚集性

　　E. 卫生条件差的地区多发

6. 2021 年,我国法定管理的传染病有

　　A. 3 大类 23 种　　　　　　　B. 2 大类 23 种

　　C. 3 大类 35 种　　　　　　　D. 3 大类 39 种

　　E. 3 大类 40 种

7. 主动免疫生物制品是

　　A. 抗狂犬病免疫血清　　　　　B. 丙种球蛋白

　　C. 狂犬疫苗　　　　　　　　　D. 胎盘球蛋白

　　E. 破伤风抗毒素

8. 人群中最容易实现的传播途径是

　　A. 经水传播　　　　　　　　　B. 经土壤传播

　　C. 经食物传播　　　　　　　　D. 经空气传播

　　E. 垂直传播

9. 从病原体侵入机体到临床症状出现的时期称为

　　A. 传染期　　　　　　　　　　B. 非传染期

　　C. 检疫期　　　　　　　　　　D. 潜伏期

　　E. 隔离期

10. 发现甲类传染病的病人或疑似病人的报告时限为

　　A. <2h　　　　　　　　　　　B. <6h

　　C. <12h　　　　　　　　　　D. <24h

　　E. <48h

11. 传染病接触者的检疫、留验或医学观察的时间,主要依据该病的

　　A. 传染期　　　　　　　　　　B. 临床期症状

　　C. 潜伏期　　　　　　　　　　D. 病原学分离培养的结果

　　E. 接触时间

12. 保护易感人群的最重要措施为

　　A. 人工主动免疫　　　　　　　B. 人工被动免疫

　　C. 被动自动免疫　　　　　　　D. 药物预防

　　E. 个人防护

13. 对传染病病人应采取

　　A. 检疫　　　　　　　　　　　B. 留验

　　C. 应急接种　　　　　　　　　D. "五早"

　　E. 医学观察

14. EPI 指

　　A. 计划免疫　　　　　　　　　B. 预防接种

C. 扩大免疫规划   D. 流行病措施

E. 隔离接触者

15. 属于疫苗效果评价指标的是

　　A. 建卡率   B. 接种率

　　C. N 苗覆盖率   D. 疫苗保护率

　　E. 冷链设备完好率

16. **不可**改变的危险因素是

　　A. 吸烟   B. 酗酒

　　C. 遗传   D. 高血压

　　E. 肥胖

17. 关于我国血脂异常的患病率说法**错误**的是

　　A. 城市人群高于农村人群   B. 老年人群高于青年人群

　　C. 女性高于男性   D. 随年龄增加而升高

　　E. 呈逐年上升趋势

18. 慢性病自我管理的基本技能**不包括**

　　A. 解决问题的技能   B. 决策技能

　　C. 建立良好医患关系的技能   D. 寻找和利用社区资源的技能

　　E. 为其他病人治疗疾病的技能

A2 型题

1. 赵某,30 岁,4 月 20 日在某饭店进餐后发生腹泻,4 月 22 日被确诊为霍乱。对赵某应采取

　　A. 观察   B. 治疗

　　C. 注射丙种球蛋白   D. 隔离治疗

　　E. 合理营养,加强休息

2. 孕妇感染了风疹病毒后导致胎儿畸形。这种传播方式是

　　A. 水平传播   B. 垂直传播

　　C. 产时传播   D. 上行性传播

　　E. 医源性传播

3. 某医院医生确诊一例病毒性乙型肝炎。该医生应在几小时内进行网络报告或寄出传染病报告卡

　　A. 2h   B. 6h

　　C. 12h   D. 24h

　　E. 48h

4. 王某,女,17 岁,持续高热 1 周,近日伴腹痛、腹泻。体检:肝肋下 2cm、质软,脾肋下 2cm。10:00 经医院医生诊断为副伤寒。该医生上报传染病报告的时限应为

　　A. 当日 12:00 内   B. 当日 18:00 内

　　C. 当日 22:00 内   D. 第二日 10:00 内

　　E. 第二日 22:00 内

5. 某孕妇,25 岁,乙肝病毒携带者。足月生一女婴。对婴儿接种乙肝疫苗的同时注射乙肝免疫球蛋白。该处理方法属于

A. 人工主动免疫   B. 人工被动免疫

C. 自然主动免疫   D. 自然被动免疫

E. 人工被动自动免疫

6. 脊髓灰质炎活疫苗试验结果:接种疫苗组儿童脊髓灰质炎的发病率是 16/10 万,接受安慰剂组儿童的发病率是 57/10 万。因此该疫苗的保护率是

A. 16%   B. 57%

C. 72%   D. 79%

E. 87%

7. 张某,男,42 岁,身高 168cm,体重 85kg。其父亲也是肥胖者。该男子日常食物摄入量不高,不愿参加运动。他应该采取的减肥方式为

A. 减少能量摄入为主   B. 低脂肪饮食 + 规律运动

C. 减少热量摄入 + 减肥药物   D. 采取适当的减肥药物

E. 以上都可以

8. 王某,男,68 岁,曾发生过脑卒中,但仍然抽烟,医生劝其戒烟以预防再次脑卒中。这属于

A. 第一级预防   B. 第二级预防

C. 第三级预防   D. 原生级预防

E. 以上都不是

9. 某慢性病人想要尽量承担管理自己所患疾病的责任,但他不知道要做些什么。他要承担的任务是

A. 负责报告药物效果   B. 学会监测自己的病情

C. 养成锻炼的习惯   D. 定期就诊

E. 以上都是

B1 型题

(1~4 题共用备选答案)

A. 直接接触传播

B. 经空气飞沫传播

C. 经接触疫水传播

D. 经吸血节肢动物传播

E. 经节肢动物机械携带传播

1. 钩端螺旋体病的主要传播途径是

2. 流行性乙型脑炎的传播途径是

3. 传染性非典型肺炎的主要传播途径是

4. 性传播疾病的主要传播途径是

(5~7 题共用备选答案)

A. 隔离治疗

B. 预防接种

C. 彻底消灭

D. 检疫

E. 焚烧或深埋

5. 对危害不大且具有经济价值的病畜应

6. 对危害大且无经济价值的动物传染源应

7. 患有炭疽病的病畜应

（8~10 题共用备选答案）

    A. 类毒素

    B. 丙种球蛋白

    C. 活疫苗

    D. 灭活菌苗

    E. 化学药品

8. 预防麻疹的制剂属于

9. 预防百日咳的制剂属于

10. 预防破伤风的制剂属于

（11~13 题共用备选答案）

    A. 吸烟

    B. 酗酒

    C. 高血压

    D. 高血脂

    E. 遗传

11. **不属于**肿瘤危险因素的是

12. 属于不可改变的危险因素是

13. **不属于**糖尿病危险因素的是

A3/A4 型题

（1~3 题共用题干）

10 月 15 日,某中学 158 名学生发生食物中毒,经调查 10 月 15 日中餐供应的豆角炒肉为可疑污染食品。经细菌培养,从该食物中分离出痢疾杆菌。对食堂的工作人员进行大便细菌培养,从厨师王某的大便中分离出同血清型的痢疾杆菌。

1. 王某是这次食物中毒的

    A. 传染源　　　　　　　B. 传播途径

    C. 易感者　　　　　　　D. 传播因素

    E. 以上都不是

2. 学生是本次食物中毒的

    A. 传染源　　　　　　　B. 传播途径

    C. 易感者　　　　　　　D. 传播因素

    E. 以上都不是

3. 痢疾杆菌是本次食物中毒的

    A. 传染源　　　　　　　B. 传播途径

    C. 易感者　　　　　　　D. 传播因素

    E. 病原体

（4~6 题共用题干）

赵某,男,40 岁,身高 170cm,体重 85kg,腰围 92cm。血压 143/78mmHg。其父亲患有肥胖症。该男子日常喜食肉类食品,不愿运动。

4. 他的血压属于

A. 正常

B. 低血压

C. 高血压

D. 不能确定

E. 以上都不正确

5. 他的体重属于

A. 标准

B. 偏瘦

C. 偏胖

D. 肥胖

E. 不能确定

6. 他将来可能比别人更容易患的病是

A. 心脑血管疾病

B. 恶性肿瘤

C. 胃溃疡

D. 呼吸系统疾病

E. 以上都是

（二）思考题

1. 影响人群易感性高低的因素都有哪些?

2. 传染病的传播途径包括哪些?

3. 我国慢性非传染性疾病的流行概况?

（三）案例分析

1. 张某,女,19 岁。5 月 3 日与其正在发热的父亲共同进餐,5 月 5 日其父亲被确诊为传染性非典型肺炎。请回答:

（1）对张某应采取什么措施?

（2）对张某的父亲应采取什么措施?

（3）对接触张某父亲未采取防护措施的医护人员应采取什么措施?

（4）对张某父亲居留过的场所应采取什么措施?

2. 李某,男,43 岁,血压 145/92mmHg,平时饮食口味重且喜食鸡蛋,每日至少摄入 2 个鸡蛋,不愿参加运动。请回答:

（1）李某目前最需要干预的是哪种疾病?

（2）李某应如何进行自我管理?

【参考答案】

（一）选择题

A1 型题

1. E　　2. D　　3. D　　4. E　　5. A　　6. E　　7. C　　8. D　　9. D　　10. A

11. C　　12. A　　13. D　　14. C　　15. D　　16. C　　17. C　　18. E

A2 型题

1. D　　2. B　　3. D　　4. D　　5. C　　6. C　　7. A　　8. A　　9. E

B1 型题

1. C　　2. D　　3. B　　4. A　　5. A　　6. C　　7. E　　8. C　　9. D　　10. A

11. C　　12. E　　13. B

A3/A4 型题

1. A　　2. C　　3. E　　4. C　　5. D　　6. A

（二）思考题

1. 答案要点

（1）影响人群易感性升高的主要因素：①新生儿增加。②易感人口迁入。③免疫人口的免疫力自然消退。④免疫人口死亡。

（2）影响人群易感性降低的主要因素：①计划免疫。②传染病流行后免疫人口的增加。③人群一般抵抗力的提高。

2. 主要有经空气传播、经水传播、经食物传播、接触传播、经媒介节肢动物传播、经土壤传播、医源性传播、垂直传播等。

3. 慢性病已成为影响城乡居民健康和死亡的首要原因；慢性病增长速度较快；造成严重的疾病负担；危险因素的暴露水平高。

（三）案例分析答题要点

1. 答案要点

（1）隔离观察。

（2）隔离治疗。

（3）隔离观察。

（4）终末消毒。

2. 答案要点

（1）高血压。

（2）购买血压计，监测血压，低脂肪、低胆固醇、低盐饮食，规律运动，定期就诊等。

（王改霞）

第八章　人群健康研究的统计学方法

【学习要点】

1. 统计学中的几个基本概念、统计工作的基本步骤。

2. 统计表结构与要求、统计图的类型、选择与制图原则。

3. 描述集中趋势的指标，算术平均数、几何均数及中位数。

4. 描述离散程度的指标，极差、标准差、四分位间距、变异系数。

5. 均数的抽样误差和标准误、总体均数置信区间及其估计方法。

6. 常用相对数的种类，率、构成比及相对比。

7. 率的抽样误差和率的标准误、总体率的置信区间。

8. t 检验和 χ^2 检验。

【内容要点】

[教材知识点]

（一）统计学概述

统计学是研究数据的收集、整理、分析与推断的一门应用性学科,是认识社会和自然现象客观规律数量特征的重要工具。

1. 基本概念

（1）同质与变异:同质指被研究指标的影响因素相同。同质基础上的各观察单位(亦称为个体)之间的差异称为变异。

（2）总体与样本:总体指根据研究目的确定的同质观察单位的全体,或同质的所有观察单位某种观察值(变量值)的集合。从总体中随机抽取样本,根据样本信息来推断总体特征,称为抽样研究。从总体中随机抽取的部分观察单位,其测量值(或变量值)的集合,称为样本,该样本中所包含的观察单位数称为该样本的样本(含)量。抽样的原则是随机化和足够的样本含量。

（3）变量与变量值:对每个观察单位的某些特征进行测量和观察,这种特征称为变量,对变量的测得值称为变量值或观察值。变量值可以是定量的,也可以是定性的。

（4）参数与统计量:参数指描述总体的统计指标,统计量指描述样本的统计指标。

（5）误差:泛指实验数据的测量值和真实值之差。统计工作中产生的误差一般分为三类:系统误差、随机测量误差、抽样误差。

（6）概率:是描述某随机事件发生可能性大小的量值,常用符号 P 表示。习惯将 $P \leqslant 0.05$ 或 $P \leqslant 0.01$ 的事件称为小概率事件,表示该事件发生的可能性很小,可以认为在一次抽样中几乎不可能发生。

2. 统计资料的类型 医学统计资料按研究指标的性质一般分为两种类型。

（1）数值变量资料:又称定量资料或计量资料,指用定量的方法测定观察单位(个体)某项指标所得的资料。其观察值是定量的,表现为既有数值大小,又有度量衡单位。

（2）分类变量资料:又称定性资料,是将观察单位按某种属性或类别进行分组,然后清点各组观察单位的个数所得的资料。根据属性或类别之间是否有程度的差别又可分为无序分类(也称为计数资料)和有序分类(又称等级资料)。

3. 统计工作的基本步骤 统计设计、收集资料、整理资料、分析资料。

（二）统计表和统计图

1. 统计表 主要由标题、标目(包括横标目、纵标目)、线条、数字和备注构成。其中,标题应放在表的上方中间位置,简明扼要概括表中的主要内容;线条应简洁,除必须绘制的顶线、标目线、合计线和底线外,其余线条均可省略;表内的数字是统计表的基本语言,要求一律用阿拉伯数字,数字为零时用"0"表示,无数字时用"—"表示,暂缺或未记录时用"…"表示。统计表分为简单表和复合表。

2. 统计图 通常由标题、图域、标目、图例、刻度构成。其中,标题应位于图的下方中央位置,简明扼要概括图的主要内容;图域除圆图外,一般长宽之比以 7∶5 为宜。常用的统计图有线图、直条图、直方图、圆图、百分条图、散点图、箱式图和统计地图等。

3. 常用统计图适用条件及其绘制方法

（1）直条图:以等宽直条(柱)的长短来表示各指标数值的大小。适用于指标为各自独立的分类资料。纵轴尺度必须从"0"开始；各直条一般按统计指标由大到小排列，也可按事物本身的自然顺序排列。

（2）构成图：以图形的面积大小表示事物内部各组成部分所占比重或比例。适用于按性质分类、能计算构成比的资料。构成图可分为圆图和百分条图。圆图一般以12点的位置为起点，按顺时针方向，以数据大小或自然顺序排列各扇形。百分条图是用矩形条的总长度表示100%，用其中分割的各段长度表示各组成部分的构成比。

（3）线图：用线段的升降来表示某事物（某现象）随时间或条件而变化的趋势。适用于连续性资料。

（4）直方图：又称频数分布图，是以各矩形的面积表示各组段的频数，各矩形面积的总和为总频数，适用于表示连续性资料的频数分布。纵轴尺度应从"0"开始。当组距不等时，要折合成等距后再绘图。

（5）散点图：用点的密集程度和变化趋势来表示两种现象间的相关关系。适用于双变量资料，均具有连续性变化的特征。

（6）箱式图：用于比较两组或多组资料的集中趋势和离散趋势，箱式图的中间横线表示中位数，箱子的宽度表示四分位数间距，两端分别是 P_{75} 和 P_{25}，箱式图最外面两端连线表示最大值和最小值。箱子越长表示数据离散程度越大。中间横线若在箱子中心位置，表示数据分布对称，中间横线偏离箱子正中央，表示数据呈偏态分布。

（三）数值变量资料的统计分析

1. 数值变量资料的统计描述

（1）编制频数分布表步骤：计算全距，确定组数、组距，划分组段，列表划记。

（2）集中趋势指标：常用的有算术均数、几何均数、中位数（表8-1）。

表8-1 描述集中趋势的指标

集中趋势指标	适用条件	计算公式
算术均数	对称分布资料；正态或近似正态分布资料	$\bar{x} = \dfrac{\sum x}{n}$（小样本） $\bar{x} = \dfrac{\sum fx}{n}$（频数表资料）
几何均数	等比数列；对数正态分布资料	$G = \lg^{-1}\left(\dfrac{\sum \lg x}{n}\right)$（小样本） $G = \lg^{-1}\left(\dfrac{\sum f \lg x}{n}\right)$（频数表资料）
中位数	偏态分布资料；一端或两端没有确定数据；资料性质不清楚	$M = x_{\frac{n+1}{2}}$（n 较小且为奇数） $M = \dfrac{1}{2}\left(x_{\frac{n}{2}} + x_{\frac{n}{2}+1}\right)$（$n$ 较小且为偶数） $M = L + \dfrac{i}{f_M}\left(\dfrac{n}{2} - \sum f_L\right)$（频数表资料）

（3）离散趋势指标：描述数据变异（离散趋势）的常用统计指标有全距、四分位数间距、方差、标准差、变异系数（表8-2）。

表 8-2 描述离散趋势的指标

指标	适用条件	计算公式
极差	各种分布类型的资料	$R=$ 最大值 $-$ 最小值
四分位数间距	偏态分布资料;分布一端或两端没有确定数据的资料	$Q=P_{75}-P_{25}$
方差	对称分布,尤其是正态分布	$s^2 = \dfrac{\sum (x-\bar{x})^2}{n-1}$
标准差	对称分布,尤其是正态分布	$s = \sqrt{\dfrac{\sum x^2 - \dfrac{(\sum x)^2}{n}}{n-1}}$
变异系数	单位不同的资料;均数相差悬殊的资料	$CV = \dfrac{s}{\bar{x}} \times 100\%$

（4）正态分布与医学参考值范围:正态分布是一种重要的连续型分布。正态分布的特点是中间频数多,两边频数逐渐减少且左右对称。

正态分布的特征:①正态分布曲线在横轴上方均数处最高。②正态分布以均数为中心,左右对称。③正态分布有两个参数:均数和标准差。④曲线下面积分布有一定的规律性（表 8-3）。

表 8-3 正态分布和标准正态分布曲线下面积分布规律

正态分布	标准正态分布	面积(或概率)
$\mu \pm \sigma$	$-1 \sim 1$	68.27%
$\mu \pm 1.96\sigma$	$-1.96 \sim 1.96$	95.00%
$\mu \pm 2.58\sigma$	$-2.58 \sim 2.58$	99.00%

医学参考值范围指绝大多数正常人的形态、功能和代谢产物等的各种生理、生化指标波动的范围。计算方法见表 8-4。

表 8-4 两种方法计算 95% 参考值范围

方法	双侧界值	单侧上限	单侧下限
正态分布法	$\bar{x} \pm 1.96s$	$\bar{x}+1.64s$	$\bar{x}-1.64s$
百分位数法	$P_{2.5} \sim P_{97.5}$	P_{95}	P_5

2. 数值变量资料的统计推断

（1）均数的抽样误差与标准误:由于抽样所造成的样本均数之间或样本均数与总体均数之间的差异。样本均数的标准误（$\sigma_{\bar{x}}$）反映了样本均数的离散程度,也反映了样本均数抽样误差的大小。中心极限定理:在正态总体 $N(\mu, \sigma)$ 中随机抽样,其样本均数 $\bar{x}$ 服从正态分布。$\sigma_{\bar{x}} = \dfrac{\sigma}{\sqrt{n}}$（$\sigma$ 已知）,$s_{\bar{x}} = \dfrac{s}{\sqrt{n}}$（$\sigma$ 未知）。标准误的用途:①可用来衡量样本均数的可靠性,反映抽样误差的大小。②可用来估计总体均数的可信区间。③可用于均数的假设检验（表 8-5）。

表 8-5 标准差与标准误的比较

项目	标准差	标准误
含义	描述个体值的变异程度大小	描述样本均数抽样误差大小
公式	$s=\sqrt{\dfrac{\sum(x-\bar{x})^2}{n-1}}$	$s_{\bar{x}}=\dfrac{s}{\sqrt{n}}$
意义	标准差较小,表示观察值围绕均数的波动较小,说明样本均数的代表性	标准误较小,表示样本均数与总体均数比较接近,说明样本均数的可靠性
应用	结合样本均数估计医学参考值范围	结合样本均数估计总体均数的可信区间
与样本含量的关系	随样本含量的增多,逐渐趋于稳定	随样本含量的增多逐渐减小
联系	都是描述变异程度大小的指标;当样本含量不变时,标准差越大,标准误越小	

（2）t 分布的特征：①单峰分布,以 0 为中心,左右对称。②自由度越小,t 值越分散,曲线的峰部越矮,尾部翘得越高。③当自由度逼近无穷大时,t 分布逼近标准正态分布。t 分布曲线下面积分布有一定规律,可查 t 界值表。

（3）总体均数的估计

点估计：用样本统计量直接作为总体参数的估计值,没有考虑到抽样误差。

区间估计：按预先给定的概率估计总体参数所在范围的估计方法称为区间估计。该区间称为可信区间或置信区间（CI）；给定的概率称为置信度,用 $1-\alpha$ 表示,取值一般为 95%。

总体均数 95% 置信区间的计算方法见表 8-6。

表 8-6 估计总体均数可信区间的计算公式

可信区间	小样本	大样本
95% 可信区间	$(\bar{x}-t_{0.05/2,\,\nu}s_{\bar{x}},\ \bar{x}+t_{0.05/2,\,\nu}s_{\bar{x}})$	$(\bar{x}-1.96s_{\bar{x}},\ \bar{x}+1.96s_{\bar{x}})$
99% 可信区间	$(\bar{x}-t_{0.01/2,\,\nu}s_{\bar{x}},\ \bar{x}+t_{0.01/2,\,\nu}s_{\bar{x}})$	$(\bar{x}-2.58s_{\bar{x}},\ \bar{x}+2.58s_{\bar{x}})$

（4）假设检验的意义和一般步骤：样本统计量与总体参数之间的差别,或样本统计量之间的差别是由于抽样误差造成的,还是本质不同所引起的,用一种方法来进行检验判断,这种方法叫假设检验。其基本思想：假设样本均数与总体均数之间的差别是由抽样误差引起的,然后推断由抽样误差导致出现这种情况的概率有多大。如果出现这种情况的概率不小,那就有可能出现,不能拒绝这种假设。如果推断由抽样误差导致出现这种情况的概率很小,由于小概率事件在一次抽样中是不可能发生的,因此只好拒绝这个假设,拒绝第一种可能,也就接受了第二种可能。

其基本步骤：①建立假设,确定检验水准。②选定检验方法,计算检验统计量。③确定 P 值作出推断结论。

（5）t 检验和 z 检验：总体标准差未知,样本例数 n 较小,要求样本来自正态总体。在做两个小样本均数比较时,还要求两样本相应的总体方差相等。

（6）假设检验中的两型错误：Ⅰ 型错误（第 Ⅰ 类错误）：拒绝了实际上成立的 H_0,这类"弃真"的错误称为 Ⅰ 型错误。Ⅱ 型错误（第 Ⅱ 类错误）：不拒绝实际上不成立的 H_0,这类"取伪"的错误称为 Ⅱ 型错误。

（7）假设检验的注意事项：①要有严密的抽样设计。②选用的假设检验方法应符合其应用条件。③正确理解差别有无统计学意义的含义。④假设检验的结论不能绝对化。⑤单双侧检验的选择（表8-7）。

表8-7 常用的样本均数的假设检验

项目	样本均数与总体均数的比较	配对设计的 t 检验	两样本均数的比较
比较目的	推断是否 $\mu = \mu_0$	推断是否 $\mu_d = 0$	推断是否 $\mu_1 = \mu_2$
设计类型	从未知总体中随机抽取一样本	配对设计	完全随机设计（成组设计）
检验假设	$H_0 : \mu = \mu_0$	$H_0 : \mu_d = 0$	$H_0 : \mu_1 = \mu_2$
检验统计量	$t = \dfrac{\bar{x} - \mu_0}{s_{\bar{x}}}$ $\nu = n-1$	$t = \dfrac{\bar{d}}{s_{\bar{d}}}$ $\nu = n-1$	$z = \dfrac{\bar{x}_1 - \bar{x}_2}{s_{\bar{x}_1 - \bar{x}_2}}$ $\nu = n_1 + n_2 - 2$

（四）分类变量资料的统计分析

1. 分类变量资料的统计描述

（1）常用相对数：率、构成比和相对比。①率是说明某事物或现象发生的频繁程度或强度的指标。②构成比是表示事物内部各组成部分所占的比重或分布。③相对比表示两个有关事物指标之比，用以说明一个指标是另一个指标的几倍或百分之几。两个指标可以是绝对数，也可以是相对数。

（2）应用相对数时的注意事项：计算相对数时分母不宜过小；资料分析时不能以构成比代替率；注意资料的可比性；正确计算平均率；样本率或构成比的比较应做假设检验。

2. 分类变量资料的统计推断

（1）率的抽样误差和标准误：由抽样引起的样本率和总体率之间的差别或两个样本率之间的差别，称为率的抽样误差。率的标准误是反映率抽样误差大小的指标。其计算公式为

$$s_p = \sqrt{\dfrac{p(1-p)}{n}}$$

（2）总体率的可信区间：按一定概率来估计总体率所在的范围，即估计总体率的可信区间（置信区间）。总体率的可信区间可通过两种方法计算：①当样本含量 n 足够大（如 $n > 50$），且样本率 p 和 $1-p$ 均不太小，可根据正态分布的规律估计总体率的可信区间。计算公式：总体率 95% 的可信区间（$p - 1.96s_p, p + 1.96s_p$）。②当样本含量 n 较小（如 $n \leqslant 50$）时，特别是 p 接近于 0 或 1 时，样本率的分布近似于二项公布，可直接查表得总体率的可信区间。

（3）χ^2 检验：是一种以 χ^2 分布为基础，以 χ^2 值为检验统计量的分类变量资料的假设检验方法。主要用途：①推断两个或两个以上总体率（或构成比）之间有无差别。②两变量间有无相关关系。③检验频数分布的拟合优度。χ^2 检验的基本步骤：建立假设，确定检验水准；计算 χ^2 统计量；确定概率 P 值；作出推断结论。

（4）四格表资料的 χ^2 检验：①当 $n \geqslant 40$ 且每一个格子的理论频数 $T \geqslant 5$ 时，用 χ^2 检验的基本公式或四格表资料的专用公式计算 χ^2 值。②当 $n \geqslant 40$ 但出现 $1 \leqslant T < 5$ 时，用校正公式计算 χ^2 值。③当 $n < 40$ 或 $T < 1$ 时，不能做 χ^2 检验，用确切概率法直接计算概率。对于配对设计分类变量资料，其 χ^2 检验亦有专门的公式。

（5）行 × 列表资料的 χ^2 检验：当基本数据超过2行或2列的资料，称为行 × 列表或 R×C 表资料。行 × 列表资料的 χ^2 检验用于多个样本率的比较或样本构成比的比较。

[本章重点与难点]

1. 统计资料的分类与资料来源。

2. 统计图的制作基本要求。

3. 统计设计类型与 t 检验和 χ^2 检验。

4. 参考值范围与可信区间；抽样误差与标准误。

【复习题】

（一）选择题

A1 型题

1. 统计工作的基本步骤是

    A. 资料搜集→统计分析

    B. 统计设计→搜集资料→统计分析

    C. 搜集资料→整理资料→统计分析

    D. 统计设计→搜集资料→整理资料→统计分析

    E. 搜集资料→统计设计→整理资料→统计分析

2. 统计工作的步骤中最关键的一步是

    A. 分析资料   B. 搜集资料

    C. 整理资料   D. 设计

    E. 调查资料

3. 良好的实验设计,能减少人力、物力,提高实验效率,还有助于消除或减少

    A. 抽样误差   B. 系统误差

    C. 随机误差   D. 责任事故

    E. 以上都不正确

4. 关于随机抽样,说法正确的是

    A. 随机抽样即随意抽取个体

    B. 研究者在抽样时应精心挑选个体,以使样本更能代表总体

    C. 抽样时应使得总体中的所有个体有同等机会被抽取

    D. 为确保样本具有更好的代表性,样本量应越大越好

    E. 随机抽样即调查总体中的所有个体

5. 随机事件的概率 P 的取值范围是

    A. $0 < P < 1$ B. $P \geqslant 0$

    C. $P \leqslant 1$ D. $P < 0.05$

    E. $-1 \leqslant P \leqslant 1$

6. 统计学提到的小概率事件指

    A. 反复多次试验中,均没有发生的事件

    B. 一次试验中,该事件发生的可能性很小

    C. 反复多次试验中,发生概率仍然为零的事件

    D. 发生的概率大于 0.5 的事件

    E. 一次试验中,绝对不发生的事件

7. 概率等于 0 的事件称为

A. 小概率事件　　　　　　　B. 必然事件

C. 不可能事件　　　　　　　D. 随机事件

E. 互斥事件

8. 抽样研究中的样本为

A. 总体中特定的一部分

B. 总体中能抽取的尽可能多的个体

C. 总体中随机抽取的一部分

D. 根据研究者的经验来收集的一部分

E. 随意收集的一部分

9. 资料的类型包括

A. 计量资料、数值变量资料、等级资料

B. 计量资料、计数资料、分类资料

C. 计数资料、分类资料、等级资料

D. 计量资料、计数资料、等级资料

E. 计数资料、等级资料、正态资料

10. 变异指

A. 样本间的差异　　　　　　B. 总体间的差异

C. 个体值间的差异　　　　　D. 样本与总体间的差异

E. 同质个体间的差异

11. 总体的定义指根据研究目的确定的

A. 所有样本的全体

B. 观察单位的全体

C. 同质观察单位的全体

D. 观察单位某种变量值的集合

E. 所有样本中同质观察单位某种变量值的集合

12. 属于分类变量的是

A. 身高　　　　　　　　　　B. 体重

C. 血压　　　　　　　　　　D. 脉搏

E. 职业

13. 抽签的方法属于

A. 分层抽样　　　　　　　　B. 系统抽样

C. 单纯随机抽样　　　　　　D. 整群抽样

E. 二级抽样

14. 统计表的基本结构包括

A. 统计调查表、整理汇总表和统计分析表

B. 大标题、小标题、线条和数字

C. 大标题、小标题、线条、数字和备注

D. 标题、纵横标目、线条和数字

E. 标题、纵横标目、线条、数字和备注

15. **不是**统计表中所必备的项目为

A. 标题   B. 备注

C. 数字   D. 线条

E. 标目

16. 统计表中数字暂缺或未记录时,通常用表示为

A. −   B. \

C. 0   D. /

E. …

17. 一个统计表的标题、标目和线条的数量分别为

A. 1、2、3   B. 1、3、2

C. 2、1、3   D. 3、1、2

E. 3、2、1

18. 绘制统计表时正确的选项是

A. 标题一般放在表的下方

B. 数字暂缺可用空格表示

C. 标题应包括备注等所有内容

D. 除顶线、底线外,尚可用斜线

E. 纵、横标目相结合表达一个完整意思

19. 比较某年某地三种传染病白喉、乙型脑炎、痢疾的病死率,选择的统计图是

A. 线图   B. 半对数线图

C. 直方图   D. 条图

E. 圆图

20. 统计图纵坐标必须从 "0" 开始的是

A. 半对数线图   B. 散点图

C. 条图   D. 线图

E. 圆图

21. 统计图适用于的计数资料是

A. 条图、直方图   B. 线图、半对数线图

C. 条图、圆图   D. 散点图、线图

E. 圆图、直方图

22. 描述计量资料的分布特征和类型的统计图为

A. 线图   B. 半对数线图

C. 圆图   D. 直方图

E. 条图

23. 欲分析某地某年至某年的婴儿死亡率的变化趋势,应绘制

A. 线图   B. 散点图

C. 直方图   D. 条图

E. 圆图

24. 反映某市 7 岁男孩身高的分布特征宜用

A. 线图   B. 散点图

C. 直方图   D. 条图

E. 圆图

25. 根据某医院 5 种急性传染病的住院构成资料,宜绘制

    A. 线图   B. 散点图

    C. 直方图   D. 条图

    E. 圆图

26. 比较 4 个城区某年肺炎发病率应选用

    A. 线图   B. 散点图

    C. 直方图   D. 条图

    E. 圆图

27. 已知某地某年至某年每年的结核病病死率,若要表示结核病病死率各年的变化情况,绘制统计图适宜用

    A. 条图   B. 圆图

    C. 直方图   D. 线图

    E. 散点图

28. 要反映某一城市连续五年甲型肝炎发病率的变化情况,应选用

    A. 条图   B. 直方图

    C. 线图   D. 散点图

    E. 圆图

29. 某医院收集了近期门诊病人的病种构成情况资料,宜绘制

    A. 圆图   B. 散点图

    C. 条图   D. 线图

    E. 直方图

30. 欲表达某校 18 岁女大学生身高与体重的相关关系,宜绘制

    A. 直方图   B. 条图

    C. 线图   D. 散点图

    E. 半对数线图

31. 分析婴儿是否为低出生体重与围生儿死亡率的关系,宜绘制

    A. 条图   B. 散点图

    C. 线图   D. 半对数线图

    E. 直方图

32. 将一组数值变量资料整理成频数表的目的主要是

    A. 便于计算   B. 形象描述数据的特点

    C. 提供和描述数据的分布特征   D. 为了能够更精确地检验

    E. 防止数据出现差错、遗漏

33. 频数分布的两个重要特征是

    A. 样本均数与总体均数   B. 统计量与参数

    C. 标准差与标准误   D. 集中趋势与离散趋势

    E. 样本与总体

34. 与中位数相比较,算术均数更适用于的资料是

    A. 正态分布   B. 对数正态分布

C. 偏态分布　　　　　　　　　D. 分布不明

E. 有不确定数据

35. 对于正态分布资料来说,中位数与均数的关系

A. 均数大于中位数　　　　　　B. 均数小于中位数

C. 均数等于中位数　　　　　　D. 无法确定

E. 以上都不正确

36. 将一正态分布资料所有的原始数据都加上一个不为 0 的常数,说法正确的是

A. 均数和标准差都不变　　　　B. 均数和标准差都变大

C. 均数和标准差都变小　　　　D. 均数不变,标准差变大

E. 均数变大,标准差不变

37. 均数和标准差的关系是

A. 均数越大,标准差越大

B. 均数越大,标准差越小

C. 标准差越大,均数对各变量值的代表性越好

D. 标准差越小,均数对各变量值的代表性越好

E. 标准差越小,样本均数与总体均数的距离越大

38. 各观察值同乘以一个不为 "0" 的常数后,**不会**改变的指标是

A. 均数　　　　　　　　　　　B. 标准差

C. 中位数　　　　　　　　　　D. 几何均数

E. 变异系数

39. 最小组段无下限或最大组段无上限的资料,描述其集中趋势

A. 算术均数　　　　　　　　　B. 几何均数

C. 标准差　　　　　　　　　　D. 百分位数

E. 中位数

40. 表示一组正态分布资料变量值的平均水平,宜选用

A. 算术均数　　　　　　　　　B. 中位数

C. 几何均数　　　　　　　　　D. 平均数

E. 变异系数

41. 若描述某年某地 5 岁儿童尿铅值的平均水平,最适宜的指标是

A. 平均数　　　　　　　　　　B. 算术均数

C. 几何均数　　　　　　　　　D. 中位数

E. 百分位数

42. 反映一组血清抗体效价资料的平均水平,宜选用

A. $\bar{x}$　　　　　　　　　　　B. M

C. CV　　　　　　　　　　　　D. R

E. G

43. 描述正态分布的数值变量资料的离散趋势最常用的指标是

A. 全距　　　　　　　　　　　B. 四分位数间距

C. 方差　　　　　　　　　　　D. 标准差

E. 变异系数

44. 描述一组偏态分布资料的离散程度,选择比较好的指标是

   A. 全距   B. 四分位数间距

   C. 方差   D. 标准差

   E. 变异系数

45. 观察指标分别是身高和体重的两组数据,比较其变异程度的大小,宜选用

   A. 全距   B. 四分位数间距

   C. 标准差   D. 变异系数

   E. 方差

46. 均数相差悬殊的两组资料,欲比较它们的离散程度,宜选用

   A. 标准差   B. 方差

   C. 四分位数间距   D. 全距

   E. 变异系数

47. 有关四分位数间距的描述,**不正确**的是

   A. 四分位数间距为 P_{75} 与 P_{25} 之差

   B. 四分位数间距比全距稳定

   C. 四分位数间距越大,变异程度越大

   D. 四分位数间距主要用于描述正态分布资料的变异程度

   E. 四分位数间距即中间一半变量值的全距

48. 关于变异系数的描述,**不正确**的是

   A. 变异系数一定大于 1

   B. 变异系数无单位

   C. 变异系数描述资料分布的相对离散程度

   D. 可用于衡量度量单位不同资料的变异程度

   E. 可用于衡量均数相差悬殊资料的变异程度

49. 关于标准差的说法,**错误**的是

   A. 标准差常用于描述正态分布资料的离散程度

   B. 方差和标准差属于描述变异程度的同类指标

   C. 标准差和观察指标有相同的度量衡单位

   D. 标准差一定大于 0

   E. 同一资料的标准差一定小于均数

50. 随机变量 x 服从 $N(\mu, \sigma)$ 的正态分布,当 μ 恒定时,σ 越小,则

   A. 曲线沿横轴越向左移动   B. 曲线沿横轴越向右移动

   C. 曲线越扁平   D. 曲线越陡峭

   E. 曲线形状和位置都不变

51. 标准正态分布指

   A. $N(0,0)$ B. $N(1,1)$

   C. $N(0,1)$ D. $N(1,0)$

   E. $N(\mu, \sigma)$

52. 要评价某市一名 5 岁男孩的身高是偏高或偏矮。其统计方法是

   A. 作身高差别的统计学检验

    B. 用该市 5 岁男孩身高的 $1-\alpha$ 参考值范围评价

    C. 用该市 5 岁男孩身高的均数来评价

    D. 用该市 5 岁男孩身高的 $1-\alpha$ 可信区间来评价

    E. 用该市 5 岁男孩身高的全距来评价

53. 关于医学参考值范围,说法中正确的是

    A. 没有任何疾病的人的解剖、生理、生化等数据的波动范围

    B. 参考值范围的制订不受资料分布类型的影响

    C. 制订参考值范围时,样本含量要足够大

    D. 偏态分布资料,可用正态分布法制订参考值范围

    E. 最常见的是 99% 的参考值范围

54. 健康成年男子红细胞数的参考值范围一般指

    A. 所有健康成年男子红细胞数的波动范围

    B. 绝大多数正常成年男子红细胞数的波动范围

    C. 所有正常成年男子红细胞数的波动范围

    D. 所有正常人红细胞的波动范围

    E. 少部分正常成年男子红细胞数的波动范围

55. 抽样误差产生的原因是

    A. 随机方法错误   B. 资料不是正态分布

    C. 观察对象不纯   D. 不是分类变量资料

    E. 个体差异

56. 反映均数抽样误差大小的指标是

    A. 均数的标准误   B. 个体标准差

    C. 全距   D. 变异系数

    E. 四分位数间距

57. 均数标准误的意义是

    A. 反映个体离散程度的大小

    B. 反映样本均数与总体均数的离散程度

    C. 反映频数分布的规律

    D. 反映指标的分布特征

    E. 以上都不正确

58. 关于标准误,以下说法正确的是

    A. 与标准差的大小成反比

    B. 与样本含量的大小成正比

    C. 与样本含量的大小成反比

    D. 与样本含量的平方根成反比

    E. 与标准差的平方成正比

59. t 分布是对称分布,它与标准正态分布相比较

    A. 中心位置左移   B. 中心位置右移

    C. 分布曲线平坦一些   D. 分布曲线陡峭一些

    E. 以上都不正确

60. 关于 t 分布,**错误**的是

    A. t 分布是单峰分布 B. t 分布是一簇曲线

    C. t 分布以 0 为中心,左右对称 D. 相同 ν 时, t 值越大, P 值越大

    E. 当 $\nu \to \infty$ 时, t 界值 $\to u$ 界值

61. 在实际工作中,减小抽样误差切实可行的方法是

    A. 减小个体差异 B. 增加个体差异

    C. 减小样本含量 D. 增加样本含量

    E. 以上都不正确

62. 表示用该样本均数估计总体均数的可靠性大的指标是

    A. s B. $s_{\bar{x}}$

    C. R D. CV

    E. Q

63. 统计推断的目的是

    A. 参数估计 B. 假设检验

    C. 统计描述 D. 用样本信息推断总体特征

    E. 以上均不正确

64. 两样本均数比较的 t 检验,差别有统计学意义时, P 越小,说明

    A. 两总体均数差别越大

    B. 两样本均数差别越大

    C. 越有理由认为两总体均数不等

    D. 越有理由认为两样本均数不等

    E. 越有理由认为两总体均数相等

65. 配对 t 检验的无效假设一般可表示为

    A. $\mu_1 = \mu_2$ B. $\mu_1 \neq \mu_2$

    C. $\mu_d = 0$ D. $\mu_d \neq 0$

    E. 以上都不正确

66. 关于均数 95% 可信区间的描述正确的是

    A. 估计 95% 的样本均数在此范围内

    B. 估计总体均数有 95% 的可能在此范围内

    C. 估计正常人群某指标 95% 观察值所在范围

    D. 反映某指标的可能取值范围

    E. 反映某指标的观察值波动范围

67. $\bar{x} \pm 2.58 s_{\bar{x}}$ 表示

    A. 总体率 95% 的可信区间 B. 总体均数 95% 的可信区间

    C. 总体率 99% 的可信区间 D. 总体均数 99% 的可信区间

    E. 99% 的参考值范围

68. 进行假设检验的目的是

    A. 由样本统计量估计总体参数

    B. 计算样本统计量

    C. 确定发生该观察结果的概率

D. 判断样本统计量之间的差别是抽样误差造成还是本质不同引起

E. 以上都不正确

69. 关于假设检验,说法是正确的是

A. 检验水准只能取 0.05

B. 单侧检验优于双侧检验

C. 若 $P > \alpha$,则一定接受 H_0

D. 做两样本比较的 z 检验,要求两总体方差相等

E. 采用配对 t 检验还是两样本 t 检验是由试验设计方案所决定的

70. 假设检验的 I 型错误指

A. H_0 成立,检验结果接受 H_0

B. H_0 成立,检验结果拒绝 H_0

C. H_1 成立,检验结果接受 H_1

D. H_1 成立,检验结果拒绝 H_1

E. 以上都不正确

71. 两样本均数比较时,以下检验水准中 II 型错误最小的是

A. $\alpha = 0.05$ B. $\alpha = 0.01$

C. $\alpha = 0.15$ D. $\alpha = 0.20$

E. $\alpha = 0.30$

72. 按 $\alpha = 0.05$ 水准做 t 检验,$P > 0.05$,不能认为两总体均数不相等,此时若推断有错,其错误的概率为

A. 大于 0.05   B. β,而 β 未知

C. 小于 0.05   D. $1 - \beta$,而 β 未知

E. 以上都不正确

73. 两样本均数比较的 t 检验适用条件是

A. 数值变量资料   B. 资料服从正态分布

C. 两总体方差相等   D. 以上 ABC 都正确

E. 以上 ABC 都不正确

74. 抽样研究中,适当增加样本含量可以

A. 减小 I 型错误   B. 减小 II 型错误

C. 减小抽样误差   D. 提高检验效能

E. 以上都正确

75. 作两样本均数比较的 t 检验,无效假设为

A. 两样本均数不等   B. 两样本均数相等

C. 两总体均数不等   D. 两总体均数相等

E. 样本均数与总体均数不等

76. 配对设计的目的是

A. 操作方便   B. 提高测量精度

C. 减少抽样误差   D. 提高组间可比性

E. 便于统计分析

77. 两样本均数比较的 t 检验,如 $t \geq t_{\alpha/2, \nu}$,则按 α 检验水准

A. 两总体均数不等　　　　　　B. 两总体均数相等

C. 两样本均数不等　　　　　　D. 两样本均数相等

E. 样本均数与总体均数不等

78. 配对数值变量资料的 t 检验中,用药前数据减去用药后数据与用药后数据减去用药前的数据,两次 t 检验的结果

A. t 值符号相反,结论相同　　　B. t 值符号相反,结论相反

C. t 值符号相同,结论相反　　　D. t 值符号相同,结论相同

E. 结论可能相同或相反

79. 两样本均数比较(双侧)的 t 检验,检验统计量 $t=1.45$, $\alpha=0.05$ 统计推断为

A. 两样本均数的差别无统计学意义

B. 两总体均数的差别无统计学意义

C. 本题未给出自由度,所以还不能进行统计推断

D. 两总体均数不等

E. 两样本均数不等

80. 两样本均数比较的 t 检验,结果 $P<0.05$,说明

A. 两样本均数不相等

B. 两样本均数有差别

C. 两样本均数差别较大

D. 两总体均数差别有统计学意义

E. 两总体均数相等

81. 两组数据中的每个变量值减去同一常数后,作两个样本均数比较的假设检验

A. t 值不变　　　　　　　　　B. t 值变小

C. t 值变大　　　　　　　　　D. t 值有可能变大也可能变小

E. 不能判断

82. 其他条件不变,可信度 $1-\alpha$ 越大,则总体均数的可信区间

A. 越宽　　　　　　　　　　　B. 越窄

C. 不变　　　　　　　　　　　D. 与Ⅱ型错误 β 有关

E. 不确定

83. 从正态总体中做随机抽样,样本含量固定, $\mu \pm 1.96\sigma_{\bar{x}}$ 包含样本均数的概率为

A. 95%　　　　　　　　　　　B. 97.5%

C. 99%　　　　　　　　　　　D. 99.5%

E. 不确定

84. 两样本均数比较的 t 检验,按 $\alpha=0.05$ 的水准,拒绝 H_0,若此时推断有误,其错误的概率为

A. 0.01　　　　　　　　　　　B. 0.05

C. 0.1　　　　　　　　　　　D. 0.95

E. 0.90

85. 两样本均数比较的 t 检验,若 $P>0.05$,则

A. 两总体均数相等

B. 两总体均数不相等

C. 没有足够证据可以推断两总体均数不同

D. 两样本均数来自不同总体

E. 以上都不正确

86. 描述分类变量的统计指标是

    A. 平均数   B. 均数

    C. 相对数   D. 变异系数

    E. 百分位数

87. 计算相对数的目的是

    A. 为了进行显著性检验   B. 为了表示绝对水平

    C. 为了便于比较   D. 为了表示实际水平

    E. 为了表示相对水平

88. 某年某地肝炎的发病人数占同年传染病人数的 10%，该指标为

    A. 率   B. 患病率

    C. 发病率   D. 构成比

    E. 相对比

89. 某医院收治肺部疾病病人 10 人，其中 8 人抽烟，占 80%，该指标为

    A. 相对比   B. 构成比

    C. 发病率   D. 患病率

    E. 以上均不正确

90. 构成比的重要特点是各组成部分的百分比之和

    A. 一定大于 1   B. 一定小于 1

    C. 一定等于 1   D. 一定等于 0

    E. 随资料而异

91. 关于构成比的描述，**不正确**的是

    A. 构成比中某一部分比重的增减相应会影响其他部分的比重

    B. 构成比说明某现象发生的强度大小

    C. 构成比说明事物内部各组成部分所占的分布

    D. 事物内部各构成比之和必为 100%

    E. 构成比是常用的相对数指标之一

92. 男性吸烟率是女性的 10 倍。该指标为

    A. 相对比   B. 构成比

    C. 绝对数   D. 率

    E. 以上都不正确

93. 反映某一事件发生强度或严重程度的指标应选用

    A. 构成比   B. 相对比

    C. 率   D. 绝对数

    E. 率的标准误

94. 某医院的资料,计算了各种疾病所占的比例,该指标为

    A. 构成比   B. 发病率

    C. 相对比   D. 患病率

E. 以上都不正确

95. 欲了解某地乙肝疫苗的阳转率,分母应为

    A. 该地平均人中数   B. 该地乙肝病人人数

    C. 该地乙肝易感人数   D. 乙肝疫苗接种人数

    E. 乙肝疫苗接种后的阳转人数

96. 在实际工作中,易把构成比当作率分析的主要原因是

    A. 构成比用的最多   B. 构成比比率难计算

    C. 构成比比率易计算   D. 构成比的原始资料较率容易得到

    E. 构成比与率的计算方法一样

97. 四个样本率作比较,$\chi^2 > \chi^2_{0.01, 3}$,可以认为

    A. 各总体率不同或不全相同

    B. 各总体率均不相同

    C. 各样本率均不相同

    D. 各样本率不同或不全相同

    E. 样本率与总体率均不相同

98. 关于相对数的应用,**错误**的是

    A. 计算相对数时,分母不宜过小

    B. 不能以比代率说明问题

    C. 相对数的比较应注意其可比性

    D. 应分别将分子和分母合计求平均率

    E. 可直接根据样本率的大小作出推断结论

99. 描述计数资料的相对数指标主要包括

    A. 百分率、千分率、万分率   B. 百分比、千分比、万分比

    C. 率、构成比、相对比   D. 发病率、患病率、感染率

    E. 出生率、死亡率、病死率

100. 计算某地某年肺癌发病率,其分母应为

    A. 该地易感人群   B. 该地年平均人口数

    C. 该地年平均就诊人数   D. 该地体检人数

    E. 该地平均病人人数

101. 反映率的抽样误差大小的指标是

    A. $s_{\bar{x}}$ B. s

    C. s_p D. s^2

    E. R

102. 正态近似法估计总体率的可信区间适用于

    A. n 足够大   B. p 既不靠近 0 也不靠近 1

    C. $np \geqslant 5$ D. $n(1-p) \geqslant 5$

    E. 以上均正确

103. 总体率95%可信区间的意义是

    A. 95% 的总体率在此范围

    B. 95% 的样本率在此范围

C. 95% 的正常值在此范围

D. 样本率在此范围内的可能性为 95%

E. 总体率在此范围内的可能性为 95%

104. 四格表资料的 χ^2 检验,四个格子的基本数据是

A. 两对实测数和理论数

B. 两对实测阳性绝对数和阴性绝对数

C. 两个样本率的分子和分母

D. 两个构成比的分子和分母

E. 以上都不正确

105. 四格表资料,若有一个实际频数为 0,则

A. 不能做 χ^2 检验

B. 必须做校正的 χ^2 检验

C. 还不能确定是否能做 χ^2 检验

D. 不必做校正的 χ^2 检验

E. 还不能确定是否需要做校正

106. 两个四格表资料,一个 $\chi^2 > \chi^2_{0.01,1}$,一个 $\chi^2 > \chi^2_{0.05,1}$,可以认为

A. 前者资料两个百分数相差大

B. 后者资料两个百分数相差大

C. 前者更有理由认为两总体率不等

D. 后者更有理由认为两总体率不等

E. 尚不能下结论

107. 四个样本率比较的 χ^2 检验,若 $\chi^2 > \chi^2_{0.05,3}$,则结论为

A. 各样本率均不相同

B. 各总体率均不相同

C. 各总体率不同或不全相同

D. 各样本率不同或不全相同

E. 各样本率之间的差别均有统计学意义

108. 两个样本率差别的假设检验,其目的是

A. 推断两个总体率是否相等

B. 推断两个样本率有无差别

C. 推断两个样本率与两个总体率有无差别

D. 推断两个样本率和两个总体率的差别有无统计学意义

E. 推断两个总体分布是否相同

109. χ^2 检验的自由度为

A. $n-1$　　　　　　　　B. 1

C. $n-k$　　　　　　　　D. $(R-1)(C-1)$

E. n_1+n_2-2

110. 应用四格表资料 χ^2 检验基本公式的条件是

A. 各实际频数均大于 5

B. 各理论频数均大于 5

C. 总例数大于等于 40,各实际频数大于 5

D. 总例数大于等于 40,各理论频数大于等于 5

E. 以上都不正确

111. 两样本率比较的 χ^2 检验,以下**错误**的是

　A. 若 $1<T<5$, $n>40$,需计算校正的 χ^2 值

　B. 若 $n<40$,不能做 χ^2 检验

　C. χ^2 检验的自由度为 1

　D. 校正 χ^2 值使否定 H_0 的可能性增大

　E. $n \geqslant 40$ 且 $T \geqslant 5$,既可以用 χ^2 检验的基本公式也可以用专用公式

112. 四格表资料 χ^2 检验的无效假设是

　A. 两样本率无差别　　　　　　B. 两样本率有差别

　C. 两总体率有差别　　　　　　D. 两样本率来自同一总体

　E. 样本率与总体率有差别

113. 四格表的周边合计不变时,如果某一格子的实际频数有变化,则其理论频数

　A. 减小　　　　　　　　　　　B. 增大

　C. 不变　　　　　　　　　　　D. 随实际频数的增减而增减

　E. 不确定

114. 两样本率比较的 χ^2 检验,差别有统计学意义时,P 越小,说明

　A. 两样本率差别越大

　B. 两总体率差别越大

　C. 越有理由认为两总体率相等

　D. 越有理由认为两样本率相等

　E. 越有理由认为两总体率不等

115. 用四格表资料专用公式和基本公式算得的统计量分别为 χ_1^2 和 χ_2^2,两者的关系是

　A. χ_1^2 比 χ_2^2 准确　　　　　B. χ_2^2 比 χ_1^2 准确

　C. $\chi_1^2 > \chi_2^2$　　　　　　　　D. $\chi_1^2 < \chi_2^2$

　E. $\chi_1^2 = \chi_2^2$

116. 四格表资料 χ^2 检验的自由度为

　A. 一定等于 1　　　　　　　　B. 一定大于 1

　C. $n-1$　　　　　　　　　　D. 格子数 -1

　E. n_1+n_2-2

117. 四格表资料的 χ^2 检验,校正公式的应用条件是

　A. $n \geqslant 40$, $1 \leqslant T<5$　　　　B. $n \geqslant 40$, $T \geqslant 5$

　C. $n \geqslant 40$, $A \geqslant 5$　　　　　D. $n<40$, $T \geqslant 5$

　E. $n<40$ 或 $T<1$

118. 三个样本率比较的 χ^2 检验,以下叙述**错误**的是

　A. 无效假设是 $\pi_1=\pi_2=\pi_3$

　B. 备择假设是 $\pi_1 \neq \pi_2 \neq \pi_3$

　C. $\nu = 2$

　D. $P>0.05$,不拒绝 H_0

E. $P<0.05$,差别有统计学意义

119. 行 × 列表资料的 χ^2 检验,当有 1/5 以上格子 $T<5$ 或有一个格子 $T<1$ 时,以下所采取的措施中**错误**的是

    A. 适当增加样本含量

    B. 删去理论频数太小的行或列

    C. 将理论频数太小的行或列与性质相近的邻行邻列合并

    D. 应用确切概率法直接计算 P 值

    E. 用校正公式计算 χ^2 值

120. 四个样本率作比较,其中一个格子的理论频数大于 1 小于 5,其余的都大于 5,则

    A. 只能作校正的 χ^2 检验   B. 不能作 χ^2 检验

    C. 先进行适当的合并   D. 只能用确切概率法

    E. 直接作 χ^2 检验

A2 型题

1. 确定正常人的某项指标的正常范围时,调查对象是

    A. 从未患过病的人

    B. 排除影响研究指标的疾病和因素的人

    C. 只患过轻微疾病,但不影响被研究指标的人

    D. 排除了患过某病或接触过某因素的人

    E. 以上都不是

2. 在妇女健康状况研究中,调查了下列指标。属于等级资料的是

    A. 性别   B. 年龄

    C. 职业   D. 病情的轻重程度

    E. 已婚育龄妇女现有子女数

3. 检查 9 个人的血型,其中 A 型 2 人,B 型 3 人,O 型 3 人,AB 型 1 人,其对应的资料类型是

    A. 数值变量资料   B. 9 项无序分类资料

    C. 9 项有序分类资料   D. 4 项无序分类资料

    E. 4 项有序分类资料

4. 某种新疗法治疗某病病人 41 人,治疗结果见表 8-8,该资料的类型是

表 8-8　某种新疗法治疗某病疗效

治疗结果	治愈	显效	好转	恶化	死亡
治疗人数	8	23	6	3	1

    A. 计数资料   B. 计量资料

    C. 无序分类资料   D. 有序分类资料

    E. 数值变量资料

5. 关于统计资料的列表原则,**错误**的是

    A. 横标目是研究对象,列在表的左侧;纵题目是分析指标,列在表的右侧

    B. 线条主要有顶线、底线及纵标目下面的横线,分析指标后有斜线和竖线

C. 数字右对齐,同一指标小数位数一致,表内不宜有空格

D. 备注用"*"标出,写在表下

E. 标题在表的上端,简要说明表的内容

6. 若用图直观地表示某城市在八年中肝炎的发病率随时间的变化情况,宜选择

A. 散点图   B. 线图

C. 条图   D. 直方图

E. 圆图

7. 某医生想把在研究某新药的治疗效果时收集到的资料绘制成疗效构成统计图(表 8-9),宜选用

表 8-9 某新药治疗效果

治疗效果	人数
好转	33
控制	28
显效	31
无效	7

A. 单式条图   B. 复式条图

C. 圆图   D. 直方图

E. 线图

8. 某医生想把在两个甲型肝炎流行期收集的资料用统计图表示出来(表 8-10),宜选用

表 8-10 四地区在甲型肝炎两个流行期的感染率

地区	第一次	第二次
A 地	0.15	0.08
B 地	0.25	0.16
C 地	0.42	0.25
D 地	0.35	0.28

A. 直方图   B. 线图

C. 圆图   D. 单式条图

E. 复式条图

9. 若用图形表示儿童身高和年龄的关系,宜绘制

A. 散点图   B. 线图

C. 圆图   D. 条图

E. 直方图

10. 6人的血清抗体滴度分别为 1:20、1:40、1:80、1:160、1:320、1:640。欲描述其平均水平,应选用的指标是

A. 均数   B. 几何均数

C. 中位数   D. 平均数

E. 算术均数

11. 某课题组获得某校新入学大学男生腹部皮下脂肪厚度（cm）和身高（cm）资料。比较这两个变量的离散趋势，最佳的指标是

    A. 变异系数   B. 全距

    C. 方差   D. 标准差

    E. 四分位数间距

12. 同一组 7 岁儿童，身高均数为 100cm，标准差为 5cm；体重均数为 20kg，标准差为 3kg，比较两者的变异程度

    A. 身高的变异程度大于体重的变异程度

    B. 身高的变异程度等于体重的变异程度

    C. 身高的变异程度小于体重的变异程度

    D. 单位不同，无法比较

    E. 身高与体重的变异程度之比为 5/3

13. 比较某地 1~2 岁与 5~6 岁儿童身高的变异程度，宜用

    A. 全距   B. 四分位数间距

    C. 方差   D. 标准差

    E. 变异系数

14. 某厂发生食物中毒 9 名，病人潜伏期分别为 16h、2h、6h、3h、30h、2h、10h、2h、24h。该食物中毒的平均潜伏期为多少小时？

    A. 5   B. 5.5

    C. 6   D. 10

    E. 12

15. 正态曲线下横轴上从 $-\infty$ 到均数的面积为

    A. 50%   B. 80%

    C. 95%   D. 99%

    E. 无法确定

16. 标准正态分布曲线下中间 95% 的面积所对应的横轴尺度 z 的范围是

    A. −1~1   B. −1.96~1.96

    C. −2.58~2.58   D. −1.645~1.645

    E. −2.33~2.33

17. 正态曲线下横轴上，从均数到均数 +1.96 倍标准差的面积为

    A. 98.5%   B. 45%

    C. 97.5%   D. 47.5%

    E. 95%

18. 若随机变量 x 服从 $N(\mu, \sigma)$ 的正态分布，则 P_{95} 等于

    A. $\mu - 1.96\sigma$ B. $\mu + 1.96\sigma$

    C. $\mu - 1.645\sigma$ D. $\mu + 1.645\sigma$

    E. $\mu - 2.33\sigma$

19. 某地 150 名正常成年男子的血清总胆固醇值（mmol/L）近似服从 $N(4.93, 0.85^2)$ 的正态分布，估计该地正常成年男子血清总胆固醇 95% 参考值范围是

A. 4.93 ± 0.85 B. $4.93 \pm 1.645 \times 0.85$

C. $4.93 \pm 1.96 \times 0.85$ D. $4.93 \pm 2.58 \times 0.85$

E. $4.93 \pm 2.33 \times 0.85$

20. 已知尿铅含量为偏态分布,过高属异常,估计其95%参考值范围用

A. P_5 B. $\bar{x} \pm 1.96s$

C. $\bar{x} \pm 1.96s_{\bar{x}}$ D. $\bar{x} + 1.96s$

E. P_{95}

21. 根据样本资料算得健康成人白细胞计数的95%可信区间为 $7.2 \times 10^9/L \sim 9.1 \times 10^9/L$,其含义是

A. 估计总体中有95%的观察值在此范围内

B. 总体均数在该区间的概率为95%

C. 样本中有95%的观察值在此范围内

D. 该区间包含样本均数的可能性为95%

E. 该区间包含总体均数的可能性为95%

22. 为研究缺氧对正常人心率的影响,有50名志愿者参加试验,分别测得试验前后的心率,应用何种统计检验方法来较好地分析此数据

A. 两样本均数比较的 t 检验

B. 两样本均数比较的 u 检验

C. 单样本的 t 检验

D. 配对资料的 t 检验

E. 配对资料的 χ^2 检验

23. 由10对(20个)数据组成的资料作配对 t 检验,其自由度等于

A. 10   B. 20

C. 9   D. 18

E. 19

24. 对10名25岁以上的山区健康男子测量脉搏均数(次/min),用 t 检验与全国正常男子资料进行比较。按 $\alpha = 0.05$ 的检验水准,自由度为

A. 9   B. 8

C. 18   D. 19

E. 20

25. 随机抽取120名健康男性,测得其血红蛋白含量的均数为138g/L,标准差为5g/L,则其95%的参考值范围为

A. $138 \pm 1.96 \times \dfrac{5}{\sqrt{120}}$ B. $138 \pm 1.64 \times 5$

C. $138 \pm 1.96 \times 5$ D. $138 \pm 2.58 \times \dfrac{5}{\sqrt{120}}$

E. $138 \pm 2.33 \times 5$

26. 有两个独立的随机样本,样本含量分别为 n_1 和 n_2,进行两个小样本均数比较的 t 检验,其自由度为

A. $n_1 + n_2$ B. $n_1 - n_2$

C. $n_1 + n_2 - 1$ D. $n_1 + n_2 - 2$

E. n_1+n_2+1

27. 随机抽取男 200 人、女 100 人为某传染病研究的调查对象,测得其阳性感染率分别为 20% 和 15%,则合并阳性感染率为

A. 35%
B. 16.7%
C. 18.3%
D. 30%
E. 17.5%

28. 研究某种新药的降压效果,对 100 人进行试验,其显效率的 95% 可信区间为 0.862~0.926,表示

A. 样本显效率在 0.862~0.926 的概率是 95%
B. 有 95% 的把握说总体显效率在此范围内波动
C. 有 95% 的病人显效率在此范围
D. 样本率估计的抽样误差有 95% 的可能在此范围
E. 该区间包括总体显效率的可能性为 95%

29. 计算某地儿童肺炎的发病率,现求得男、女童肺炎发病率分别为 21.2% 和 19.1%,可认为

A. 男童的肺炎发病率高于女童
B. 应进行标准化后再做比较
C. 资料不具可比性,不能直接比较
D. 应进行假设检验后再下结论
E. 以上都不正确

30. 四格表中,当 $a=20$,$b=60$,$c=15$,$d=5$ 时,最小的理论频数为

A. T_{11}
B. T_{12}
C. T_{21}
D. T_{22}
E. T_{13}

31. 对于总例数为 400 的 4 个样本率的资料做 χ^2 检验,其自由度为

A. 399
B. 396
C. 1
D. 2
E. 3

32. 某医生用甲乙两种药物治疗两组相同疾病病人,其中甲组收治的病人是乙组的 10 倍,若两组的治愈率相同,比较两总体治愈率的可信区间,则

A. 甲组较乙组的准确
B. 甲组较乙组的精密
C. 乙组较甲组的准确
D. 乙组较甲组的精密
E. 甲乙两组的可信区间无可比性

33. 用两种方法治疗某种疾病,甲种方法治疗 18 人,15 人治愈;乙种方法治疗 14 人,10 人治愈。比较两种方法的治疗效果应该用

A. $\sum \dfrac{(A-T)^2}{T}$
B. $\sum \dfrac{(|A-T|-0.5)^2}{T}$

C. $\sum \dfrac{(|A-T|-1)^2}{T}$ 　　　　　　　　D. $\dfrac{(|b-c|-1)^2}{b+c}$

E. 确切概率法

34. 用触诊和 X 摄片对 100 名妇女做乳癌检查,触诊有 50 名阳性,X 摄片有 60 名阴性,两种方法均阳性者 10 名。两种方法检查均为阴性的人数为

A. 20　　　　　　　　　　　　　B. 30

C. 40　　　　　　　　　　　　　D. 50

E. 60

35. 为了解某药的疗效,对 100 名病人治疗的结果进行调查,结果为 80 人有效,有效率为 80%,则样本率的抽样误差为

A. 2%　　　　　　　　　　　　　B. 3%

C. 4%　　　　　　　　　　　　　D. 5%

E. 6%

36. 从甲、乙两文中,查到同类研究中两个率比较的四格表资料,经 χ^2 检验,甲文 $\chi^2 > \chi^2_{0.01,1}$,乙文 $\chi^2 > \chi^2_{0.05,1}$,可认为

A. 两文结果有矛盾

B. 两文结果基本一致

C. 甲文结果更可信

D. 乙文结果更可信

E. 甲文更有理由认为两样本率不等

37. 某学校抽样调查两个年级学生的乙型肝炎表面抗原,其中甲年级调查 35 人,阳性人数 4 人;乙年级调查 40 人,阳性人数 8 人。该资料宜选用的统计方法为

A. 校正的四格表资料 χ^2 检验

B. 四格表资料的 χ^2 检验

C. t 检验

D. z 检验

E. 配对计数资料的 χ^2 检验

38. 将 100 名病人随机等分成两组后分别给予 A、B 方案治疗,疗效分为有效和无效。欲知两种方案的疗效何者为优,宜作

A. 两样本均数比较的 t 检验

B. 两组多类构成比比较的 χ^2 检验

C. 两样本率比较的 χ^2 检验

D. 两样本比较的秩和检验

E. 配对计数资料的 χ^2 检验

39. 调查了某地 120 名成年男性的血清甘油三酯含量(mmol/L)均数为 1.17,标准差为 0.32;调查了 130 名成年女性的血清甘油三酯含量均数为 1.11,标准差为 0.31,分析成年男性和成年女性的血脂水平有无差异。该资料进行假设检验时应选择

A. 配对计量资料的 t 检验

B. 两个小样本比较的 t 检验

C. 单样本的 t 检验

D. 两个大样本比较的 u 检验

E. χ^2 检验

40. 用甲药治疗慢性咽炎病人 100 例, 有效 90 例; 用乙药治疗慢性咽炎病人 100 例, 有效 80 例。比较甲、乙两种药物疗效是否有差别, H_0 为

A. 两样本有效率相等   B. 两总体有效率相等

C. 样本率与总体率相等   D. 样本率与总体率不等

E. 以上均不正确

B1 型题

（1~5 题共用备选答案）

A. 线图

B. 散点图

C. 直方图

D. 条图

E. 圆图

1. 主要应用于频数分布资料, 说明观察单位的分布状况可绘制

2. 表示事物内部各部分所占比重的构成比资料可绘制

3. 说明事物或现象动态变化过程的连续性资料可绘制

4. 应用于相互独立的事物间各指标数值大小的比较可绘制

5. 表达两变量有无相关关系的资料可绘制

（6~8 题共用备选答案）

A. $\mu \pm 1.96 \sigma_{\bar{x}}$

B. $\mu \pm 1.96 \sigma$

C. $\bar{x} \pm t_{0.05/2, v} s_{\bar{x}}$

D. $\bar{x} \pm 1.96 s$

E. $p \pm 1.96 s_p$

6. 总体均数 95% 可信区间

7. 总体率 95% 可信区间

8. 正态分布法制订 95% 的参考值范围

（9~11 题共用备选答案）

A. $\nu = n - 1$

B. $\nu = n_1 + n_2 - 1$

C. $\nu = n_1 + n_2 - 2$

D. $\nu = n$（对子数）-1

E. $\nu = n_1 + n_2 + 1$

9. 配对数值变量资料的 t 检验的自由度是

10. 两个小样本均数比较的 t 检验的自由度是

11. 单样本的 t 检验的自由度是

（12~14 题共用备选答案）

A. $\nu = n - 1$

B. $\nu = 1$

    C. $\nu = n_1 + n_2 - 2$

    D. $\nu = (R-1)(C-1)$

    E. $\nu = R-1$

12. 四格表资料 χ^2 检验的自由度是

13. 行 × 列表资料 χ^2 检验的自由度是

14. 配对计数资料 χ^2 检验的自由度是

（15~17 题共用备选答案）

    A. $n \geqslant 40$, $1 \leqslant T < 5$

    B. $n \geqslant 40$, $T \geqslant 5$

    C. $n \geqslant 40$, $A \geqslant 5$

    D. $n < 40$, $T \geqslant 5$

    E. $n < 40$ 或 $T < 1$

15. 四格表资料 χ^2 检验专用公式的应用条件是

16. 四格表资料 χ^2 检验校正公式的应用条件是

17. 确切概率法的应用条件是

（18~22 题共用备选答案）

    A. 平均数

    B. 几何均数

    C. 中位数

    D. 算术均数

    E. 百分位数

18. 描述数值变量资料集中趋势的指标是

19. 描述正态分布的数值变量资料的集中趋势首选指标是

20. 描述偏态分布的数值变量资料的集中趋势首选指标是

21. 描述呈等比数列资料的集中趋势首选指标是

22. 分布一端或两端没有确定数据的资料集中趋势首选指标是

（23~25 题共用备选答案）

    A. 全距

    B. 四分位数间距

    C. 方差

    D. 标准差

    E. 变异系数

23. 描述正态分布的数值变量资料的离散趋势首选指标是

24. 描述偏态分布的数值变量资料的离散趋势首选指标是

25. 比较单位不同的两组资料的离散程度应选择

（26~30 题共用备选答案）

    A. $u = \dfrac{\overline{x}_1 - \overline{x}_2}{s_{\overline{x}_1 - \overline{x}_2}}$

    B. $t = \dfrac{\overline{x} - \mu_0}{s_{\overline{x}}}$

C. $t = \dfrac{\overline{d}}{s_{\overline{d}}}$

D. $t = \dfrac{\overline{x}_1 - \overline{x}_2}{s_{\overline{x}_1 - \overline{x}_2}}$

E. $z = \dfrac{\overline{x} - \mu_0}{\sigma_{\overline{x}}}$

26. 总体标准差未知,样本均数与总体均数的比较选择公式

27. 总体标准差已知,样本均数与总体均数的比较选择公式

28. 两个大样本均数的比较选择公式

29. 两个小样本均数的比较选择公式

30. 差值为正态分布的配对数值变量资料的比较选择公式

（31~33 题共用备选答案）

　　A. t 检验

　　B. z 检验

　　C. χ^2 检验

　　D. 秩和检验

　　E. 线性相关与回归

31. 用于两个或多个样本率（或构成比）之间的比较的方法是

32. 用于完全随机设计的两个小样本均数的比较,目的是推断两样本所来自的总体均数是否相等,用

33. 用于两个大样本（和均大于 50）均数的比较,目的是推断它们各自所代表的总体均数是否相等

（二）思考题

1. 简述频数分布表的编制方法及主要用途。

2. 标准差与标准误有何区别和联系?

3. 为什么假设检验的结论不能绝对化?

4. 以两样本均数比较的 t 检验为例,说明假设检验的基本步骤。

5. 常用的相对数指标有哪些? 请说明各相对数的意义和计算方法。

6. 对于四格表资料,如何正确选用假设检验方法?

（三）案例分析

1. 某医生随机检测了某地 300 名健康成年男子的血清胆固醇含量,得 $\overline{x}$=4.0mmol/L, s=0.6mmol/L。请回答:

（1）指出本次研究的总体、观察单位和变量。

（2）本次研究的抽样误差是多少?

（3）试估计该地健康成年男子的血清胆固醇含量总体均数的 95% 的可信区间。

（4）试估计该地健康成年男子的血清胆固醇含量的 99% 的参考值范围。

2. 用两种方法测定 12 份血清样品中镁离子含量（mmol/L）的结果见表 8-11。

请回答:

（1）这是什么资料类型? 什么设计类型?

（2）两种方法测定结果有无差别?

表 8-11 两种方法测定血清中镁离子含量(mmol/L)的结果

试样号	甲基百里酚蓝法	葡萄糖激酶两点法	差值
1	0.94	0.92	-0.02
2	1.02	1.01	-0.01
3	1.14	1.11	-0.03
4	1.23	1.22	-0.01
5	1.31	1.32	0.01
6	1.41	1.42	0.01
7	1.53	1.51	-0.02
8	1.61	1.61	0.00
9	1.72	1.72	0.00
10	1.81	1.82	0.01
11	1.93	1.93	0.00
12	2.02	2.04	0.02

3. 用甲乙两种方法检查已确诊的乳腺癌病人 120 名。甲法的检出率为 60%,乙法的检出率为 50%,甲、乙两法一致的检出率为 35%。请回答:

（1）该资料为何种设计类型? 属于什么性质的资料?

（2）甲、乙两法的检出率有无差别?

4. 某医院肿瘤科四年来治疗肺癌病人 131 例,每例均经随访观察 5 年存活率。其中手术治疗 47 例,存活 39 例;联合治疗(手术加术后化疗)84 例,存活 57 例。请回答:

（1）该研究为何种类型的设计? 属于什么性质的资料?

（2）两种方案治疗肺癌的存活率有无差别?

【参考答案】

（一）选择题

A1 型题

1. D	2. D	3. B	4. C	5. A	6. B	7. C	8. B	9. D	10. E
11. C	12. E	13. C	14. E	15. B	16. A	17. A	18. E	19. D	20. C
21. C	22. D	23. A	24. C	25. E	26. D	27. D	28. C	29. A	30. D
31. B	32. C	33. D	34. A	35. C	36. E	37. D	38. E	39. E	40. A
41. D	42. E	43. D	44. B	45. D	46. E	47. D	48. A	49. E	50. D
51. C	52. B	53. C	54. B	55. E	56. A	57. B	58. D	59. C	60. D
61. D	62. B	63. D	64. C	65. D	66. D	67. D	68. D	69. E	70. B
71. E	72. B	73. D	74. E	75. D	76. D	77. A	78. A	79. A	80. D
81. A	82. A	83. A	84. B	85. C	86. C	87. C	88. D	89. B	90. C
91. B	92. A	93. C	94. A	95. D	96. D	97. A	98. E	99. C	100. B
101. C	102. E	103. E	104. C	105. C	106. C	107. C	108. A	109. D	110. D
111. D	112. D	113. C	114. E	115. E	116. A	117. A	118. B	119. E	120. E

A2 型题

1. B	2. D	3. B	4. D	5. B	6. B	7. C	8. E	9. A	10. B
11. A	12. C	13. E	14. C	15. A	16. C	17. D	18. D	19. C	20. E
21. E	22. D	23. C	24. A	25. C	26. D	27. C	28. E	29. D	30. C
31. E	32. B	33. E	34. A	35. C	36. C	37. B	38. C	39. D	40. C

B1 型题

1. C	2. E	3. A	4. D	5. B	6. C	7. E	8. D	9. D	10. C
11. A	12. B	13. D	14. B	15. B	16. A	17. E	18. A	19. D	20. C
21. B	22. C	23. D	24. B	25. E	26. B	27. E	28. A	29. D	30. C
31. C	32. A	33. B							

（二）思考题（略）

（三）案例分析答题要点

1. 答题要点

（1）该地区每个健康成年男子就是观察单位,血清胆固醇含量就是变量,该地健康成年男子的血清胆固醇含量的集合就构成了本次研究的总体。

（2）$s_{\bar{x}} = \dfrac{s}{\sqrt{n}} = 0.035$

（3）$(\bar{x}-1.96s_{\bar{x}}, \bar{x}+1.96s_{\bar{x}}) = (3.93, 4.07)$

（4）$(\bar{x}-2.58s, \bar{x}+2.58s) = (2.45, 5.55)$

2. 答题要点

（1）数值变量资料,配对设计。

（2）配对数值变量资料的 t 检验,$t=0.771$,$P>0.05$。

3. 答题要点

（1）配对设计,分类变量资料。

（2）配对分类变量资料的 χ^2 检验,$\chi^2=3$,$P>0.05$。

4. 答题要点

（1）完全随机设计,分类变量资料。

（2）四格表资料的 χ^2 检验,$\chi^2=3.52$,$P>0.05$。

（李静雅）

第九章　人群健康研究的流行病学原理和方法

【学习要点】

1. 流行病学的定义、研究方法及用途。

2. 疾病分布常用的测量指标,疾病的三间分布。

3. 现况研究的定义、种类及用途。

4. 病例对照研究的基本原理,研究对象的选择方法,资料分析的方法。

5. 队列研究的基本原理,研究对象的选择方法,资料分析的方法。

6. 实验性研究的基本原理、特征及临床试验的设计与实施要点。

7. 筛检试验的评价方法。

8. 公共卫生监测的定义、种类及基本程序。

9. 暴发调查的一般步骤。

【内容要点】

[教材知识点]

(一) 流行病学的定义、研究方法及用途

1. 定义　流行病学(epidemiology)是研究人群中疾病和健康状况的分布及其影响因素,并研究防制疾病及促进健康的策略和措施的科学。

2. 研究方法　流行病学研究方法按设计类型可分为描述性研究、分析性研究、实验性研究和理论性研究四类。

3. 用途　描述疾病和健康状况的分布,探讨疾病的病因和危险因素,研究疾病自然史,评价疾病防治的效果,开展疾病监测。

(二) 疾病分布常用的测量指标、疾病的三间分布

1. 疾病分布常用的测量指标

(1) 生命统计指标

1) 出生率:某年某地平均每千人口中所出生的活产人数。

2) 死亡率:某年某地平均每千人口死亡人数。

3) 婴儿死亡率:指某年不满周岁婴儿的死亡数占同年活产数之比。

4) 死因构成比:指某类死因的死亡数占总死亡数的百分比,按各类死因构成比的大小由高到低排列的位次称为死因顺位。

5) 平均期望寿命:又称预期寿命,指同时出生的一代人,活到某个年龄尚能生存的年数。

(2) 疾病统计指标

1) 发病率:特定人群在一定时间内(一般为1年)发生某病新病例的频率。

2) 罹患率:衡量人群较短时间内新发病例频率,与发病率一样是测量新发病例频率的指标。

3) 患病率:某特定时间内总人口中某病现患新旧病例所占的比例。

4) 续发率:也称二代发病率,指某些传染病在最短潜伏期到最长潜伏期之间,易感接触者中发病人数占所有易感接触者总数的百分比。

5) 生存率:指接受某种治疗的病人或某病病人中,经 n 年随访尚存活的病人数所占的比例。

6) 病死率:在一定时期内,患某病的全部病人中因该病死亡者所占的比例。

(3) 疾病负担指标

1) 潜在减寿年数(PYLL):指一定时期(一般为1年)某人群各年龄组死亡者的期望寿命与实际死亡年龄之差的总和,即死亡所造成的寿命损失。

2) 伤残调整寿命年(DALY):指从发病到死亡所损失的全部健康寿命年,包括因早死所致的寿命损失年和残疾所致的健康寿命损失年两部分。

2. 疾病流行强度

(1) 散发:发病率呈现历年一般水平。

(2) 流行:发病率超过历年散发水平,且病例之间呈现明显的联系。

（3）大流行：发病率超过流行水平，疾病迅速蔓延，涉及地域广。

（4）暴发：局部地区或集体单位中，短时间内突然出现很多症状相同病人的现象。

3. 疾病的三间分布

（1）人群分布

1）年龄：主要原因有接触暴露的机会、机体免疫状况、预防接种等。

2）性别：主要原因是暴露于致病因子的机会或程度不同，其次是存在解剖、生理特点、内分泌代谢等方面的差异。

3）职业：与暴露于职业环境中的某些有害因素有关。

4）种族、民族：与遗传因素，生活和风俗习惯，居点所处的自然和社会环境等有关。

（2）时间分布

1）短期波动：一般是由于短时间内大量人员接触同一致病因素所致。主要是急性传染病和急性中毒性疾病。

2）季节性：季节性升高，如呼吸道传染病；严格季节性，如流行性乙型脑炎。

3）周期性：有效的疫苗接种会使传染病的周期性不复存在。

4）长期趋势：研究疾病长期变异的趋势，可为制订中长期疾病预防战略提供依据。

（3）地区分布

1）疾病在不同国家间的分布：霍乱多见于印度。我国是病毒性肝炎的高流行区。肝癌多见于亚洲、非洲，乳腺癌、肠癌多见于欧洲、北美洲。

2）疾病在同一国家内不同地区的分布：鼻咽癌以广东、广西、福建等南方地区发病率较高。

3）城乡分布：城市容易发生呼吸道传染病的流行，肺癌、大肠癌、高血压等慢性病和交通事故等也在城市高发；细菌性痢疾、甲型肝炎、伤寒等肠道传染病，以及寄生虫病、农药中毒等疾病，农村发病显著高于城市；食管癌、肝癌、宫颈癌等恶性肿瘤也是农村多于城市。

4）疾病的地方性的三种表现：①统计地方性。由于生活习惯、卫生条件或宗教信仰等因素导致疾病呈地方性分布。②自然地方性。疾病的地方性与该地的自然环境密切相关。③自然疫源性。一些疾病的病原体不依靠人而能在自然界的野生动物中繁衍种属，只有在一定条件下才传染给人，这种现象称为自然疫源性。

（三）现况研究的定义、种类及用途

1. 定义　现况研究又称现况调查，是对特定时点（或期间）和特定范围内人群中的疾病或健康状况和有关因素的分布状况的资料收集、描述，从而为进一步研究提供病因线索。

2. 种类

（1）普查：指为了了解某病的患病率或某人群的健康状况，在特定时间对特定范围内人群中的每一成员进行的全面调查或检查。

普查的优点是能够发现人群中的全部病例；能提供疾病分布情况和流行因素或病因线索；通过普查能起到普及医学科学知识的作用。缺点是普查工作量大，调查质量不易控制；易发生重复和遗漏现象；不适用于患病率很低的疾病；耗费人力、物力，成本高；一般只能获得患病率资料，而不能获得发病率资料。

（2）抽样调查：是从总体中随机抽取一个有代表性的样本作为研究对象，然后根据调查所得的样本资料估计和推断被调查现象的总体特征。

优点是节省时间、人力和物力资源；由于调查范围小，调查工作容易做得细致。缺点是抽样调查的设计、实施及资料分析较为复杂；不适用于调查变异较大的资料；当某病的发病率很低时，小样本不能提供足够的信息,若估计的样本量达到总体的 75% 时,直接进行普查更有意义。

3. 用途 描述疾病或健康状况的分布;发现病因线索;了解人群的健康水平;早期发现病人;进行疾病监测;评价疾病的防制效果。

(四)病例对照研究的基本原理、研究对象的选择、资料的分析

1. 基本原理 病例对照研究是选择患有所研究疾病的人群作为病例组,未患该病的人群作为对照组,调查并比较两组人群过去是否暴露于某种或某些可疑因素及暴露程度,从而推断该暴露因素与所研究的疾病是否有关联及其关联强度大小的一种观察性研究方法。

2. 分类 病例对照研究有两种基本分析类型。

(1)非匹配(成组)病例对照研究:按照与病例组可比的原则,根据样本的大小,在病例和对照人群中分别选取一定数量的研究对象,一般对照的人数应等于或多于病例人数。其特点是简单易行。

(2)匹配病例对照研究:要求选择的对照在某些因素或特征上与病例保持一致,目的是排除匹配因素的干扰,还可以用较小的样本增加统计检验效能,提高研究效率。根据匹配方式的不同,可分为频数匹配和个体匹配。

3. 研究对象的选择

(1)病例的选择:选择病例时首先要求有一个明确、统一的诊断标准,其次要保证病例样本的代表性。病例的来源主要有两种:一是从医院选择病例。选择一所医院或几所医院在某一时期内门诊或住院的全部病例。二是从社区人群中选择病例。选择某地区人群中在某时期内发生的全部病例或其随机样本。

(2)对照的选择:基本原则是对照能够代表产生病例的源人群,且经与病例相同的诊断标准确定的不患有所研究疾病的人。此外还要求对照要具备可比性,即除研究因素外,可能影响疾病发生的其他因素在病例组与对照组间要尽可能均衡,避免非研究因素对结果的干扰。对照的来源:若病例来自医院,可在同医院内选择同时期就诊或住院的其他病人作为对照。对照不应患有与研究因素有关的其他疾病。若病例来自社区,可从病例的源人群,非该病病例或健康人中选择对照。此外也可以选择病例的配偶、同胞、亲戚、同事或邻居作对照。

4. 资料的分析

(1)数据整理:根据研究设计类型整理四格表,见表 9-1,表 9-2。

表 9-1 非匹配病例对照研究资料整理表

暴露史	病例	对照	合计
有	a	b	$a+b$
无	c	d	$c+d$
合计	$a+c$	$b+d$	$a+b+c+d$

表 9-2 1:1 配对病例对照研究资料整理表

对照组	病例组		合计
	有暴露史	无暴露史	
有暴露史	a	b	$a+b$
无暴露史	c	d	$c+d$
合计	$a+c$	$b+d$	$a+b+c+d=n$

（2）统计描述：对研究对象的一般特征进行描述，必要时进行均衡性检验。

（3）统计推断：比较病例组与对照组中暴露的差别有无统计学意义，一般采用 χ^2 检验。

（4）联系强度：OR 指暴露者的疾病危险性为非暴露者的多少倍。当 $OR>1$ 时，说明暴露使疾病的危险度增加，称为"正"关联，是疾病的危险因素；当 $OR<1$ 时，说明暴露使疾病的危险度减少，称为"负"关联，即暴露因素对疾病有保护作用；当 $OR=1$ 时，表示暴露与疾病无关联。

5. 优点和局限性

（1）优点：①特别适用于罕见病的病因研究。②节省人力、物力，较易于组织实施。③可以同时研究多个暴露与某种疾病的联系。④既可以检验有明确危险因素的假设，又可以广泛探索尚不够明确的多种因素，提出病因假设。

（2）局限性：①不适用于研究人群中暴露比例很低的因素。②常难以判断暴露与疾病出现的先后顺序。③选择研究对象时难以避免选择偏倚。④获取既往信息时难以避免回忆偏倚。⑤不能测定暴露组和非暴露组疾病的发病率，因而不能计算相对危险度，只能用 OR 估计 RR。

（五）队列研究的基本原理、研究对象的选择、关联强度指标的计算

1. 基本原理 队列研究是将一个范围明确的人群按是否暴露于某可疑因素或暴露程度分为不同的亚组，追踪各组结局的发生率（如发病率、死亡率）并比较其差异，从而判断暴露因素与结局之间有无关联及关联程度大小的一种观察性研究方法。

2. 分类 根据研究对象进入队列时间及终止观察的时间不同，队列研究可分为前瞻性队列研究、历史性队列研究和双向性队列研究。

3. 研究对象的选择 ①暴露人群的选择：职业人群、特殊暴露人群、一般人群、有组织的人群团体。②对照人群的选择：内对照、外对照、总人口对照、多重对照。

4. 资料的收集 收集内容包括基线资料、随访资料。

（1）基线资料：一般包括人口学资料、暴露资料、与研究的疾病或结局判断有关的资料等。

（2）随访：①随访的内容。一般与基线调查内容一致，但随访收集资料的重点是结局变量。②随访的对象与方法。暴露组和对照组都应该采用相同的方法进行随访。随访的方法包括面访、电话访问、自填问卷、定期体检等，还可以利用相关记录或档案，有时还需要对环境进行监测。③观察终点和终止时间。观察终点指研究对象出现了预期的研究结局；观察终止时间指整个研究工作按计划完成的时间。④随访时间和随访间隔。随访时间的长短取决于疾病的潜伏期和暴露与疾病的联系强度。对于随访时间短的队列研究，可以在终止观察时一次性收集资料。大部分队列研究都需要进行多次随访。

5. 资料的分析 常用的反映关联强度的指标：

（1）相对危险度（RR）：是暴露组发病率（I_e）与非暴露组发病率（I_0）的比值，说明暴露于某因素者发生疾病的概率是不暴露于某因素者的多少倍。

$$RR=I_e/I_0=(a/n_1)/(c/n_0)$$

（2）归因危险度（AR）：是暴露组的发病率与非暴露组的发病率之差，表示因暴露所致的发病率的增加量。

$$AR=I_e-I_0=(a/n_1)-(c/n_0)$$

（3）归因危险度百分比（$AR\%$）：是暴露人群由于某因素暴露所致的某病发病或死亡占该人群该病全部发病或死亡的百分比。

$$AR\% = \frac{I_e - I_0}{I_e} \times 100\%$$

（4）人群归因危险度（PAR）：指总人群发病率（I_t）中归因于暴露的部分。

$$PAR = I_t - I_0$$

（5）人群归因危险度百分比（$PAR\%$）：指 PAR 占总人群全部发病的百分比。

$$PAR\% = \frac{I_t - I_0}{I_t} \times 100\%$$

6. 优点和局限性

（1）优点：①研究对象的暴露资料是在结局发生之前研究者亲自收集的,资料可靠,一般不存在回忆偏倚。②可以得到暴露组和对照组的发病率,可直接计算 RR 和 AR 等反映暴露和疾病关联强度的指标。③病因发生在前,疾病发生在后,因果关系的时间顺序合理,一般可以验证病因假设。④可以同时研究一种暴露因素与多种疾病的关系,并能了解人群疾病的自然史。

（2）局限性：①不适于发病率很低的疾病的病因研究。②随访时间长,难以避免失访偏倚。③在随访过程中由于未知变量的引入或已知变量的变化,都可使结局受到影响,使分析复杂化。④研究耗费的人力、物力、财力和时间较多,实施难度大。

（六）实验性研究的基本原理、特点、分类及临床试验设计的基本原则

1. 基本原理　实验流行病学是将来自同一总体的研究对象随机分为实验组和对照组,实验组给予干预措施,对照组不给予该措施,然后前瞻性地随访各组的结局并比较其差别,从而判断干预措施的效果。

2. 特点　施加干预措施、前瞻性研究、随机分组、有平行的对照组。

3. 分类　根据不同的研究目的和研究对象分为临床试验、现场试验和社区试验三类。①临床试验：是以病人为研究对象的实验研究,常用于评价药物或治疗方法的效果。②现场试验：是以尚未患所研究疾病的人群作为研究对象,以个体为单位,将研究人群进行随机分组,通常用于疫苗的免疫效果评价。③社区试验：是以未患所研究疾病的人群作为研究对象,以群体为单位进行抽样、分组和干预。

4. 临床试验

（1）定义：临床试验是以病人为研究对象,按照随机分配的原则将试验对象分为试验组和对照组,试验组给予某种治疗措施,对照组不给予该措施或给予安慰剂,随访观察一段时间后,评价干预措施的效果。

（2）研究对象的选择：选择有代表性的人群、选择对干预措施有效的人群、选择预期结局事件发生率较高的人群、选择干预对其无害的人群、选择依从性好的人群。

（3）临床试验设计的基本原则

1）随机分组：可使各种已知和未知的混杂因素在两组间分布均衡,保证组间的可比性。

2）设立严格的对照：目的在于控制实验条件,减少或消除非处理因素对实验结果的干扰。

3）应用盲法：能够避免研究对象、观察者及资料整理和分析者的主观因素影响,是控制信息偏倚的一种重要措施,根据设盲的程度分为单盲法、双盲法和三盲法。

（七）筛检试验研究对象的选择及评价方法

1. 概念　筛检是运用快速、简便的试验、检查或其他方法,从表面健康的人群中去发现那些未被识别的可疑病人或有缺陷者。

2. 目的 早期发现病人,并进一步诊断和治疗,属于疾病二级预防措施。也可以用于疾病一级预防措施。

3. 研究对象的选择 病例组除要求用"金标准"正确诊断外,同时要求所选病例应有代表性,应包括临床各型、各期及有或无并发症的病例;对照组由"金标准"证实未患所研究疾病,要求在其他可能影响试验结果的因素方面与病例组均衡,此外,还应该包括容易与目标疾病产生混淆的疾病病人。

4. 评价 主要从试验的真实性、可靠性及收益进行评价。

（1）真实性:指测量值与实际值的符合程度。评价的指标:①灵敏度,又称真阳性率,指将实际有病的人正确地判断为病人的能力。②假阴性率,又称漏诊率,指实际有病者而被判定为非病者的百分比。③特异度,又称真阴性率,指将实际无病的人正确地判断为非病人的能力。④假阳性率,又称误诊率,指实际无病者而被判定为有病的百分比。⑤约登指数,是灵敏度和特异度之和减去 1。约登指数越大,试验真实性越好。

（2）可靠性:指在完全相同的条件下,重复试验获得相同结果的稳定程度。评价指标有变异系数、符合率、Kappa 值。

（3）收益

1）预测值:是表示试验结果判断正确的概率,帮助估计筛检试验的收益。①阳性预测值:筛检试验结果为阳性时受试者患有该病的可能性。②阴性预测值:筛检试验结果为阴性时受试者没有患该病的可能性。

2）联合试验:①并联试验,指同时进行几项试验,任何一项试验结果为阳性就可判定为阳性。并联试验可提高试验的灵敏度,减少漏诊率;但特异度下降,误诊率增加。②串联试验,指依次顺序地进行几项试验,全部试验结果均为阳性时才能判为阳性。串联试验可提高试验的特异度,但却降低了试验的灵敏度,增加了漏诊率。

（八）公共卫生监测的定义、种类、方法及基本程序

1. 定义 公共卫生监测指连续地、系统地收集疾病或其他卫生事件的资料,经过分析和解释后及时将信息反馈给有关部门,并将这些数据用于规划、完善和评价公共卫生干预措施及方案的过程。

2. 种类 疾病监测(传染病监测、慢性非传染性疾病监测、死因监测、医院感染监测)、症状监测、行为及行为危险因素的监测、其他公共卫生监测。

3. 方法

（1）被动监测与主动监测:被动监测指下级监测单位按照常规上报监测资料,而上级单位被动接受。主动监测指根据特殊需要,由上级监测单位专门组织调查收集资料。

（2）常规报告与哨点监测:常规报告指针对卫生行政部门所规定的疾病或各种健康相关问题进行常规监测报告。哨点监测指根据被监测疾病的流行特点,选择若干有代表性的地区或人群,按照统一的监测方案连续地开展监测。

（3）病例为基础及事件为基础的监测:病例为基础的监测指监测目标疾病的发病和死亡情况,收集每一例病例的信息。事件为基础的监测指收集与疾病有关的事件的信息,以事件为单位报告的监测。

（4）人群、医院与实验室为基础的监测:人群为基础的监测是以特定人群为对象,监测特定疾病及危险因素的动态变化。医院为基础的监测指以医院为现场,以病人为对象的监测。实验室为基础的监测指利用实验室检测手段对病原体或其他致病因素开展的监测。

4. 基本程序 略。

5. 疾病监测 是长期、连续地收集、核对、分析疾病的动态分布和影响因素的资料，并将信息及时上报和反馈，以便及时采取干预措施。

（九）疾病暴发的调查与分析

1. 疾病暴发的特点 ①时间较短。②单位集中或地区分布集中。③病人相对较多。④症状相似。⑤病人的病原体一致。

2. 暴发调查的一般步骤

（1）准备与组织：内容包括暴发区域的确定和划分；人员选择与培训；物资筹备与供应；实验室支持等。

（2）核实诊断：包括核实临床诊断，暴发病例的定义，确定暴发的存在，了解暴发的范围与程度。

（3）现场调查：包括病例的发现，个案调查实验室检测。

（4）暴发调查的分析：主要分析疾病的三间分布，形成病因假设。

（5）提出假设：包括传染来源、传播方式和危险因素、高危人群等。

（6）验证假设：通过病例对照研究和队列研究来验证假设。

（7）完善控制措施：制订有针对性的具体措施及评价该措施的效果。

（8）总结报告：调查结束，暴发终止后及时写出总结报告。

3. 暴发的类型 根据暴露于病原体的性质和时间长短，蔓延和传播的方式以及暴发和流行的间期分为同源暴发、连续传播性暴发、混合型流行。

[本章重点与难点]

1. 人群健康研究的流行病学方法 人群健康研究的流行病学方法各有其优点与缺点，适用于不同情况，可以从以下几方面进行比较（表9-3）。

表9-3 流行病学常用研究方法的比较

项目	现况研究	病例对照研究	队列研究	实验性研究
样本组成	暴露者、现病人或存活者	患病与未患病	暴露和未暴露于所研究因素，但未患所研究疾病	病人或健康人
分组标准	患病或非患病 暴露或非暴露	患病或未患病	暴露或未暴露	随机分组
时间顺序	现况（某一特定时点或特定时期）	回顾性 （从果推因）	前瞻性 （从因到果）	前瞻性 （从因到果）
比较内容	暴露者与非暴露者的患病情况或患病者与非患病者的暴露情况	病例组与对照组过去的暴露情况	暴露者与未暴露者发病或死亡情况	干预组与对照组的有效、发病、死亡等情况
率	现患率，暴露率	暴露百分比	发病率或死亡率	有效率，治愈率，生存率，不良反应发生率，保护率，效果指数
暴露与疾病联系指标	—	*OR*	*RR*、*AR*、*PAR*	相对危险度降低，绝对危险度降低

续表

项目	现况研究	病例对照研究	队列研究	实验性研究
用途	描述疾病或健康状况的分布;提供疾病致病因素的线索;疾病监测;确定高危人群	探索疾病的可疑危险因素;建立和检验病因假说	检验病因假设;描述疾病的自然史	治疗研究;诊断研究;预后研究;病因研究
优点	有来自同一群体自然形成的同期对照,结果具有可比性;一次调查可同时观察多种因素	样本小,获结果快;费用低;可同时研究一种疾病与多种暴露的关系,筛选病因;最适用于罕见病研究	暴露资料较准确;可计算发病率及相对危险度;可同时研究一种暴露与多种疾病的关系	可以人为控制研究对象的条件和暴露情况,对结果可以进行标准化评价;研究对象随机分组,组间均衡性好;因果论证强度高
局限性	因果关系不易确定;仅调查存活者,不适用于调查病程短和死亡快的疾病;不适用于罕见病的调查	样本代表性差,对照选择不易得当;回忆暴露史多偏倚;仅能算OR;不适用于研究人群中暴露比例很低的因素	前瞻性队列研究需大样本和长期随访;费用高;失访问题多;不适用于罕见病的病因研究	实施和设计比较复杂;对研究对象的条件控制严格,对一般人群缺乏代表性;研究对象的依从性不易保证,有时还有医德方面的争议

2. 病例对照研究不同设计类型资料的分析方法 在进行病例对照研究资料分析时,首先要明确设计类型属于非匹配设计还是匹配设计,然后采用不同的分析方法进行分析(表 9-4)。

表 9-4 病例对照研究不同设计类型资料分析方法比较

分类	非匹配(成组)设计	1:1 配对设计
设计	在病例和对照人群中分别选取一定数量的研究对象,一般对照的人数应等于或多于病例人数	要求选择的对照在某些因素或特征上与病例保持一致,目的是使匹配因素在病例组与对照组之间保持均衡
资料整理	<table><tr><td>暴露史</td><td>病例</td><td>对照</td><td>合计</td></tr><tr><td>有</td><td>a</td><td>b</td><td>a+b</td></tr><tr><td>无</td><td>c</td><td>d</td><td>c+d</td></tr><tr><td>合计</td><td>a+c</td><td>b+d</td><td>n</td></tr></table>	<table><tr><td rowspan="2">对照组</td><td colspan="2">病例组</td><td rowspan="2">合计</td></tr><tr><td>有暴露史</td><td>无暴露史</td></tr><tr><td>有暴露史</td><td>a</td><td>b</td><td>a+b</td></tr><tr><td>无暴露史</td><td>c</td><td>d</td><td>c+d</td></tr><tr><td>合计</td><td>a+c</td><td>b+d</td><td>n</td></tr></table>
统计描述	对研究对象的一般特征进行描述,必要时进行均衡性检验	对研究对象的一般特征进行描述
统计推断	比较病例组与对照组中暴露率差别有无统计学意义 $$\chi^2 = \frac{(ad-bc)^2 n}{(a+b)(c+d)(a+c)(b+d)}$$	比较病例组与对照组中暴露率差别有无统计学意义 $$\chi^2 = \frac{(b-c)^2}{(b+c)}$$
关联强度	$$OR = \frac{ad}{bc}$$	$$OR = \frac{c}{b}$$

【复习题】

（一）选择题

A1 型题

1. 病例对照研究的研究对象为
   - A. 暴露组和非暴露组
   - B. 试验组和非试验组
   - C. 患病组和非患该病组
   - D. 干预组与对照组
   - E. 试验组与对照组

2. 在病例对照研究中,若从医院的其他病人中选择对照,叙述正确的是
   - A. 有很好的代表性
   - B. 选择偏倚较小
   - C. 易于操作
   - D. 可能有较高的无应答率
   - E. 结果外推性较好

3. 属于病例对照研究的特点的是
   - A. 耗时、费力
   - B. 可以直接计算相对危险度
   - C. 可计算暴露率
   - D. 选择患有与研究疾病相关疾病的人群作为对照
   - E. 由“因”推“果”

4. 在设计配对的病例对照研究时,确定配对条件的主要原则是
   - A. 对所研究疾病有影响的项目均应列为配对条件
   - B. 对结果有影响的项目均应列为配对条件
   - C. 对所研究疾病有影响并与研究因素有关的应列为配对条件
   - D. 对结果有影响的项目不应列为配对条件
   - E. 对研究疾病有影响的项目应列为配对条件

5. 在病例对照研究中,匹配指
   - A. 病例组的样本数等于对照组的样本数
   - B. 限制病例和对照组的选择,使两者的某些特征相一致的方法
   - C. 限制病例和对照组时,使两者的研究因素一致的方法
   - D. 限制病例和对照组时,使两者的所有特征相一致的方法
   - E. 病例组的研究因素的数量与对照组完全一致

6. 病例对照研究中,病例最佳的是
   - A. 死亡病例
   - B. 现患病例
   - C. 死亡病例和现患病例
   - D. 新发病例
   - E. 死亡病例和新发病例

7. 病例对照研究收集的资料包括
   - A. 一般情况、疾病情况、暴露史
   - B. 一般情况、疾病情况、随访情况
   - C. 疾病情况、结局出现情况、一般情况
   - D. 一般情况、随访情况、结局出现情况
   - E. 随访情况、疾病情况、暴露史

8. 病例对照研究的优点是

    A. 估计危险因素的暴露情况时,很少或没有偏倚

    B. 在选择出暴露因素后,可研究多种疾病的结局

    C. 可减少研究对象对回忆的依赖性

    D. 有可能确立该病的发病率

    E. 可用于罕见病的病因的研究

9. 进行某种疾病的队列研究最初选择的队列是

    A. 患该病病人   B. 不患该病的人

    C. 具有病因因素的人   D. 不具有病因因素的人

    E. 具有该病家庭史的人

10. 队列研究中调查对象应选择

    A. 在有该病者中,选择有、无某种暴露因素的两个组

    B. 在有该病者中,选择有某种暴露因素的为一组,在无该病者中选择无某种暴露因素的为另一组

    C. 在无该病者中,选择有某种暴露因素的为一组,在有该病者中选择无某种暴露因素的为另一组

    D. 在无该病者中,选择有、无某种暴露因素两组

    E. 任选有无暴露的两个组

11. 队列研究对象分组的原则是

    A. 按随机化分组分成两部分人群

    B. 从人群中选择病人分成两组人群

    C. 用整群抽样的方法调查某几类人群

    D. 按是否暴露于某因素分为暴露组与对照组

    E. 按是否患某病分为病例组与对照组

12. 评价某致病因素对人群危害程度使用

    A. *RR*   B. *AR*

    C. *PAR*   D. *AR%*

    E. 死亡比例

13. 确定某因素与某病的联系程度用

    A. 暴露人群中该病病死率   B. 暴露人群中该病死亡率

    C. 暴露人群中该病患病率   D. 一般人群某因素的暴露率

    E. 相对危险度

14. 如果某暴露因素患 A 病的 *AR* 大于患 B 病的 *AR*,那么可以认为

    A. 暴露与 A 病的联系比其与 B 病的联系更密切

    B. 控制暴露后,预防 A 病的病例数将多于预防 B 病的病例数

    C. 暴露因素是 A 病的重要病因

    D. A 病的 *RR* 大于 B 病的 *RR*

    E. A 病的 *RR* 小于 B 病的 *RR*

15. 队列研究的最大优点在于

    A. 对较多的人群进行较长时间的随访

B. 发生选择偏倚可能性比病例对照研究少

C. 较直接地确定病因与疾病的因果关系

D. 对混杂因素的作用易于控制

E. 研究结果常能代表全人群

16. 实验性研究与观察性研究的最主要区别是

    A. 是否人为地施加了干预措施   B. 是否考虑了时间因素的影响

    C. 是否设立了对照组   D. 是否使用了盲法

    E. 是否分析了联系强度

17. 实验性研究**不具备**的是

    A. 须随机化分组

    B. 实验组和对照组是自然形成的

    C. 必须有干预措施

    D. 有严格的平行可比的对照

    E. 是前瞻性研究,必须随访观察实验结果

18. 实验性研究在选择研究对象时,**错误**的是

    A. 选择干预措施对其无害的人群

    B. 选择能将实验坚持到底的人群

    C. 选择预期发病率较低的人群

    D. 选择的对象应能够从实验研究中受益

    E. 选择依从性较好的人群

19. 临床试验研究对象的研究人群应是

    A. 来自同一总体的一组暴露人群和一组非暴露人群

    B. 来自同一总体的一组病例人群和一组对照人群

    C. 来自同一总体的一组干预人群和一组非干预人群

    D. 来自不同总体的一组干预人群和一组非干预人群

    E. 来自不同总体的同一组研究人群

20. 流行病学实验研究具有以下特点

    A. 暴露组、非暴露组均有干预措施

    B. 病例组、对照组均有干预措施

    C. 随机原则、设立对照、有干预措施

    D. 在实验室中进行

    E. 属于观察性研究

21. 临床试验中对研究对象进行随机分组是为了

    A. 使实验组和对照组人数相同

    B. 使实验组和对照组都受益

    C. 平衡实验组和对照组已知和未知的混杂因素

    D. 避免研究者主观偏倚

    E. 增加参与研究对象的依从性

22. 临床试验中采用盲法的目的是

    A. 增加参与研究对象的依从性   B. 减少选择偏倚

C. 减少信息偏倚   D. 减少混杂偏倚

E. 使研究对象更有代表性

23. 应用筛检的主要目的是

    A. 病因探索   B. 疾病普查

    C. 确诊病人   D. 评价病人的预后

    E. 发现外表正常实际有病者

24. 筛检试验的真实性指

    A. 试验结果精确

    B. 试验条件稳定

    C. 试验结果辨别有无疾病的能力

    D. 试验的测定值与实际值的符合程度

    E. 重复试验获得相同结果的稳定程度

25. 反映筛检试验可靠性的指标是

    A. 灵敏度   B. 特异度

    C. 约登指数   D. 预测值

    E. 符合率

26. 某病早期治疗效果好,漏诊后果严重,对此病的筛检试验应

    A. 提高灵敏度   B. 提高特异度

    C. 提高阳性预测值   D. 提高阴性预测值

    E. 提高诊断的截断值

27. 为提高诊断试验的灵敏度几个独立试验可

    A. 串联使用   B. 并联使用

    C. 先串联后并联使用   D. 要求每个实验假阳性率低

    E. 要求每个实验特异度低

28. 筛检试验标准确定后,筛检结果的阳性预测值取决于

    A. 灵敏度   B. 特异度

    C. 患病率   D. 符合率

    E. 约登指数

29. 某一特定的筛检试验,用于患病率较高的人群中,则

    A. 该试验的灵敏度升高   B. 该试验的特异度升高

    C. 该试验的符合率升高   D. 该试验的阳性预测值升高

    E. 该试验的阴性预测值升高

30. 在筛选试验中,阳性分界点越高

    A. 灵敏度越高   B. 特异度越高

    C. 患病率越高   D. 发病率越高

    E. 符合率越高

31. 有关几个独立试验的联合使用,说法正确的是

    A. 串联使用时灵敏度、特异度均提高

    B. 并联使用时灵敏度、特异度均降低

    C. 串联使用时灵敏度降低、特异度提高

D. 并联使用时灵敏度降低、特异度提高

E. 串联使用时灵敏度提高、特异度降低

32. 关于我国的公共卫生监测的内容，**不正确**的是

A. 法定报告的 39 种传染病　　　B. 突发公共卫生事件

C. 群体性突发事件　　　D. 伤害

E. 出生缺陷

33. 根据特殊需要，上级单位亲自调查收集或者要求下级单位严格按照规定收集资料，这属于

A. 主动监测　　　B. 被动监测

C. 常规报告　　　D. 哨点监测

E. 信息上报

34. 我国以实验室为基础的监测系统是

A. 出生缺陷监测系统　　　B. 流行性感冒监测系统

C. 医院内感染监测系统　　　D. 疾病监测点监测系统

E. 法定传染病报告系统

35. 对能够反映总人群中某种基本流行状况的有代表性特定人群进行监测属于

A. 常规报告　　　B. 被动监测

C. 哨点监测　　　D. 医院为基础的监测

E. 主动监测

36. 疾病监测体系**不包括**

A. 重点传染病监测系统　　　B. 死因监测系统

C. 症状监测系统　　　D. 自愿报告系统

E. 疾病监测信息报告管理系统

37. 进行暴发调查时的首要工作是

A. 计算各种罹患率　　　B. 形成病因假设并检验假设

C. 核实诊断　　　D. 扑灭疫情

E. 制订防治措施

38. **不是**暴发调查的内容的是

A. 核实诊断，证实暴发

B. 全面考察疫情，计算各种罹患率，描述疾病分布

C. 形成有关致病因素的假设并加以检验

D. 把病例随机分为两组，一组给以干预措施，一组作为对照继续观察

E. 调查的同时采取措施，控制疫情

A2 型题

1. 对某地区 250 例胃癌病人进行流行病学调查，包括人口学资料、饮酒、吸烟、劳动强度、吃变硬或发霉的馒头、膳食中蔬菜和蛋白质的量及情绪变化等，同时对条件与上述 250 例在性别、年龄近似的 400 名当地的非胃癌病人（或健康人）进行同样项目的调查，以便进行结果比较。该项研究采用的流行病学研究方法是

A. 现况研究　　　B. 筛查

C. 病例对照研究　　　D. 队列研究

E. 流行病学实验研究

2. 一项吸烟与肺癌关系的病例对照研究结果显示：χ^2=12.36，$P<0.05$，OR=3.3，正确的结论为

   A. 病例组肺癌的患病率明显大于对照组

   B. 病例组发生肺癌的可能性明显大于对照组

   C. 对照组发生肺癌的可能性明显大于病例组

   D. 对照组肺癌的患病率明显小于病例组

   E. 不吸烟者发生肺癌的可能性明显小于吸烟者

3. 在吸烟与肺癌的病例对照研究中，如果对照组中选入过多的慢性支气管炎病人，可能会

   A. 高估 RR B. 高估 OR

   C. 低估 RR D. 低估 OR

   E. 对结果影响不大

4. 吸烟者肺癌死亡率 0.96‰，不吸烟者 0.07‰，一般人群 0.56‰，人群中吸烟率为 55%，则完全由吸烟引起的肺癌死亡率占吸烟者肺癌死亡率的比重是

   A. 13.7%   B. 0.89‰

   C. 92.7%   D. 87.5%

   E. 0.49‰

5. 一项雌激素与子宫内膜癌关系的配对病例对照研究，共 63 对。病例组与对照组两组均有雌激素暴露史者 27 对，两组均无暴露史者 4 对，病例组有暴露史而对照组无暴露史者 29 对，其余为对照组有暴露而病例组无暴露者。OR 为

   A. 10.67   B. 9.67

   C. 2.24   D. 1.24

   E. 4.47

6. 某研究，经 10 年长期追踪后，发现 2 000 名乙型肝炎携带者中有 70 名发生肝细胞癌，而 800 名非携带者中，只有 7 名发生肝细胞癌。请问携带者中发生肝细胞癌的相对危险度是

   A. 44.4   B. 40.0

   C. 10.0   D. 4.0

   E. 8.0

7. 当某因素与某病的 RR 值为 5.0，95% 可信区间为 1.8~7.9，说法正确的是

   A. 暴露者患该病风险比不暴露者高 5 倍

   B. 暴露者患该病风险是不暴露者的 5 倍

   C. 暴露与否与患病风险关系不大

   D. 暴露者的患病风险是不暴露者的 1/5 倍

   E. 某因素与某病没有联系

8. 对头胎的孕妇进行随访观察，询问并记录其孕期的吸烟情况，而后研究分析吸烟史与新生儿低出生体重的联系，这种研究类型是

   A. 临床试验   B. 横断面研究

   C. 病例对照研究   D. 队列研究

   E. 现况研究

9. 随机选择 5 岁组儿童 100 名进行免疫接种预防试验，观察了 8 年，结果表明有 70% 的免疫接种者未患所研究的疾病。此项研究观点正确的是

   A. 该疫苗有效，因为有 70% 的儿童未患此疾病

B. 该疫苗无效,因为有 30% 的儿童患了此疾病

C. 不能下结论,因为未进行统计学检验

D. 不能下结论,因为未设对照组

E. 不能下结论,因为观察时间不够长

10. 某地某年用接种疫苗的方法预防流感,结果当年流感病例数明显少于往年,因此认为该疫苗预防流感有效,这个结论

A. 不正确,因为未计算发病率

B. 不正确,因为未计算相对危险度

C. 不正确,因为未作统计学显著性检验

D. 不正确,因为未排除其他因素对流行过程的影响

E. 正确,因为采取措施前后作为对照的方法

11. 某地区的某传染病已持续流行多年,今研制成一种预防该病的新疫苗,为观察该疫苗的流行病学预防效果,观察对象应该选择

A. 患病率高的人群　　　　　B. 患病率低的人群

C. 发病率高的人群　　　　　D. 发病率低的人群

E. 免疫水平高的人群

12. 某研究者为了评价拜新同治疗高血压的效果,从 10 家市级医院中随机抽取 200 名高血压病人,并随机分为两组,一组服用拜新同,另一组服用安慰剂,随访 6 个月,观察血压的变化情况,分析比较两组的效果,以判断拜新同的疗效。这种研究属于

A. 描述性研究　　　　　B. 病例对照研究

C. 队列研究　　　　　D. 实验性研究

E. 理论研究

13. 在糖尿病筛检方案中,甲方案血糖阳性标准定为 5.8mmol/L,乙方案定为 6.1mmol/L。乙方案与甲方案比较

A. 灵敏度高,特异度低,假阳性率低,假阴性率高

B. 灵敏度低,特异度高,假阳性率高,假阴性率低

C. 灵敏度高,特异度低,假阳性率低,假阴性率低

D. 灵敏度低,特异度高,假阳性率低,假阴性率高

E. 灵敏度高,特异度高,假阳性率高,假阴性率低

14. 眼内压的升高是临床诊断青光眼的指征之一,青光眼病人的眼内压在 2.9~5.6kPa,无青光眼者的眼内压在 1.9~3.5kPa。若将诊断标准由眼内压 >2.9kPa 升高到 >3.5kPa,则正确的是

A. 灵敏度升高

B. 特异度升高

C. 灵敏度和特异度均升高

D. 灵敏度和特异度均下降

E. 不确定,因为不知道患病率情况

15. 要评价乳腺钼靶 X 线检查在女性乳腺癌诊断效果,将该检查用于经病理检查证实的乳腺癌病人 100 人和未患乳腺癌 100 人。结果患癌组有 95 例阳性,未患癌组有 10 例阳性。该试验的灵敏度是

A. 90.0%　　　　　B. 90.5%

C. 92.5%   D. 94.5%

E. 95.0%

16. 要评价乳腺钼靶 X 线检查在女性乳腺癌诊断效果,将该检查用于经病理检查证实的乳腺癌病人 100 人和未患乳腺癌 100 人。结果患癌组有 95 例阳性,未患癌组有 10 例阳性。该试验的阳性预测值是

A. 90.0%   B. 90.5%

C. 92.5%   D. 94.5%

E. 95.0%

17. 在某特定人群实施筛检计划,该病患病率为 10%,所用筛检试验的灵敏度为 95%,特异度为 90%。如果用此试验检查 1 000 人,则被筛检出阳性是多少人

A. 90 人   B. 95 人

C. 185 人   D. 810 人

E. 815 人

18. 对某传染病暴发流行进行调查时正确的调查步骤是

a 组织和准备

b 初步调查,了解疫情的分布特征

c 深入调查,验证假设

d 总结及深入研究

e 形成假设并采取控制措施

f 核实诊断,确定暴发

g 进一步落实控制措施并考核效果

A. a–b–f–e–g–c–d   B. b–a–f–d–e–g–c

C. a–f–b–e–c–g–d   D. a–b–e–c–f–g–d

E. a–b–e–c–d–f–g

19. 一次腹泻暴发调查表明:甲餐馆就餐者中发病者占 35%,而乙餐馆为 15%,丙餐馆为 25%;在饮用公用水的人中发病者占 30%。据以上资料,论述正确的是

A. 不能下结论,因未分析各餐馆可疑食物和公用饮水与发病的关系

B. 暴发来源于甲餐馆

C. 暴发来源不是乙餐馆

D. 暴发来源是公用饮水

E. 暴发来源是甲餐馆和公用饮水

B1 型题

(1~4 题共用题干)

A. 危险因素

B. 保护因素

C. 混杂因素

D. 无关因素

E. 不能判断

1. 一项病例对照研究中,计算出某研究因素的 *OR* 值的 95% 的可信区间为 0.3~0.75,那么该研究因素可能为

2. 一项病例对照研究中,计算出某研究因素的 OR 值的95%的可信区间为0.3~1.5,那么该研究因素可能为

3. 一项病例对照研究中,计算出某研究因素的 OR 值的95%的可信区间为3~7.5,那么该研究因素可能为

4. 一项吸烟与肺癌的病例对照研究,年龄因素可能是

(5~9 题共用题干)

    A. 将某人群按现在是否吸烟分组,观察 5 年后发病情况

    B. 将某人群按 5 年前是否吸烟分组,观察到现在的发病情况

    C. 从某人群中选患某病与不患某病者若干,调查 5 年前是否吸烟

    D. 调查某人群现在是否吸烟和是否患某(些)病

    E. 将某人群按 5 年前是否吸烟分组,观察到现在和 5 年后的发病情况

5. 双向性队列研究如何进行吸烟与某病发病关系的研究

6. 回顾性队列研究如何进行吸烟与某病发病关系的研究

7. 前瞻性队列研究如何进行吸烟与某病发病关系的研究

8. 病例对照研究如何进行吸烟与某病关系的研究

9. 描述性研究如何进行吸烟与某病关系的研究

(10~14 题共用题干)

    A. 总人群中由于暴露因素引起的发病率为 43.8/10 万

    B. 暴露者中由于暴露因素引起的发病率为 43.8/10 万

    C. 接触暴露因素患病危险性是不接触暴露因素者的 4.36 倍

    D. 总人群中由于暴露因素引起的发病率占总人群全部发病的比值

    E. 暴露组患病危险是非暴露组的 4.36 倍

10. 一项病例对照研究表明 OR 值为 4.36(1.78~8.60),其意义是

11. 一项队列研究表明 AR 值为 43.8/10 万,其意义是

12. 一项队列研究表明 RR 值为 4.36(1.78~8.60),其意义是

13. 一项队列研究表明 PAR 值为 43.8/10 万,其意义是

14. 一项队列研究表明 $PAR\%$ 值为 43.8%,其意义是

(15~19 题共用题干)

    A. 并联

    B. 串联

    C. 可靠性

    D. 阳性预测值

    E. 阴性预测值

15. 一系列试验中所有试验均为阳性,其结果才判为阳性

16. 一系列试验中任何一项试验呈阳性,其结果即判为阳性

17. 运用同一方法在相同条件下重复多次试验得到相同结果的程度

18. 受试者试验结果阳性时患该病的可能性

19. 受试者试验结果阴性时不患该病的可能性

(20~24 题共用题干)

    A. 误诊率降低

B. 漏诊率降低

C. 约登指数升高

D. 阳性预测值升高

E. 阴性预测值升高

20. 几个独立筛检试验并联使用,可使

21. 几个独立筛检试验串联使用,可使

22. 某筛检试验诊断标准确定,人群患病率升高时

23. 某筛检试验诊断标准确定,人群患病率降低时

24. 某筛检试验的灵敏度和特异度均升高时

(25~28 题共用题干)

A. 主动监测

B. 被动监测

C. 哨点监测

D. 医院为基础的监测

E. 实验室为基础的监测

25. 对能够反映总人群中某种疾病流行状况的有代表性特定人群(哨点人群)进行监测,了解疾病的流行趋势,这属于

26. 国家法定传染病报告系统,由法定报告人上报传染病病例,这属于

27. 主要是采取实验室检测手段对病原体或其他致病原因开展监测,属于

28. 上级监测单位专门组织调查或者要求下级监测单位严格按照规定收集资料,属于

(二)思考题

1. 何为现况调查? 普查和抽样调查的优缺点各是什么?

2. 何为病例对照研究? 病例对照研究中如何选择病例? 如何选择对照?

3. 何为队列研究,队列研究中如何选择研究对象?

4. 何为临床试验,选择研究对象时要注意什么? 临床试验设计应遵循哪些基本原则?

5. 筛检试验的研究对象如何选择? 如何评价一项筛检试验?

6. 何为公共卫生监测,包括哪些类型? 公共卫生监测的基本程序是什么?

(三)案例分析

1. 某研究者进行了一项食管腺癌发病危险因素的病例对照研究,研究因素为每周至少有 1 次胃灼热或胃食管反流症状,所得结果见表 9-5。请回答:

表 9-5　胃灼热或胃食管反流与食管腺癌关系的病例对照研究

胃灼热或胃食管反流	病例	对照	合计
有	300	100	400
无	150	400	550
合计	450	500	950

(1)根据上表资料计算 χ^2、OR、OR 的 95%CI。

(2)上述计算结果说明了什么问题?

2. 2001 年 1 月—12 月,某市口腔医院门诊进行了一项关于"吸烟与口腔黏膜白斑病之

间关系"的配比病例对照研究。对照选自该口腔医院门诊的非口腔黏膜白斑病就诊者,如:镶牙、补牙、洁牙、牙周炎等病人。

病例和对照的配比条件:同性别,年龄相差在 2 岁以内,近 10 年来一直居住在该市的居民。结果:病例与对照均吸烟者共 45 对;均不吸烟者 20 对;病例吸烟而对照不吸烟者共 25 对;病例不吸烟而对照吸烟者共 10 对。请回答:

（1）如何分析吸烟与口腔黏膜白斑病之间有无关联?

（2）如何计算和解释关联强度?

（3）根据这一研究结果,如何下结论? 为什么?

3. 为确定一种新发明的避孕药是否增加了脑卒中的危险,进行了一项队列研究。选取生育年龄的一个随机样本,发现 9 920 名妇女适于作为研究对象,其中 1 000 名定期使用该种避孕药,其他人不用。对整个样本人群随访 10 年,结果如下表 9-6。请回答:

表 9-6 避孕药与脑卒中关系的队列研究

避孕药	发病	未发病	合计
服用	10	990	1 000
未服用	10	8 910	8 920
合计	20	9 900	9 920

（1）计算 RR、AR、$AR\%$。

（2）分析上述指标的流行病学意义。

4. 一项直肠指诊筛检前列腺癌的研究结果见表 9-7。请回答:

表 9-7 直肠指诊筛检前列腺癌结果

直肠指诊	病人	非病人	合计
阳性	48	25	73
阴性	21	206	227
合计	69	231	300

（1）计算该筛检方法的灵敏度,特异度,符合率,阳性预测值,阴性预测值。

（2）解释上述各指标的含义。

5. 某小学师生 500 人均在学校食堂用中餐。2013 年 6 月 5 日开始,先后 220 人出现腹痛、腹泻、呕吐等症状。经调查食堂的可疑食物,整理见表 9-8,请回答:

表 9-8 食堂可疑食物食用结果

食品名称	吃		未吃	
	发病	未发病	发病	未发病
青椒肉丝	180	20	18	2
蔬菜色拉	204	6	2	8
红烧肉	160	18	34	8
鸡腿	140	20	54	6
四季豆	170	20	24	6

（1）该资料如何分析?

（2）最可能污染的食物是什么?

【参考答案】

（一）选择题

A1 型题

1. C	2. C	3. C	4. C	5. B	6. D	7. A	8. E	9. B	10. D
11. D	12. C	13. E	14. B	15. C	16. A	17. B	18. C	19. D	20. C
21. C	22. C	23. E	24. D	25. E	26. A	27. B	28. E	29. D	30. B
31. C	32. C	33. A	34. B	35. C	36. D	37. C	38. D		

A2 型题

1. C	2. E	3. D	4. C	5. B	6. D	7. A	8. D	9. D	10. D
11. C	12. D	13. D	14. D	15. E	16. E	17. C	18. D	19. D	

B1 型题

1. B	2. E	3. C	4. E	5. E	6. B	7. A	8. E	9. D	10. C
11. B	12. E	13. A	14. D	15. B	16. A	17. C	18. D	19. E	20. B
21. A	22. D	23. E	24. C	25. C	26. B	27. E	28. A		

（二）思考题

1. 现况研究又称现况调查,是对特定时点(或期间)和特定范围内人群中的疾病或健康状况及有关因素的分布状况的资料收集、描述,从而为进一步研究提供病因线索。

普查的优点是能够发现人群中的全部病例,使其得到及时治疗;能提供疾病分布情况和流行因素或病因线索;通过普查能起到普及医学科学知识的作用。缺点是普查工作量大,调查质量不易控制;易发生重复和遗漏现象;不适用于患病率很低的疾病;耗费人力、物力,成本高;一般只能获得患病率资料,而不能获得发病率资料。

抽样调查的优点是节省时间、人力和物力资源;由于调查范围小,调查工作容易做得细致。缺点是抽样调查的设计、实施及资料分析较为复杂;不适于调查变异较大的资料;当某病的发病率很低时,小样本不能提供足够的信息,若估计的样本量达到总体的 75% 时,直接进行普查更有意义。

2. 病例对照研究是选择患有所研究疾病的人群作为病例组,未患该病的人群作为对照组,调查并比较两组人群过去是否暴露于某种或某些可疑因素及暴露程度,从而推断该暴露因素与所研究的疾病是否有关联及其关联强度大小的一种观察性研究方法。

病例的选择:选择病例时首先要求有一个明确、统一的诊断标准,其次要保证病例样本的代表性。病例的来源主要有两种:一是从医院选择病例。选择一所医院或几所医院在某一时期内门诊或住院的全部病例。二是从社区人群中选择病例。选择某地区人群中在某时期内发生的全部病例或其随机样本。

对照的选择:选择对照的基本原则是对照能够代表产生病例的源人群,且经与病例相同的诊断标准确定的不患有所研究疾病的人。此外还要求对照要具备可比性,即除研究因素外,可能影响疾病发生的其他因素在病例组与对照组间要尽可能均衡,避免非研究因素对结果的干扰。对照的来源:若病例来自医院,可在同医院内选择同时期就诊或住院的其他病人作为对照。对照不应患有与研究因素有关的其他疾病。若病例来自社区,可从病例的源人群,非该病病例或健康人中选择对照。此外也可以选择病例的配偶、同胞、亲戚、同事或邻居作对照。

3. 队列研究是将一个范围明确的人群按是否暴露于某可疑因素或暴露程度分为不同的亚组,追踪各组结局的发生率(如发病率、死亡率)并比较其差异,从而判断暴露因素与结局之间有无关联及关联程度大小的一种观察性研究方法。

暴露人群的选择:职业人群、特殊暴露人群、一般人群、有组织的人群团体。

对照人群的选择:内对照、外对照、多重对照、总人口对照。

4. 临床试验是以病人为研究对象,按照随机分配的原则将试验对象分为试验组和对照组,试验组给予某种治疗措施,对照组不给予该措施或给予安慰剂,随访观察一段时间后,评价干预措施的效果。

选择研究对象时要注意:选择有代表性的人群、选择对干预措施有效的人群、选择预期结局事件发生率较高的人群、选择干预对其无害的人群、选择依从性好的人群。

临床试验设计应遵循的基本原则:①随机分组,可使各种已知和未知的混杂因素在两组间分布均衡,保证组间的可比性。②设立严格的对照,目的在于控制实验条件,减少或消除非处理因素对实验结果的干扰。③应用盲法,能够避免研究对象、观察者及资料整理和分析者的主观因素影响,是控制信息偏倚的一种重要措施。根据设盲的程度,盲法分为单盲法、双盲法和三盲法。

5. 病例组:研究对象除要求用"金标准"正确诊断外,同时要求所选病例应有代表性,应包括临床各型(轻、中、重)、各期(早、中、晚)及有或无并发症的病例。

对照组:是由"金标准"证实未患所研究疾病的研究对象,但在其他可能影响试验结果的因素(年龄、性别及某些重要的生理状态等)方面应与病例组均衡,此外,对照组还应包括容易与目标疾病产生混淆的疾病病人。

评价一项筛检试验主要从试验的真实性、可靠性及收益进行。真实性评价的指标有灵敏度、假阴性率、特异度、假阳性率、约登指数等;可靠性评价的指标有变异系数、符合率、Kappa值;间接评价收益的指标有阳性预测值、阴性预测值,也可以通过联合试验,提高筛检试验的效率。

6. 公共卫生监测指连续地、系统地收集疾病或其他卫生事件的资料,经过分析和解释后及时将信息反馈给有关部门,并将这些数据用于规划、完善和评价公共卫生干预措施及方案的过程。

类型:疾病监测(传染病监测、慢性非传染性疾病监测、死因监测、医院感染监测)、症状监测、行为及行为危险因素的监测、其他公共卫生监测。

(三)案例分析答题要点

1. 答题要点

(1)χ^2=211.59,$P<0.05$。结果表明,胃灼热或胃食管反流症状与食管腺癌之间有关联。$OR=ad/bc=8$,OR 的 95% 可信区间为(6.05,10.59)。

(2)上述结果说明胃灼热或胃食管反流是食管腺癌的危险因素,每周至少有 1 次胃灼热或胃食管反流症状者发生食管腺癌的风险是没有此症状者的 8 倍。此危险性的 95% 可信区间在 6.05~10.59。

2. 答题要点

(1)χ^2=5.60,$P<0.05$。结果表明,吸烟与口腔黏膜白斑病之间有关联。

(2)$OR=c/b=25/10=2.5$,OR 的 95% 可信区间为(1.17,5.35)。意义:吸烟患口腔黏膜白斑病的危险性为不吸烟者的 2.5 倍,此危险性的 95% 可信区间在 1.17~5.35。

（3）在该市吸烟可能是患口腔黏膜白斑病的危险因素之一。吸烟者患口腔黏膜白斑病的危险性为不吸烟者的 2.5 倍。从案例中给出的部分研究背景资料看，此项研究病例和对照的代表性均不强，仅选择一所医院进行研究，存在着明显的偏倚。另外，选择牙周炎、洁牙等病人作为对照时，由于吸烟也是牙周炎的发病危险因素之一，从而导致吸烟和口腔黏膜白斑病之间的关联强度可能被低估。

3. 答题要点

（1）RR=8.92，服避孕药者发生脑卒中的危险是不服避孕药的 8.92 倍。

（2）AR=8.88‰，服避孕药使脑卒中的发病率增加了 8.88‰。

（3）$AR\%$=0.888，服避孕药人群中脑卒中的发病率，88.8% 是由于服用避孕药物引起的。

4. 答题要点

（1）灵敏度 =48/69=69.57%，在"金标准"确诊的前列腺癌病人中，直肠指诊检测出的阳性人数所占的比例是 69.57%。

（2）特异度 =206/231=89.18%，在"金标准"确诊的非前列腺癌病人中，直肠指诊检测出的阴性人数所占的比例是 89.18%。

（3）符合率 =（48+206）/300=84.67%，在筛检试验中，真阳性和真阴性之和占总受检人数的比例是 84.67%。

（4）阳性预测值 =48/73=65.75%，筛检结果为阳性的人患病的可能性是 65.75%。

（5）阴性预测值 =206/227=90.75%，筛检结果为阴性的人不患病的可能性是 90.75%。

5. 答题要点

（1）对各种可疑食物分别整理，见表 9-9。分别比较吃某种食品的罹患率与未吃者的罹患率是否有差异。

表 9-9 某食品与发病的关系

	发病	未发病	合计
吃	a	b	$a+b$
未吃	c	d	$c+d$
合计	$a+c$	$b+d$	$a+b+c+d$

（2）蔬菜色拉与发病的关系，见表 9-10。

表 9-10 蔬菜色拉与发病的关系

	发病	未发病	合计
吃	204	6	210
未吃	2	8	10
合计	206	14	220

吃蔬菜色拉的罹患率与未吃者的罹患率差异有统计学意义（χ^2=95.33，P<0.001），表明吃蔬菜色拉与患病有关。RR=4.86，说明吃蔬菜色拉患病的危险性是未吃的 4.86 倍。

（3）本次食物中毒最可能污染的食物是蔬菜色拉。

（肖焕波）

第十章 医疗场所健康安全管理

【学习要点】

1. 医院常见的有害因素及其来源。
2. 病人安全及其防范措施。
3. 医务人员安全及其防范措施。

【内容要点】

[教材知识点]

医疗场所指有资质提供疾病诊断、治疗和康复等医疗服务的场所。医院、乡镇卫生院、社区卫生服务中心（站）是我国医疗场所的主要形式。医院安全管理指通过对医院进行科学有效的管理，保证医务人员在为病人提供医疗服务、病人及其家属在接受医疗服务过程中，不受医院内在有害因素的影响和伤害。开展医院安全管理必须始终坚持以人为本和预防为主的原则。医疗安全管理是医院安全管理体系的核心内容，是提升医疗质量的关键和实现优质医疗服务的基础。

（一）医院常见的有害因素及其来源

医院常见的有害因素可分为医院专业因素、医院环境因素、医院管理因素和医院社会因素四类。

1. 医院专业因素 主要指医务人员在医疗操作过程中的不当或过失行为，给病人带来不安全感或造成不安全的结果，是临床上导致病人医疗不安全的主要因素。①技术性有害因素：技术性有害因素指医院存在的影响病人安全的各种技术因素，主要包括医务人员医疗水平低或经验不足、协作技术能力不高等对病人安全构成威胁的各种因素。②药物性有害因素：药物性有害因素指由于使用药物引起不良后果的因素。

2. 医院环境因素 指医院在建筑卫生、工程卫生、消毒隔离、环境卫生、营养与食品卫生、作业劳动卫生等诸多卫生学因素方面对病人和医务人员的健康与安全存在潜在的威胁，包括环境污染、设施安全、射线安全、食品安全、医院感染。医院感染是医院获得性感染的简称，指病人在住院期间获得的感染，包括住院期间发生的和在医院内获得而在出院后发生的感染性疾病，但不包括入院前已开始或者入院时已处于潜伏期的感染。医院感染分为两类：①外源性感染又称为交叉感染；可以预防和控制。②内源性感染又称自身感染；预防和控制较困难。

3. 医院管理因素 指医院的各项组织管理措施不到位或者不落实，运行机制不顺畅等导致病人和医务人员的安全受到威胁的因素。

4. 医院社会因素 指可能引发病人和医务人员健康危害且与医院相关的外界社会因素。

（二）病人安全及其防范措施

病人安全指在医疗过程中对于引起的不良结果或损害所采取的避免、预防与改善的措施。医疗不良事件指病人的伤害并非来源于原有疾病本身，而是由于医疗行为造成病人治疗时间延长，或在离开医院时仍带有某种程度的残障或死亡。病人安全管理指在医疗服务过程中为避免或预防病人出现不良结果或伤害所采取的一系列必要措施，包括预防偏差、预防错误和意外的发生。

1. 当前病人安全主要存在的问题　①医务人员继续教育和培训滞后。②在医疗服务过程中不规范执业,过度服务。③对高新技术的广泛应用缺乏规范化管理。④病人的知情同意权等权利没有得到充分的尊重和保证。⑤缺乏有效的医疗安全信息管理和监管评价体系。⑥不合理用药的状况特别严重,尤其是滥用抗菌药物的现象十分普遍。另外在注射安全、血液安全等方面也存在许多的隐患问题。

2. 我国确定的病人安全目标是　严格执行查对制度,提高医务人员对病人身份识别的准确性;提高用药安全;严格执行在特殊情况下医务人员之间有效沟通的程序,做到正确执行医嘱;严格防止手术病人、手术部位及术式发生错误;严格执行手卫生,落实医院感染控制的基本要求;建立临床实验室"危急值"报告制度;防范与减少病人跌倒事件发生;防范与减少病人压疮发生;主动报告医疗安全(不良)事件;鼓励病人参与医疗安全。

3. 病人安全的防范措施

(1)建立医疗质量保障体系和医疗不良事件报告制度。最有效的病人安全保障措施应该是医院和医务人员主动寻求有可能对病人安全造成伤害的问题并纠正潜在的错误,建立有效、通畅、无障碍的不良事件报告系统。要及时发现医院日常工作中存在的各种安全隐患,并加以改进和完善。

(2)制订并严格执行各种安全相关制度。首先提高医务人员的整体素质和技术水平,提高对病人识别的准确性,严格执行"三查七对制度"。其次是要建立临床实验室"危急值"报告制度。所谓"危急值"指当临床上出现这种检测结果时,说明病人可能正处于生命危险的边缘状态,如能给予及时、有效的处理,病人生命就可以得到挽救,否则就可能会出现不良后果。

(3)采取措施预防错误发生。一要减少医院工作的复杂性,使复杂工作简单化。二要建立减少错误的约束机制。三要在新项目、新技术、新设备正式推广应用之前必须经过充分的论证、培训并作出周密的实施方案。另外,病人参与也是预防错误的有效手段。

(4)提高医疗服务过程的安全性。首先要提高病人用药的安全性。其次要严防病人、手术部位及手术方式错误的发生,建立与实施手术前确认制度与程序。

(三)医务人员安全及其防范措施

1. 医务人员安全现状　医务人员面临的安全威胁主要包括医源性安全事件和医院工作场所暴力。

(1)医源性安全事件:①物理性伤害。锐器伤是医务人员特别是护理人员最常见的职业伤害。②化学性伤害。主要包括细胞毒性药物和化学消毒剂两类。前者主要见于准备药物时吸入、药液接触皮肤直接吸收后经口摄入。后者可刺激皮肤引起接触性皮炎、哮喘,重者可导致中毒或致癌。③生物性伤害。医疗环境的生物危险因素主要有细菌、病毒等。④社会心理性伤害。医务人员承受的心理压力与工作压力较大。

(2)医院工作场所暴力:指医院暴力。WHO对医院暴力定义:医疗卫生从业人员在其工作场所受到辱骂、威胁或袭击,从而造成对其安全、幸福和健康明确或含蓄的挑战。医院工作场所暴力分为身体暴力和心理暴力。

2. 医务人员安全的防范措施

(1)医源性安全事件的防范措施

1)加强医务人员职业安全教育。

2)强化个人标准预防。标准预防认定病人的血液、体液、分泌物、排泄物均具有传染性,不论是否有明显的血迹污染或是否接触非完整的皮肤与黏膜,接触者必须采取防护措施。强调双向防护,即防止疾病在病人与医务人员之间传播。

预防锐器伤应遵循的原则:丢弃的损伤性废物无论使用与否均按损伤性废弃物处理;禁止手持针、刀片等锐利器具随意走动;在手术室中使用消毒盘传递器械,不要直接传递;禁止将缝合针、刀片、针头等锐利器具徒手传递;禁止将针头等锐利器具回套盖帽;使用者必须将用后的缝合针、刀片、针头等锐利器具直接投入专用锐器盒中。

3)实施医护人员分级防护。一级防护适用于发热门(急)诊的医务人员。二级防护适用于进入传染性非典型肺炎留观室及肺炎专门病区的医务人员,接触从病人身上采集的标本、分泌物、排泄物、使用过的物品和死亡病人尸体的工作人员,转运病人的医务人员和司机。三级防护适用于为病人实施吸痰、气管插管和气管切开的医务人员,除二级防护外,还应当加戴面罩或全面型呼吸防护器。

4)做好医务人员职业安全管理。及时主动向院内感染科报告,以便尽早征求专家对该次职业暴露的处理意见。报告的要点包括暴露的日期及时间、暴露发生的过程、暴露的严重程度、暴露源病人的情况、暴露的工作人员身体状况。

(2)医院工作场所暴力事件的防范措施:①加强医患沟通,改善医患关系。②改善卫生场所的环境设计。③加强医疗场所安全保卫措施。④及时做好媒体沟通。医患纠纷发生时,医院需要积极与媒体沟通,化解公众的积怨。及时沟通是取得公众支持与理解的有效办法与手段,可从根本上减少针对医务人员的暴力事件。⑤政府积极应对。加强职业防护的基础设施建设,合理规划医院的结构布局;落实职业安全防护责任;动员社会力量,对医院暴力事件深入研究;监督与引导媒体客观、公正性报道医院暴力事件;指导医院管理部门要提出医院暴力事件防范计划;建立完善透明的医疗保险支付流程;公共安全部门及时出警。

[本章重点与难点]

1. 医院常见的有害因素分类及其危险。

2. 引发病人安全问题和医院暴力的成因及其防范措施。

3. 标准预防的概念及其措施,预防锐器伤应遵循的原则。

【复习题】

(一)选择题

A1 型题

1. 针对生物性伤害可采取的防范措施有

    A. 建立终身职业安全教育机制

    B. 强化个人标准预防

    C. 实施医护人员分级防护

    D. 监测医务人员职业暴露情况并及时采取针对性预防措施

    E. 以上均正确

2. 标准预防的主要措施包括

    A. 正确洗手、正确使用合理选择口罩、严格医疗操作程序

    B. 接触血液、体液、分泌物、排泄物等物质及其污染的物品时应当戴手套,脱去手套后应立即洗手

    C. 为预防检查时发生血液、体液、分泌物等物质的喷溅,应当戴一次性外科口罩或者医

用防护口罩、防护眼镜或者面罩,穿隔离衣或围裙

　　D. 病人用后的医疗器械、器具等应当采取正确的消毒措施

　　E. 以上均正确

3. **不符合**锐器伤预防原则的是

　　A. 丢弃的损伤性废物均按损伤性废弃物处理

　　B. 注射完毕不得将针头等锐利器具回套盖帽

　　C. 手持针、刀片等锐利器具在病区里随意走动

　　D. 在手术室中,使用消毒盘传递器械,不要直接传递

　　E. 禁止将缝合针、刀片、针头等锐利器具徒手传递

4. 病人安全防范措施**不包括**

　　A. 建立医疗不良事件报告制度

　　B. 制订并严格执行各种安全相关制度

　　C. 采取措施预防错误发生

　　D. 提高医疗服务过程的安全性

　　E. 提倡建立处罚性、针对个人的医疗安全文化氛围

5. 医务人员特别是护理人员最常见的职业伤害是

　　A. 锐器伤

　　B. 身体暴力和心理暴力

　　C. 接触各种化学消毒剂

　　D. 相关生物因素感染

　　E. 心理压力与工作压力大

6. **不符合**医疗场所暴力实际的是

　　A. 30~39 岁年龄组医院工作人员是工作场所暴力的主要受害者

　　B. 医生、护士是工作场所暴力的高危职业人群

　　C. 晚班是发生工作场所暴力事件的高峰时间

　　D. 病人(或探视者)的要求未能得到满足、病人自认病情无好转和诊疗费用太高是工作场所暴力发生的主要危险因素

　　E. 病人亲属和病人本人是主要的肇事者

7. **不属于**医疗场所意外伤害的是

　　A. 烫伤

　　B. 坠床

　　C. 跌倒

　　D. 锐器伤

　　E. 医疗器械不恰当使用导致的伤害

8. 各级医院安全管理的关键是

　　A. 预防病人在诊疗过程中的不良事件

　　B. 预防医务人员在诊疗过程中的不良事件

　　C. 减少病人及医务人员在诊疗过程中的不良事件

　　D. 预防和减少病人及医务人员在诊疗过程中的不良事件

　　E. 减少病人在诊疗过程中的不良事件

9. 提升医院医疗质量的关键是
   A. 大幅度降低医疗费用　　　　　　B. 提高技术准入门槛
   C. 加强医务人员继续教育　　　　　D. 改善病人住院条件
   E. 适度增加医生比例

10. 开展医院感染管理的目的是
   A. 阻止医院感染的发生
   B. 有效预防和控制医院感染的发生
   C. 完全消除医院感染
   D. 避免疾病在医院流行
   E. 改善医院环境

11. 二级医院安全管理的主要内容是
   A. 医疗安全管理　　　　　　　　　B. 医务人员安排管理
   C. 病人安全管理　　　　　　　　　D. 一般安全管理
   E. 医疗质量管理

12. 医务人员发生职业暴露后,应立即、主动向院内感染科报告,但报告的要点**不包括**
   A. 暴露的日期及时间
   B. 暴露发生的过程
   C. 个人参加医保情况
   D. 暴露的严重程度
   E. 暴露源病人的情况和个人身体状况

13. 关于医疗场所标准预防,**错误**的是
   A. 强调双向防护
   B. 是控制医院感染的基本隔离措施
   C. 对门诊和住院病人均采取标准预防
   D. 对认识的人不必采取标准预防
   E. 标准预防措施包括正确洗手、正确使用口罩和严格医疗操作程序

14. 护理人员最常见的安全事件是
   A. 脊柱、关节伤　　　　　　　　　B. 化学性伤害
   C. 锐器伤　　　　　　　　　　　　D. 生物伤害
   E. 医院暴力

15. 锐器伤最常发生在
   A. 药房　　　　　　　　　　　　　B. 护士站
   C. 病房　　　　　　　　　　　　　D. 门诊
   E. 医务科

16. 医院工作场所暴力事件的高危人群有
   A. 病人亲属和病人本人　　　　　　B. 医务科工作人员
   C. 外科医生　　　　　　　　　　　D. 药房工作人员
   E. 保卫科工作人员

A2 型题

1. 某手术病人心电检查心室率大于 180 次 / 分的心动过速,心电图室立即电话通知了首

诊医生。该制度属于

  A. "三查七对" 制度   B. 医院 "预警" 制度

  C. "异常值" 报告制度   D. "危急值" 报告制度

  E. "术前确认" 制度

2. 防范医院工作场所暴力事件的主要措施**不包括**

  A. 加强医患沟通及改善医患关系   B. 改善卫生场所的环境设计

  C. 面对媒体反应始终保持沉默   D. 加强医疗场所安全保卫措施

  E. 积极主动预防与化解医患纠纷

3. 医务人员长期从事放射科工作所受到的辐射伤害,属于

  A. 物理伤害   B. 化学伤害

  C. 生物伤害   D. 身体暴力

  E. 心理暴力

(二)思考题

1. 医院常见的有害因素及其来源有哪些?

2. 列出医院常见用药问题。

3. "危急值" 报告制度含义是什么?

4. 针对医院工作场所发生的暴力事件,可以采取哪些防范措施?

5. 简述标准预防的含义及应用价值。

6. 列举当前病人安全面临的主要问题,并提出病人安全的防范措施。

7. 预防锐器伤应遵循哪些原则?

(三)案例分析

实习护士小李,在病房为一位病人静脉输液时不小心扎破了自己的手指,当时做了伤口的一般处理。请回答:

(1)上述属于什么事件?

(2)如何减少类似事件的发生?

【参考答案】

(一)选择题

A1 型题

 1. E   2. E   3. C   4. E   5. A   6. C   7. E   8. D   9. B   10. B

11. A   12. C   13. D   14. C   15. C   16. A

A2 型题

 1. D   2. C   3. A

(二)思考题(略)

(三)案例分析答题要点

1. 医源性安全事件。

2. 加强医务人员职业安全教育;强化个人标准预防;实施医护人员分级防护;做好医务人员职业安全管理。

(王改霞)

第十一章　突发公共卫生事件及其应急策略

【学习要点】

1. 突发公共卫生事件的概念、分类和应急预案。
2. 突发公共卫生事件的报告和处理原则。

【内容要点】

[教材知识点]

（一）突发公共卫生事件概述

1. 概念　突发公共卫生事件指突然发生,造成或者可能造成社会公众健康严重损害的重大传染病疫情、群体性不明原因疾病、重大食物和职业中毒以及其他严重影响公众健康的事件。

2. 特征　突发性、群体性、后果严重性、应急处理的综合性。

（二）突发公共卫生事件分类分级

1. 分类　共分四类,重大传染病疫情、重大急性中毒事件、群体性不明原因疾病、其他严重影响公众健康的事件。

2. 分级　共分四级:Ⅰ级(特别重大突发公共卫生事件)、Ⅱ级(重大突发公共卫生事件)、Ⅲ级(较大突发公共卫生事件)、Ⅳ级(一般突发公共卫生事件)。

（三）突发公共卫生事件应急预案

1. 应急预案是针对突发事件预先作出的科学有效的计划和安排,可以增强政府及有关部门的风险意识,加强危险源分析,有针对性地采取防范措施。应急预案按照制订主体划分为政府及其部门应急预案、单位和基层组织应急预案。

2. 应急预案主要内容　应急处理指挥部的组成和相关部门的职责;监测与预警;信息的收集、分析、报告、通报制度;应急处理技术和监测机构及其任务;分级和应急处理工作方案;预防、现场控制,应急设施、设备、救治药品和医疗器械以及其他物资和技术的储备与调度;应急处理专业队伍的建设和培训。

（四）突发公共卫生事件的报告

1. 责任报告单位和责任报告人　县级以上各级人民政府卫生计生行政部门指定的突发公共卫生事件监测机构、各级各类医疗卫生机构等有关单位为责任报告单位;执行职务的各级各类医疗卫生机构的医疗卫生人员、个体开业医生为责任报告人。

2. 报告时限和程序　突发公共卫生事件监测机构、医疗卫生机构及有关单位发现突发公共卫生事件,应在2h内向所在地区县(区)级人民政府的卫生计生行政部门报告。卫生计生行政部门接到报告后,应在2h内向同级人民政府报告;同时向上一级人民政府卫生计生行政部门报告。

（五）突发公共卫生事件的应急处理

1. 应急处理工作原则　预防为主,常备不懈;统一领导,分级负责;依法规范,措施果断;依靠科学,加强合作。

2. 突发公共卫生事件的分级反应　特别重大突发公共卫生事件应急处理工作由国务院或国务院卫生计生行政部门和有关部门组织实施;特别重大级别以下的突发公共卫生事件应急处理工作由地方各级人民政府负责组织实施。

3. 突发公共卫生事件应急反应的终止　突发公共卫生事件应急反应的终止需符合以下条件:突发公共卫生事件隐患或相关危险因素消除,或末例传染病病例发生后经过最长潜伏期无新的病例出现。

4. 突发公共卫生事件调查　通常采用现场流行病学方法进行,采取边调查、边处理、边抢救、边核实的方式,以有效控制事态发展。

5. 医疗机构应急反应措施

（1）开展病人接诊、收治和转运工作。

（2）协助疾病预防控制机构人员开展标本的采集、流行病学调查工作。

（3）做好医院内现场控制、消毒隔离、个人防护、医疗垃圾和污水处理工作。

（4）做好传染病和中毒病人的报告工作。

（5）对群体性不明原因疾病和新发传染病做好病例分析与总结,积累诊断治疗的经验。

（6）开展与突发事件相关的诊断试剂、药品、防护用品等方面的研究;开展国际合作,加快病源查寻和病因诊断。

（六）群体性不明原因疾病的应急处理

1. 应急处置原则　统一领导,分级响应;及时报告;调查与控制并举;分工合作,联防联控;信息互通,及时发布。

2. 现场调查处理　开展现场流行病学调查,确定暴发的原因;迅速摸清疾病的时间分布、地区分布及人群分布特征,查明暴发来源及传播方式;提出紧急对策并考核对策的效果,尽快控制暴发。

（七）急性化学中毒的应急处理

1. 现场处理要点　①尽快疏散受害人员,使其脱离中毒事故现场。②立即采取控制措施,阻断毒源。③初步判断病因,为正确救治提供依据。④分级管理,通知医疗机构做好接诊准备。⑤向上级主管部门报告,立即成立抢救指挥部。

2. 现场急救治疗措施

（1）迅速将病人撤离中毒现场:移至上风向或空气新鲜的场所,保持呼吸道通畅,注意保暖,必要时给予吸氧。

（2）阻止毒物继续吸收:脱去被污染的衣物,用流动的清水及时反复清洗皮肤和毛发。

（3）解毒和排毒:尽早使用有效的解毒、排毒药物。

（4）对症治疗:缓解和改善毒物引起的症状,促进人体功能的恢复。

（八）电离辐射损伤的应急处理

1. 电离辐射事故　是电离辐射源失控引起的异常事件,能够直接或间接对生命、健康或财产造成危害。人体一次或数日内遭受大剂量强穿透力射线的照射或比较均匀地全身照射引起的损伤称为急性电离辐射损伤;长期小剂量的照射危害主要是遗传效应和致癌作用。

2. 电离辐射事故的应急处理策略　①迅速控制事故发展,防止事故扩大。②抢救事故现场受照人员。③快速进行事故后果的评价。④及时处理受影响的地区环境,使其恢复到正常状态。

［**本章重点与难点**］

1. 突发公共卫生事件的报告。

2. 突发公共卫生事件调查方法与应急处理要求。

3. 群体性不明原因疾病的暴发调查与处理。

4. 急性化学中毒的急救与处理。

【复习题】

（一）选择题

A1 型题

1. 突发公共卫生事件除包括重大传染病疫情、重大急性中毒事件、其他严重影响公众健康的事件外,还应包括

    A. 群体性常见疾病   B. 群体性突发疾病

    C. 群体性不明原因疾病   D. 群体性可以预测疾病

    E. 群体性不可预测疾病

2. 突发公共卫生事件应急处理方式是

    A. 边调查、边处理、边上报、边抢救

    B. 边抢救、边处理、边上报、边核实

    C. 边调查、边处理、边抢救、边核实

    D. 边调查、边核实、边上报、边抢救

    E. 边处理、边上报、边调查、边核实

3. 新发传染病指

    A. 我国尚未发现的传染病

    B. 我国第一次出现的传染病

    C. 全球首次发现的传染病

    D. 间隔一定时间（通常 5 年以上）再次出现的传染病

    E. 重新命名的传染病

4. 突发公共卫生事件现场工作的核心是

    A. 实验室检验   B. 评价防控效果

    C. 划定疫区   D. 现场调查

    E. 采取防治措施

5. 对群体性不明原因疾病现场处置的基本原则是

    A. 积极救治   B. 调查和控制并举

    C. 加强区域合作   D. 明确分工

    E. 综合评估

6. 尚未明确是否具有传染性的群体性不明原因疾病处置中,应先进行救治的是

    A. 传染病   B. 感染病

    C. 食物中毒   D. 急性化学中毒

    E. 一般事故

7. **不属于**群体急性化学中毒事故特点的是

    A. 发生突然,扩散迅速   B. 危害严重,不易洗消

C. 扩散迅速,受害广泛   D. 污染环境,较易洗消

E. 扩散迅速,危害严重

8. 急性化学中毒,现场急救首先要做的工作是

     A. 解毒   B. 转送医院

     C. 阻止毒物继续吸收   D. 将病人迅速撤离现场

     E. 排毒

9. 关于进入体内的放射性核素,**不正确**的是

     A. 不考虑体表污染   B. 尽早清除

     C. 防止再扩散   D. 阻止再吸收

     E. 尽早促排

10. 发生核污染事故时,首先要进行的工作是

     A. 交通工具首先进入   B. 控制污染,保护好现场

     C. 直接进入污染区   D. 清洗污染物体表面

     E. 核查污染程度

A2 型题

1. 某地发生一起放射性污染事件,按照放射性污染控制原则,处理**不正确**的是

     A. 控制污染,保护好现场

     B. 开启通风系统

     C. 隔离污染区,禁止无关人员和车辆随意出入现场

     D. 进入污染区必须穿戴个人防护用具

     E. 任何表面受到放射性污染后,应及时采取综合去污措施

2. 1984 年 12 月,印度博帕尔镇联合化工厂异氰酸甲酯大量泄漏,约 20 万人受害,2 500 人丧生。这起事件属于

     A. 一般公共卫生事件   B. 一般中毒事件

     C. 一般化学中毒   D. 化学事故

     E. 急性化学中毒事件

3. 某市发生一起急性化学中毒事件,急救处理中**不正确**的是

     A. 隔离治疗病人

     B. 脱离中毒现场

     C. 彻底清洗污染的皮肤、眼、毛发及衣物等

     D. 吸入中毒者要保持呼吸道通畅

     E. 心跳呼吸骤停时,应立即实施心肺复苏术

4. 一次食物中毒人数为 98 人,且未出现死亡病例,此事件属于突发公共卫生事件

     A. Ⅰ级   B. Ⅱ级

     C. Ⅲ级   D. Ⅳ级

     E. Ⅴ级

B1 型题

(1~3 题共用备选答案)

     A. 预防为主

     B. 预防为主、常备不懈

C. 统一领导、分级负责

D. 统一领导、统一指挥

E. 调查、控制和医疗救治

1. 县级以上地方人民政府卫生行政主管部门具体负责突发事件的

2. 全国突发事件应急指挥部负责对全国突发事件应急处理的

3. 突发事件应急工作应当遵循的方针是

（4~6题共用备选答案）

A. 信息报告系统

B. 监测与预警系统

C. 预防控制体系

D. 制订全国突发事件应急预案

E. 制订行政区域应急预案

4. 省级人民政府根据全国应急预案,结合本地实际情况,应

5. 国务院卫生行政部门建立重大、紧急疫情的

6. 国务院卫生行政主管部门按照分类指导、快速反应的要求,并报请国务院批准

A3 型题

某校住校生李某感到不适,几天后确诊为病毒性肝炎。校保健医生初步诊治后便安排其去医院住院治疗,并未引起注意,几天后又有李某的同学、班主任教师、军训的军官相继发病。学校发现后立即报告,在疾病预防控制部门的指导下,落实了因病缺勤登记、传染病报告、宣传教育、环境消毒等一系列防控措施,疫情得到控制。保健医生及班主任老师为此受到学校的批评和处分。

1. 对于李某的发病,必须按照规定时限向当地疾病预防控制部门报告的责任报告人是

A. 李某 B. 校保健医生

C. 班主任老师 D. 军训教官

E. 学校

2. 对于李某应当

A. 强制隔离治疗

B. 在指定的场所进行医学观察

C. 采取必要的治疗和控制措施

D. 采取必要的预防和控制措施

E. 在指定场所进行隔离治疗

3. 对学校宿舍、教室普通物体表面、地面消毒最好使用

A. 次氯酸钠 B. 戊二醛

C. 聚维酮碘 D. 环氧乙烷

E. 臭氧

（二）思考题

1. 医务人员如何履行应对突发公共卫生事件的职责?

2. 急性化学中毒一般医学处理原则是什么?

3. 突发公共卫生事件应急处理专业技术机构主要包括哪些部门? 一般要求是什么?

（三）案例分析

1. 2004年8月10日下午2点40分,某省一民营化工厂碳酸钡车间的3名工人对脱硫罐进行清洗,在没有采取任何防护措施的情况下,1名工人先下罐清洗,下去后很快昏倒。其余2名工人看见后,立即下去救人,下去后也昏倒。此时,车间主任赶到,戴上防毒面具后下去,救出3名中毒工人,并立即拨打"120",15:30分左右送到医院治疗。3名中毒工人中,2人治愈出院,1人仍在医院接受治疗。

（1）该案例属于哪一类突发公共卫生事件？请具体说明。

（2）医务工作者在现场应采取哪些措施？

2. 11月19日9:00,某省一民工在工地捡到一个小的金属圆柱体,放进皮夹克右侧口袋中。11月19日11:00,该民工身感不适,出现恶心、呕吐症状。下午,症状继续加重,由其父、其兄、其妻(已有孕4个月)3人陪同住进医院,并被诊断为传染病。

在接下来的10d内,其父、其兄、其妻陆续出现相同症状,都是口腔溃疡、呕吐、明显脱发、皮肤大片红斑,并出现发热、牙龈出血等一些继发感染的症状,白细胞计数明显减少,按传染病治疗无效。

后经专家对病人进行染色体畸变率等分析后,结合临床症状,被诊断为放射病加以治疗。

由于该民工入院同时将口袋中的金属体(肇事的放射源,系当地环境监测站所有,在该所扩建过程中由于工作失误遗留下的钴60源)也随之带入医院中,医院接诊的医生、护士、护工,同病房住院病人等多人也受到不同程度的照射,相继出现了身体乏力、免疫力下降等不良反应。

在这起放射事故中,共有142名人员受到辐射照射,3人(该民工、其父、其兄)死亡,其妻所生女儿智力障碍。

（1）该案例属于哪一类突发公共卫生事件？具体事故分级是什么？

（2）结合该案例阐述电离辐射的特点。

（3）针对该起事故,应立即采取哪些措施？

【参考答案】

（一）选择题

A1型题

1. C   2. C   3. C   4. D   5. B   6. A   7. D   8. D   9. A   10. B

A2型题

1. B   2. E   3. A   4. D

B1型题

1. E   2. D   3. C   4. E   5. A   6. D

A3型题

1. B   2. C   3. A

（二）思考题

1. 略。

2. 立即终止接触毒物,阻止毒物继续侵害人体;尽快使其排出或分解;针对毒物性质,应用解毒剂或拮抗剂;对毒物造成的危害进行对症治疗和护理。

3. 医疗机构、疾病预防控制机构、卫生监督机构、出入境检验检疫机构是突发公共卫生事件应急处理的专业技术机构。应急处理专业技术机构要结合本单位职责开展专业技术人员处理突发公共卫生事件能力的培训,提高快速应对能力和技术水平;在发生突发公共卫生事件时,要服从卫生行政部门的统一指挥和安排,开展应急处理工作。

（三）案例分析答题要点

1. 答题要点

（1）属于突发公共卫生事件中的群体急性化学中毒事故,因中毒人数少于 10 人且未发生死亡,判断为一般性化学中毒事故。

（2）尽快将病人移至上风向或空气新鲜的场所,保持呼吸道通畅,注意保暖,必要时给予吸氧。对需要转送医院者,应根据症状采取相应的转院前救治措施。

2. 答题要点

（1）属于突发公共卫生事件中的电离辐射事故,由于受害人数众多并造成 3 人急性死亡,该事故分级为特大事故。

（2）放射性不能由人的感觉器官直接察觉（受害人员均未察觉）;绝大多数放射性核素的毒性远超过一般的化学毒物（短时间内出现明显症状,病情严重,甚至造成死亡）;辐射本身具有一定的穿透能力（可以穿透服装,对人产生危害）;辐射损伤包括非随机效应和随机效应,后者又分躯体效应和发生在下一代身上的遗传效应（出现典型辐射病症状,受害者子女也受到影响）。

（3）除给予受害人群检查治疗外,还应及时、真实地将事故状况报告卫生监督部门和上级主管部门;控制事故现场,严禁无关人员进出,避免放射性污染的扩散与蔓延。集中力量尽快找到放射源,在未明确放射源存放地点前,参与抢救的人员必须采取安全可靠的防护措施。

（张志友）